神经内分泌学概论

Neuroendocrinology

主编　于晓静　杨利敏　康玉明

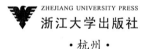

ZHEJIANG UNIVERSITY PRESS
浙江大学出版社
·杭州·

图书在版编目（CIP）数据

神经内分泌学概论 / 于晓静，杨利敏，康玉明主编.
杭州：浙江大学出版社，2024.8. -- ISBN 978-7-308
-25389-5

Ⅰ．R335

中国国家版本馆 CIP 数据核字第 2024BF1356 号

神经内分泌学概论

主　编　于晓静　杨利敏　康玉明

责任编辑　张凌静（zlj@zju.edu.cn）

责任校对　殷晓彤

封面设计　周　灵

出版发行　浙江大学出版社

　　　　　（杭州市天目山路 148 号　邮政编码 310007）

　　　　　（网址：http://www.zjupress.com）

排　　版　杭州晨特广告有限公司

印　　刷　广东虎彩云印刷有限公司绍兴分公司

开　　本　710mm×1000mm　1/16

印　　张　20.75

字　　数　308 千

版 印 次　2024 年 8 月第 1 版　2024 年 8 月第 1 次印刷

书　　号　ISBN 978-7-308-25389-5

定　　价　98.00 元

编委会

前　　言

　　神经内分泌学是一门研究神经系统与内分泌系统相互影响的学科,融合了神经学和内分泌学的原理。该学科的研究主题包括神经系统如何调控激素分泌、神经细胞产生的激素、激素如何影响神经活动,以及这两个系统如何共同调节机体各项生理功能。人们对神经科学和内分泌学的探索已有数个世纪的历史,而神经内分泌学作为一个新兴领域,其形成和发展又展现了人类在科学探索道路上的创新思维、不懈努力和曲折历程。

　　随着科技的不断进步,神经内分泌学也呈现出多学科融合的新趋势。基因组学、蛋白质组学、代谢物组学等前沿学科的发展,使研究者能够从分子层面更深入地理解神经系统和内分泌系统的交互作用。同时,人工智能技术的兴起为神经内分泌学的研究提供了强大的数据分析工具,帮助研究者更精准地识别与调控神经内分泌系统的重要因素,为疾病的预防与治疗开辟了新的研究方向。在临床应用方面,神经内分泌失调是导致糖尿病、心血管疾病、认知和情感障碍等众多疾病的重要因素,揭示其发生机制将为疾病的预防、诊断和治疗提供新的思路和方法;应用人工智能等前沿技术分析患者的神经内分泌学数据,可以制订精准的治疗计划,这种方法为患者提供了基于精准医学的药物治疗和生活方式方面的改进建议,推动了精准医疗的发展。多学科交叉融合与技术创新将推进神经内分泌学对生命奥秘的探索向更深层次发展。

　　神经内分泌学是一个不断进步的领域。通过整合多学科知识和应用创新技术,该领域有潜力在理解神经内分泌调节机制、实现临床应用的转化,以及制定个体化治疗方案等方面取得新的突破。然而,这也要求我们关注研究过程中可能遇到的技术难题和挑战,以确保神经内分泌学研究能够持续、健康地发展。神经内分泌学相关教材和专著在教学、科研和临床实践中发挥着极其重要的指导作用,需要随着学科的发展不断更新。现有的神经内分泌学教材和专著已难以满足当前的需求。因此,编撰一本教材,使其既适合医学及相关专业本科生和研究生学习,又可供医学研究者和临床医生参考,具有重要的理论价值和实践价值。

我们汇聚多位相关领域的医学专家,从多个角度对神经内分泌学及其最新进展进行了深入讨论,并基于此撰写了这本《神经内分泌学概论》。本书汇集了神经内分泌学的基础理论和关键进展,共分十二章:第一章着重介绍神经内分泌学的诞生、发展历史及研究现状;第二章至第四章重点介绍神经内分泌学的解剖学基础、激素和神经递质的种类及其功能、神经内分泌学的主要研究方法;第五章和第六章重点讲述神经内分泌系统中两个重要结构下丘脑和垂体之间的结构与功能联系,以及它们与外周靶腺之间的关系;第七章着重介绍自主神经的结构、功能及其与心血管疾病和糖尿病的关系;第八章和第九章重点阐述心力衰竭的神经内分泌机制及交感神经-肾上腺素能系统与心力衰竭的关系;第十章重点介绍高血压的神经内分泌机制;第十一章和第十二章着重讲述糖尿病和肥胖的神经内分泌机制。

本书旨在为医学及相关专业的学生、研究人员和临床医生提供一本实用的教材和参考资料,以期提高神经内分泌学知识的普及和应用。通过对本书的学习,读者可以全面而深入地了解神经内分泌系统的功能及其研究。我们坚信,随着科技的持续发展,神经内分泌学将在人类健康领域发挥更加重要的作用。

由于著者能力有限,敬请同行与读者不吝赐教,以便我们进一步完善与更新本书。我们期待与学术界和医疗界的同仁共同努力,推动神经内分泌学进步,为人类健康做出更大的贡献。

康玉明

2024 年 5 月

目　　录

第一章 神经内分泌学概论

神经内分泌学（neuroendocrinology）是研究神经系统与内分泌系统之间关系的学科，也是神经学（neurology）与内分泌学（endocrinology）之间的边缘学科，包括神经系统如何调节内分泌功能、内分泌激素如何影响神经功能、神经元的内分泌功能等。神经内分泌主要指下丘脑及其调节的内分泌腺。虽然神经学和内分泌学都已经有百年以上的历史，但神经内分泌学却是一门很年轻的学科，它的诞生和发展生动地展示了人类在探索自然界奥秘中的创造性思维、艰辛的努力和曲折的经历。

一、神经内分泌学的诞生

机体各组织、器官和系统的生理活动不是各自孤立的，而是相互协调、相互制约使机体成为一个统一的整体，这样才能有效地适应机体内外的各种变化，保持机体生存和功能的完整。神经系统和内分泌系统是实现这种协调与制约的两大调节系统。在相当长的时间里，人们一直认为它们是互无联系、相互独立的两个系统，因为它们在许多方面存在差异。从形态学方面看，神经细胞有树突与轴突，与其他神经细胞形成突触联系，构成复杂的神经网络；内分泌细胞是腺上皮细胞，有很多分泌颗粒。从生理功能方面看，神经细胞通过神经冲动在神经网络中的传导来传递信息；而内分泌细胞则通过将激素释放入血液，由血流将其带到靶细胞来传递信息。神经系统的反应一般非常迅速，定位明确而局限，后作用很短；内分泌系统的反应则比较缓慢、广泛，后作用较长。内分泌腺即使没有神经支配（例如移植后），也仍可维持正常功能。

但是,许多现象又说明神经系统与内分泌系统之间存在着密切联系。神经系统的许多刺激能引起内分泌腺分泌功能改变,例如,急性寒冷引起垂体促甲状腺激素(thyroid-stimulating hormone,TSH)和甲状腺激素分泌增加;疼痛引起垂体促肾上腺皮质激素(adrenocorticotropic hormone,ACTH)和肾上腺皮质激素(adrenocorticohormones,ACH)分泌增加;交配引起兔垂体黄体生成素(luteinizing hormone,LH)分泌,导致排卵等。同样,临床上也常见内分泌功能改变而影响神经系统功能的现象,如甲状腺功能亢进患者多有自主神经(植物神经)功能紊乱,甲状腺功能减退可导致智力低下等。因此,人们开始探索神经系统与内分泌系统之间的关系,特别是神经系统是否可以调节以及如何调节内分泌系统的功能。由于主要的内分泌腺(甲状腺、肾上腺、性腺)都受腺垂体调节,而垂体又通过垂体柄与下丘脑相连,所以人们很自然地首先关注中枢神经系统(特别是下丘脑)是否可以调节腺垂体的功能以及如何调节的问题。

(一)中枢神经系统调节腺垂体功能的证据

1.各种神经性刺激使腺垂体分泌发生改变

一般哺乳类动物的生殖节律对光照变化十分敏感。例如,一昼夜光照与黑暗时间比为2:1时,可促进雪貂(长日照繁殖动物)的性周期;而光照与黑暗时间比为1:2时,则促进绵羊(短日照繁殖动物)的性周期。如果切断动物的视神经,使之目盲,则上述效应均不出现。

温度也是决定季节性繁殖动物繁育期的一个因素。低温环境中的雌性大鼠性周期延长,多数两栖类动物只有在环境温度超过一定水平时才繁殖。

吮乳或挤奶等对乳头的机械性刺激可引起哺乳期妇女或动物催乳素(prolactin,PRL)的分泌,麻醉或切断传入神经则此效应消失。在动物实验中,横断脊髓后,吸吮横断面以上的乳头可引起PRL分泌,吸吮横断面以下的乳头则无此效应。

2.精神性应激可影响腺垂体分泌

战争时期,由于恐惧和紧张,妇女闭经现象极为普遍。而在和平时期,有些妇女因为过度盼望妊娠或过分恐惧怀孕都可能发生闭经或伪孕现象。

甲亢患者在患病前常有精神性创伤史。

3.刺激或损伤大脑对腺垂体分泌的影响

刺激或损伤大脑某些区域,特别是下丘脑的一些区域,对腺垂体的功能有显著影响。例如,电刺激兔的下丘脑灰白结节可引起排卵。刺激犬下丘脑前区(AHA)、灰白结节后部、乳头体(MB)等部位均可刺激 ACTH 分泌。临床上,某些局限性间脑病变可导致性早熟。损毁正中隆起(ME)、下丘脑后区(PHA)及 MB,可防止应激引起的 ACTH 分泌。电流刺激下丘脑后,大鼠和兔甲状腺组织呈活动增强趋势。大鼠下丘脑损伤使生长激素(growth hormone,GH)分泌减少,对胰岛素(insulin)的敏感性增加。

综上可说明中枢神经系统对垂体功能具有调节作用。

(二)腺垂体与中枢神经系统间的神经联系

关于腺垂体的神经支配问题在很长时期内存在争议。垂体柄内丰富的神经纤维几乎全部终止于神经垂体(后叶),极少数进入中间部和结节部,但没有纤维进入腺垂体(前叶)。过去对多种脊椎动物垂体进行的组织学检查,都没有发现腺垂体细胞的神经支配。从胚胎发育看,神经垂体来自间脑底,而腺垂体则来自口腔外胚层,似乎也支持上述结果。但我国研究者在大鼠腺垂体观察到了肽能神经纤维,似乎又说明腺垂体有神经支配。

(三)垂体门静脉系统及其功能

由于始终找不到下丘脑与腺垂体之间的直接神经联系,因此两者之间的血管联系备受关注。

在垂体柄上可以清楚地看到沿垂体柄纵行的血管。1930 年,研究人员对这些血管进行了系统的研究。他们用连续切片追踪法发现,垂体柄血管向上终止于正中隆起的毛细血管网,向下终止于垂体的毛细血管网。这种连接两个毛细血管网的血管结构类似于肝门静脉血管的情况,故被命名为下丘脑-垂体门静脉系统。哺乳类动物的垂体门脉系统是从颈内动脉发出垂体上动脉,到正中隆起形成丰富的毛细血管网(门静脉初级血管网),然后汇合为垂体门静脉,沿垂体柄向下注入腺垂体的毛细血管网。在垂体门静脉初级血管网的血管壁附近,有丰富的神经末梢。

垂体门静脉血管具有很强的再生能力。动物实验证实,大鼠垂体柄切断 24~48 小时后,新生的毛细血管可以把切断处重新连接起来,大的血管在数周内即可跨越切断处。如果在切断处仅塞以棉花,毛细血管可以穿透棉花间隙重新恢复正中隆起与腺垂体的联系。如果在垂体柄的切断处插入蜡纸片,则能有效地防止垂体门静脉再生,导致大鼠出现生殖器萎缩和性周期消失。而且这种生殖功能的丧失并非腺垂体缺血萎缩所致。对小鼠、兔、猴等的研究都证实了上述发现,表明各种属动物的垂体门静脉血管都有很强的再生能力。将同种垂体组织移植到正中隆起下方后,从门静脉初级丛也有丰富的新生毛细血管长入移植组织中。

垂体门静脉在维持腺垂体功能、实现下丘脑对腺垂体功能的调节中有特别重要的作用。这种作用显然不是一般意义上的血液供应,提示垂体门静脉血液中可能含有影响腺垂体分泌的某些特殊物质(激素)。经典的垂体移植实验说明垂体门静脉系统在维持腺垂体功能中的特殊作用。一般的内分泌腺移植到身体其他部位,很快就发生血管化,恢复腺体的血液供应,腺体的分泌功能也很快恢复。但是,腺垂体被移植到其他部位时(如肾包膜),虽然迅速发生血管化,却仍然不能恢复正常的分泌功能,除 PRL 外,其他垂体激素的分泌显著降低,导致甲状腺[131]I 吸收率降低,出现性腺萎缩、性周期停止、肾上腺萎缩等靶腺功能降低的表现。此时如及时将垂体移植回正中隆起下方,垂体(以及靶腺)功能有明显恢复;而移植到其他地方(如颞叶下)则无此效果。

(四)下丘脑调节腺垂体分泌的神经-体液学说

大量研究表明,下丘脑对腺垂体的分泌具有调节作用,根据研究结果,可以归纳为如下几点。

(1)影响神经系统功能的各种因素可以调节腺垂体的分泌,这一效应是通过下丘脑实现的。

(2)在腺垂体中未能找到来自下丘脑的具有调节其分泌功能的神经纤维联系。

（3）下丘脑通过垂体门静脉系统与腺垂体发生联系，对维持腺垂体分泌、实现下丘脑对腺垂体的调节具有特殊而重要的意义。

（4）下丘脑神经元可以分泌激素。下丘脑神经元有大量末梢存在于垂体门静脉初级毛细血管丛附近，而垂体门静脉血是向腺垂体方向流动的。

由此，Harris(1955)提出了下丘脑调节腺垂体分泌的神经-体液学说：各种神经性传入最终将作用于下丘脑的一些具有分泌功能的神经元，这些神经元能将神经性传入转变为神经元分泌的输出。分泌的体液因子（促垂体激素或因子）通过正中隆起的末梢释放到垂体门静脉初级毛细血管网，由垂体门静脉血流带到腺垂体次级毛细血管网，以调节相应垂体细胞的分泌。Harris(1955)的这一学说具有划时代的伟大意义，他第一次提出了把神经和内分泌两大系统有机地结合起来、合乎逻辑而又有充分根据的完整机制，因此备受世人瞩目。但是要使这一设想从假说成为科学的理论，最关键的是获得由下丘脑神经元分泌的促垂体因子。于是从 20 世纪 50 年代初开始，许多科学家相继投身到这一探索中来。

初期的工作大多是观察下丘脑的粗提物在机体内外对各种垂体激素分泌的影响，这些工作取得了令人鼓舞的结果，提示存在多种下丘脑促垂体因子（表 1-1）。

表 1-1　下丘脑促垂体因子

因子名称	年 份	首次发现者
促肾上腺皮质激素释放因子(CRF)	1955	Saffran & Schally; Guillemin & Rosenberg
黄体生成素释放因子(LHRF)	1960	McCann, et al.; Harris, et al.
催乳素释放因子(PRF)	1960	Meites, et al.
催乳素释放抑制因子(PIF)	1961—1963	Talwalker, et al.; Pasteels
促甲状腺激素释放因子(TRF)	1961—1962	Schreiber & Kmentova; Guillemin, et al.
生长激素释放因子(GRF)	1963—1964	Deuben & Meites
促卵泡激素释放因子(FRF)	1964	Igarashi & McCann; Mittler & Meites

续 表

因子名称	年 份	首次发现者
促黑素细胞激素释放抑制因子（MIF）	1965	Kastin，et al.
促黑素细胞激素释放因子（MRF）	1965	Taleisnik & Orias；Kastin，et al.
生长激素释放抑制因子（GIF）	1968	Krulich & McCann

接着就开始了从下丘脑提取液中分离、纯化和鉴定这些因子的艰苦工作。由于这些因子在下丘脑中含量极微，下丘脑本身体积也很小，又是许多生物活性物质集中的部位，当时人们对于这些物质的性质一无所知，如同大海捞针。在这种旷日持久、劳而无功的情况下，许多人知难而退，许多财团也停止了对这一"无底洞"项目的资助，其困难是可想而知的。美国的两个实验室坚持不懈，克服了无数艰难困苦，经过将近20年艰苦卓绝，有时甚至是令人绝望的努力，前后用了几百万只羊和猪的下丘脑（总重量以吨计），终于在20世纪60年代末分离、纯化了第一个下丘脑促垂体因子 TRF。后来又进一步阐明了它的结构，即焦谷氨酰组氨酰脯氨酰胺，被正式命名为促甲状腺激素释放激素（TRH）。习惯上，人们将已阐明结构的活性物质称作激素，将尚未阐明结构的称作因子，羊和猪的 TRH 结构完全一致，极微量 TRH 在体内外都能刺激 TSH 的分泌，且有剂量-效应关系。这一获得诺贝尔奖的辉煌成果不仅标志着 Harris（1955）学说已从假说变成了科学的理论，而且也宣告了神经内分泌学作为一门独立学科的诞生。

二、神经内分泌学的发展

神经内分泌系统作为机体所有生命活动的统一的整合系统，无论是在生理过程还是在病理过程中都起着极其重要的作用，所以尽管它还是一门新兴的学科，但在40多年里却已经获得了突飞猛进的发展。

（一）下丘脑促垂体激素相继获得分离、鉴定

在鉴定了 TRH 后仅仅1年，研究人员就成功地分离、纯化并鉴定了第

二个促垂体激素——黄体生成素释放激素（LH releasing hormone，LHRH）。它是由 10 个氨基酸构成的小肽，N 端也是焦谷氨酸。随后，Guillemin 等（1984）又分离、纯化和鉴定了第一个抑制性的促垂体激素——生长抑素（somatostatin，SS）。它是由 14 个氨基酸组成的环状多肽。此后，Vale 等（1981）终于从 50 万个羊下丘脑中成功地分离、鉴定了促肾上腺皮质激素释放激素（corticotropin releasing hormone，CRH）。它是由 41 个氨基酸组成的直链多肽。同年，从人的胰腺肿瘤中分离、鉴定了生长激素释放激素（growth hormone releasing hormone，GHRH）。它主要有 40 肽和 44 肽两种。Guillemin 等（1984）证明人的下丘脑 GHRH 为 44 肽，与从胰腺肿瘤中分离的一致。

（二）下丘脑促垂体激素的分布及其作用的阐明

借助于放射免疫测定（radioimmunoassay，RIA）和免疫组织化学分析，研究人员弄清了促垂体激素在下丘脑、其他脑区、血液和全身各种组织中的分布状况，并测定了它们在体内外的基础分泌水平及在各种情况下分泌水平的变化。一方面，这使我们对许多生命活动的基本过程，包括保证个体生存的生长、发育与代谢，各器官系统的生理活动和生物节律，对内外动因的迅速反应和长期适应，主要的情绪、心理和行为，维系种系繁衍的性分化、性成熟、性行为等全部生殖过程以及育幼、母爱行为等，都有了更全面、更深入的认识；同时，对这些活动的神经内分泌整合有了更透彻的了解。另一方面，这也使我们对这些促垂体激素本身的分泌及其调节因素有了更深入的认识，知道了各种神经肽和神经递质在神经内分泌整合中的作用；追寻许多递质系统的通路和功能，发现了不少可能作为递质的神经肽和肽能神经系统；研究垂体和靶腺激素对下丘脑促垂体激素和垂体激素分泌的影响、作用部位和机制，全面探索了腺垂体激素分泌的反馈调节、旁分泌和自分泌调节。

大量促垂体激素的类似物被人工合成。人工合成的激素既阐明了激素的构-效关系，弄清了其作用机制，又开发了大量作用更特异、更持久、更强的激动剂和拮抗剂，为实验研究和临床应用开辟了极其广阔的前景，如用

GHRH 治疗侏儒症,用 SS 的类似物治疗巨人症及肢端肥大症,将 LHRH 的类似物用于避孕、人工授精、激素依赖性肿瘤的治疗等。用一些神经递质的激动剂或拮抗剂检查垂体功能已在临床广泛应用,用多巴胺的激动剂溴隐亭治疗垂体瘤、高催乳素血症仍然是目前最有效的非手术疗法。此外,人工合成激素在畜牧业(如提高产乳量)、渔业(如淡水养殖咸水鱼)中也有许多应用。

(三)神经-内分泌-免疫网络的提出

近年来的研究又发现,免疫细胞既能生成和分泌各种内分泌激素和神经递质,又具有这些激素或递质的受体;下丘脑的神经内分泌细胞有各种细胞因子的受体,又能生成和分泌各种细胞因子;在神经内分泌系统和免疫系统之间存在双向调节。研究人员又把神经内分泌系统与免疫系统联系在一起(见图 1-2 和图 1-3),提出了神经-内分泌-免疫调节网络的概念,使得神经内分泌整合的范畴与内涵又扩大和丰富了。

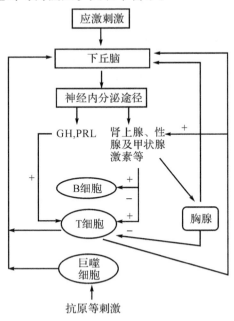

图 1-2 神经内分泌免疫调节网络示意

注:+,促进;—,抑制。

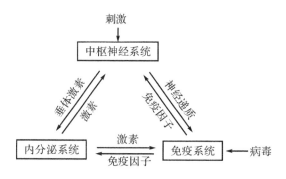

图 1-3 神经-内分泌-免疫三大系统联系示意

(四)部分医学传统概念的更新和发展

神经内分泌学的发展还从根本上更新和发展了医学的一些传统的概念。例如,"激素"和"递质"这两个传统上完全不同的概念,现在它们之间的界限已越来越模糊。按照经典的定义,"激素"是由内分泌细胞分泌的、被血液运送到远隔部位的靶细胞发挥作用的化学物质;而"递质"是由神经终末释放于突触间隙,作用于突触后神经元的化学物质。神经内分泌学的研究却证明,许多神经元在其终末释出的是公认的"激素",如 LHRH、TRH 等,但它们显然起着递质的作用,甚至还可在脑内追踪到由它们组成的神经通路。由下丘脑释出、被垂体门静脉血流带到腺垂体调节 PRL 分泌的促垂体激素,正是公认的"递质"多巴胺(dopamine,DA)。

根据经典的 Dale 法则(戴尔法则),过去人们一直认为一个神经元只能合成和分泌一种递质。但是,神经内分泌学的研究证明,在同一神经元中,经典的神经递质与可能起递质作用的神经肽共存,它们可以存在于不同的囊泡中,也可以存在于同一个囊泡中,在神经兴奋时共同释出。从克劳德·伯纳德(Claude Bernard)时代起,内环境恒定的观念已深入人心,后来"稳态"(homeostasis)的概念又被提出,似乎机体对待变化着的环境始终是"以不变应万变",体液中的各种成分总能保持稳定。神经内分泌学的研究却发现,下丘脑促垂体激素和垂体激素几乎是以脉冲方式分泌。如大鼠生长激素的分泌,脉冲周期约为 3 小时,脉冲高峰可以超过 RIA 测定的上限,脉冲间谷可低于 RIA 测定的下限。除脉冲方式以外,激素的分泌还有各种节律性波动,如近日节律、月节律、年节律等。

分子生物学的发展和分子生物学技术在神经内分泌学中的应用,使神经内分泌学有了巨大的进展。各种促垂体激素、垂体激素、调节肽、神经递质、细胞因子及其受体的基因相继被克隆,它们的表达过程及其调控机制、配基-受体相互作用以及细胞内信号转导的详细机制相继被揭示,大大推进了我们对神经内分泌整合乃至基本生命现象的认识。分子生物学技术的应用带来了革命性的变化,彻底改变了神经内分泌学的研究方式。过去的神经内分泌学研究者中都是先观察到一种生理(或病理)现象(如下丘脑病变引起生殖功能改变、下丘脑提取物刺激垂体 LH 分泌等),然后从下丘脑中分离、纯化这种物质,鉴定其结构。当年研究者们探索 TRH、LHRH、SS 等就是走的这一条途径,极其艰难、耗时。但分子生物学技术用已知肽的 cDNA 片段克隆、人工合成等方法制备各种分子探针,去筛查下丘脑的基因文库,不但可以迅速找到目标肽的基因,还可以发现许多前所未知且根本不知其生物学作用的神经肽的基因,通过细胞表达或结构推导,就能够以比过去快得多的速度获得这些神经肽。这是一条与过去完全相反的途径:先获得肽,知道其结构,然后去探索它的生理功能。这将使神经内分泌学以前所未有的高速度飞跃发展。

三、神经内分泌学在我国的发展

神经内分泌学在我国只有很短的历史,还是十分年轻的学科。但是,我国老一辈的许多生理学家对这一学科的发展曾做出过历史性的贡献。20世纪 20 年代初,"神经分泌"的概念被首次提出,但当时只在鱼类和两栖类观察到"神经分泌"现象,因此,许多人认为"神经分泌"的概念并不适用于高等脊椎动物。1928 年,我国学者朱鹤年首先在哺乳动物美洲袋鼠的下丘脑室旁核中观察到神经分泌细胞,从而为神经分泌现象的普遍性提供了有力的证据。

20 世纪 30 年代,我国学者发现刺激迷走神经中枢端可通过某些神经通路引起神经垂体血管升压素的释放、血压升高,在国内外首次提出"迷走神经-神经垂体加压反射"。这是神经内分泌功能的一个较早期的发现,为研究神经对垂体内分泌的调节作用开辟了一条新途径。40 年代,在研究影响垂体 ACTH 分泌的因素时,研究者发现切除双侧肾上腺后大鼠垂体 ACTH 含量显著减少,而预先给予皮质激素可防止此现象的出现;切断垂体柄或移植到眼前房的垂体不能维持肾上腺皮质功能正常。这些结果说明垂体 ACTH 的分泌一方面受皮质激素的反馈调节,另一方面还受下丘脑的控制。研究显示,文昌鱼的哈氏窝组织与脊椎动物的垂体是同源器官,其除能分泌促性腺激素外,还能分泌促垂体因子;甲状腺能抑制卵泡生长和刺激排卵,并被证明这种作用是通过腺垂体实现的,这对垂体、甲状腺和性腺的相互关系提供了有力佐证。对刺猬年节律活动的大量观察证明了刺猬冬眠与生殖两种年周期活动交替的规律。我国学者在自然刺激对胃肠道肽类激素的释放、迷走神经和交感神经对胰岛素和胰高血糖素的分泌及其对血糖、血脂的调节作用等方面都做出过重要贡献。

1983 年,我国第一所神经内分泌学研究室在中国医科大学(沈阳)成立。翌年,中国医科大学率先开设了神经内分泌学课程,并开始招收神经内分泌学专业的研究生。1985 年,在第 17 届中国生理学大会上,王志均、张致一两位前辈特别强调了发展神经内分泌学的重要性和迫切性。随后,一些院校相继成立神经内分泌学研究室并开始培养研究生,开展了多方面的研究工作。1987 年,我国首届神经内分泌学学术会议在上海召开,与会者近 200 人,交流学术论文约 150 篇。迄今,神经内分泌学方面的学术会议已先后召开了十几届,反映出神经内分泌学在我国发展迅速,并取得了许多研究成果。试举例如下。

我国学者用细胞免疫组织化学技术发现猴、狗、大鼠等多种动物腺垂体内含有 P 物质(substance P,SP)、降钙素基因相关肽(calcitonin gene related peptide,CGRP)、甘丙肽(galanin)等免疫反应阳性的神经纤维。这些肽能神经纤维紧靠腺细胞,在电镜下可见到两者间有突触性接触。有研究者初步研究后报道,一定参数的电场刺激可通过兴奋离体腺垂体内的神经纤维,促进 ACTH 的释放,这一作用受 γ-氨基丁酸(γ-amino butyric acid,GABA)拮抗剂、CGRP 拮抗剂和糖皮质激素的调控。自从 20 世纪 50

年代 Harris(1955)的经典研究问世之后,人们公认腺垂体无分泌性神经支配,因此,这一新发现引发了全世界的兴趣与重视。

中国人民解放军第二军医大学在对离体神经组织的电生理学研究中观察到糖皮质激素抑制下丘脑室旁核神经元的放电,这一作用可被糖皮质激素受体拮抗剂所阻断;糖皮质激素能快速抑制下丘脑精氨酸升压素(arginine vasopressin,AVP)的释放,这一作用是由非基因组机制介导的。他们还从生物化学和形态学两方面证明在神经元突触质膜上有与糖皮质激素特异结合的位点,为糖皮质激素对神经元快速作用的膜受体假说提供了重要证据。

北京大学生命科学学院用调制中枢递质的各种工具来研究冬眠的神经递质机制。他们证明脑内去甲肾上腺素(norepinephrine,NE)系统的抑制对冬眠的启动和维持有促进作用,而 5-羟色胺(5-hydroxytryptamine,5-HT)系统的增强对冬眠可能并非必要;NE/5-HT 比值的降低对促进入眠有重要作用;NE 系统兴奋性升高是冬眠后期动物自发觉醒的基础;视前区 δ、κ 受体的活动参与黄鼠冬眠的维持机制。

中国科学院动物研究所对组织纤溶酶原激活剂(tissue-plaminogen activator,t-PA)在排卵中的作用进行了研究。他们在鼠卵巢细胞中鉴定了两种 PA 和一种 PA 抑制因子(PA inhibitor,PAI)。大鼠卵细胞中只有 t-PA,其活性受促性腺激素的调节,并在排卵前达到高峰。小鼠则有 t-PA 与 u-PA,且均受促性腺激素的影响,同在排卵前升高。

香港大学的研究表明,褪黑激素受体存在于中枢神经系统和外周组织中,褪黑激素可能作为一种中间介质,调节各种递质或激素对组织细胞的作用,对光信号作出反应的最终器官对褪黑激素的反应可以增加细胞存活机会或机体的繁殖成功机会。

中国科学院西北高原生物研究所针对高原条件下的神经内分泌适应问题已研究多年。他们发现急性低氧可导致大鼠 ME 处促肾上腺皮质激素释放因子(corticotropin-releasing factor,CRF)迅速分泌,且其分泌随海拔高度的升高而增强,但对低氧耐受的高原鼠、兔则无此反应。亚急性低氧增加下丘脑室旁核(paraventricular nucleus,PVN)的 CRF mRNA,而降低 AVP mRNA。低氧抑制新生大鼠下丘脑 CRF 的分泌及身体的发育,急性低氧还对细胞免疫及体液免疫有抑制作用。

中国医科大学神经内分泌研究室对大鼠在饥饿及复食过程中神经内分泌功能的改变及其机制、衰老及人参抗衰老作用的神经内分泌机制开展了实验研究。他们的研究结果提示,下丘脑神经递质和神经肽系统的功能紊乱可能在饥饿时腺垂体分泌改变的发病中具有重要作用;大鼠神经内分泌整合功能有增龄性改变,并存在性别差异;人参皂苷对这些老龄性改变有一定的抑制作用。

上述只是对神经内分泌学在我国的发展作一个简要的回顾。全国各地从事神经内分泌学基础、临床、教学、研究的工作者都做出了很多贡献,取得了很好的成绩。相信神经内分泌学,作为当代生命科学前沿的神经生物学的重要组成部分,必将在我国快速发展。

第二章　神经内分泌学的解剖学基础

中枢神经系统内含有多种生物活性肽,目前已知约 40 种,由于放射免疫、免疫细胞化学、高效液相层析与分子生物学等新技术新方法的应用,大大加快了脑内活性肽的分离、纯化和鉴定的进程。一些新的活性肽陆续被发现。下丘脑是含有各种神经肽的主要部位,几乎包含脑内所有的神经肽。以实验室常用的大鼠为例,其视上核、室旁核、正中隆起及弓状核等区域各种神经肽的含量最高(见表 2-1)。下丘脑以外的一些脑区亦可含有较高浓度的各种神经肽,如边缘系统中的杏仁核(主要为中央杏仁核)、终纹床核、外侧隔核、中脑中央灰质、黑质以及脑桥的臂旁核等。脑内神经肽的分布及含量具有相对区域性特点,一些脑区有比较高浓度的肽是与其机能密切相关的。本章仅扼要介绍下丘脑内神经肽和垂体后叶激素及其分布。有关神经肽在中枢神经系统的具体分布可参考神经解剖学相关专著。

表 2-1　大鼠脑内神经肽的含量与高浓度区

神经肽	含量/(ng/mg 蛋白)	高浓度区
促性腺激素释放激素	0.5～10.0	正中隆起
促甲状腺激素释放激素	0.5～10.0	正中隆起
促肾上腺皮质激素释放激素	0.5～10.0	正中隆起
生长抑素	1～15	正中隆起
催产素	1～100	视上核、室旁核
加压素	1～100	视上核、室旁核

神经肽	含量/(ng/mg 蛋白)	高浓度区
促肾上腺皮质激素	0.5～5.0	弓状核
α-促黑激素	1.0～8.0	弓状核
β-内啡肽	0.5～10.0	中脑中央灰质
甲-脑啡肽	1.0～12.0	苍白球
亮-脑啡肽	0.5～4.0	苍白球
强啡肽	0.14～0.32	黑质
血管活性肠肽	1.0～7.5	终纹床核
胆囊收缩素	2.5～7.5	大脑皮质
铃蟾肽	1.2～5.0	孤束核
P 物质	1.0～7.5	黑质
神经紧张素	0.5～5.0	正中隆起

第一节　下丘脑

下丘脑(hypothalamus)，或称丘脑下部，属于间脑的一部分，它在脑内所占的范围很小。人的下丘脑重量仅约 4g，不足全脑重量的 1%，体重 200g 的大鼠下丘脑重量仅为 22～28mg，但其结构复杂、联系广泛，不仅下丘脑内部的神经核团之间存在着丰富而广泛的纤维联系，中枢神经系统的其他部位也与下丘脑之间存在着广泛的双向联系。下丘脑还可通过神经-体液调节途径与很多外周器官之间进行信息交流，在维持人体自身稳定中起关键作用，调节诸如水、电解质平衡、摄食、生殖、体温、内分泌及免疫反应等各种基础活动。其对内分泌的调节，除部分通过自主神经系统外，主要通过垂体，因此，下丘脑-垂体系统是神经内分泌学的核心部分。

一、下丘脑的位置、形态和构造

胚胎时期，下丘脑由间脑泡腹侧部分的神经管管壁上皮演化、迁移而成。发育完成的下丘脑为背部两侧的丘脑向前下方延续的扁囊状结构,与丘脑之间以下丘脑沟为界,构成第三脑室下半部的外侧壁和底部。

下丘脑的吻端以前连合及终板为界,后端续于中脑。从前向后可看到视交叉(optic chiasma)、漏斗(infundibulum)、灰结节(tuber cinereum)和乳头体(mamillary body)等结构。视交叉为两侧视神经入颅后在此处形成的交叉,交叉之后又分别形成两侧的视束向间脑后部走行,两侧的视束即相当于暴露于脑表面的下丘脑的外界。漏斗通过垂体柄和垂体相连;其后方的小隆起称为灰结节;最后部为左右对称的一对乳头体。在漏斗的上端、漏斗隐窝周围的隆起部称为正中隆起(median eminence)。

下丘脑在脑内所占范围虽小,但结构复杂,包含多个小的核团。为便于对核团加以定位,一般常将下丘脑划分为纵行排列的 3 个部分,即室周区、内侧区和外侧区。另外,在横向上,从吻侧向尾侧又将下丘脑人为地划分为 4 个区域,即视前区、下丘脑前区、下丘脑中区(结节区,tuberal region)和下丘脑后区(乳头体区,mammillary region)。由于人类的视前区和下丘脑前区不能被截然分开,故将两者合称为视上部。下丘脑的分区及核团分布如表 2-2 所示。

表 2-2　下丘脑的分区及核团分布

视前部	下丘脑前部	结节部	乳头体部
室周			
(1)视前室周核	(1)前室周核	(1)中间室周核	(1)后室周核
(2)终板血管器	(2)交叉上核	(2)弓状核	(2)背结节乳头体核
(3)正中视前核	(3)室旁核		
(4)前腹室周核			
(5)交叉上视前核			
内侧			
(1)内侧视前区	(1)下丘脑前区	(1)结节区	(1)下丘脑后区
(2)内侧视前核	(2)下丘脑前核	(2)腹内侧核	(2)背乳头体前核
(3)前背视前核	(3)交叉后区	(3)背内侧核	(3)腹乳头体前核

视前部	下丘脑前部	结节部	乳头体部
(4)前腹视前核			(4)乳头体复合体
(5)纹旁核			乳头体内侧核
(6)后背视前核			乳头体外侧核
			乳头体上核
外侧			
(1)外侧视前区	(1)下丘脑外侧区	(1)下丘脑外侧区	(1)下丘脑外侧区
(2)大细胞视前核	(2)视上核	(2)结节核	(2)下丘脑腹外侧大细胞核
			(3)腹结节乳头体核

二、下丘脑的信息联系

下丘脑的体积虽小,但它与脑内其他部位和外周器官存在着广泛的联系。这些联系包括神经和体液两种途径。

(一)下丘脑内部的纤维联系

下丘脑内各个核团之间存在着丰富的纤维联系,且核团内部也有各种形式的突触存在。一是同种神经内分泌细胞之间的突触联系,如内侧视前区内 LHRH 神经元之间、室旁核内 CRH 神经元之间,这种联系可能与细胞功能状态的同步化或相互协调有关;二是在同一核团内不同性质神经元之间也有突触联系,如室旁核内 CRH 神经元可与大细胞神经元(含 AVP 或催产素)间形成突触联系。另外,一些神经元还可发出回返侧支,支配同一核团内的神经内分泌细胞,这种突触连接可能是与负反馈中超短反馈有关的结构基础。在下丘脑各区域和核团间也存在着广泛的纤维联系,例如下丘脑内合成 POMC 的神经元主要见于弓状核及腹侧乳头体前核,但前阿黑皮素(pro-opiomelanocortin,POMC)阳性纤维分布于其他核团;组胺能神经元见于结节乳头体核,但组胺能神经纤维可见于各个下丘脑核团。

以往的研究表明,下丘脑内有多种短程局部环路,主要有:①弓状核内GHRH细胞与室周核内的SS神经元间有直接突触联系,这一途径与GH的分泌调控有关,因为这两个核团及这两种神经激素对GH分泌有相互协同及对抗的调节作用;②弓状核内POMC神经元投射到室旁核内,影响CRH神经元及催产素(oxytocin,OT)细胞的功能状态。

(二)下丘脑的信息传入通路

1.神经性传入通路

神经性传入通路主要包括皮层-下丘脑通路、边缘系统向下丘脑的投射通路,以及由脑干和脊髓上行至下丘脑的神经通路;另外,视网膜的神经节细胞也发出纤维投射到下丘脑的视交叉上核。边缘系统中,嗅球的投射纤维汇入下丘脑外侧区的前脑内侧束。此外,嗅球纤维到达嗅结节、杏仁核及梨状皮层后,再经前脑内侧束、穹隆以及终纹而投射到下丘脑。这些投射纤维对个体生存及生殖功能都非常重要,如大鼠等夜间活动的动物,外环境中的嗅觉信号是主要的感觉信息。与此相适应,处理嗅信号的前脑结构也经前杏仁核、中央杏仁核及基底外侧杏仁核等向下丘脑投射。

海马向下丘脑的投射纤维形成穹隆。此外,海马也发出纤维到达隔区以及内侧和外侧乳头体核。这些纤维投射在神经系统中扮演着重要的角色,参与调节多种生理和心理功能。

脑干向下丘脑发出的纤维大部分来源于下位脑干,这些投射纤维是肽能或单胺能的。由蓝斑核发出儿茶酚胺能纤维可投射于下丘脑后核、室旁核以及正中隆起;从中缝大核发出的5-HT能纤维,可投射到几乎所有的下丘脑核团。由中继内脏初级传入的孤束核有上行纤维抵达下丘脑的室旁核和下丘脑外侧区。

脊髓后角第Ⅳ、Ⅴ层神经元的轴突可交叉到对侧形成脊髓下丘脑束,此束上行抵达下丘脑外侧区。此通路主要将伤害性传入信息传导至室旁核。

2.体液性传入通路

目前认为下丘脑可借助体液途径感受中枢及外周的传入信息。下丘脑内的终纹血管器和正中隆起均属于血-脑脊液屏障外器官,这两个部位的毛细血管内皮是有窗型的，内皮的基膜通透性高。因此，血液性质及成分的变化可影响下丘脑的功能。另外，第三脑室的室管膜细胞也具有一定的通透性，脑脊液中也存在一些神经肽及生物活性物质，而且室管膜上皮特化的伸展细胞（tanycyte）可沟通脑脊液与下丘脑核团间的信息交流。例如，白介素-1等，在循环血中浓度升高时，可能通过终纹血管器影响该部位周围的神经区域，进而诱发热能产生过多，导致发热。

（三）下丘脑的信息传出通路

下丘脑一方面发出纤维以突触的形式与中枢神经各部位发生联系，另一方面通过对垂体功能的调控间接影响全身各系统的功能。下丘脑与其他脑区多形成双向性联系，因此，下丘脑外侧区借助前脑内侧束与海马发生联系。同样，下丘脑也有向杏仁核的投射。背侧纵束含有来自下丘脑内侧区及室周区的纤维，向中脑导水管周围灰质和被盖区走行。从乳头体内侧、外侧及中间核区发出纤维组成乳头体-丘脑束（mammillothalamic tract）及乳头体-被盖束（mammillotegmental tract）。下丘脑下行投射纤维起于许多核团，如下丘脑的室旁核小细胞部和下丘脑外侧区，这些纤维终止于低位脑干，参与调控内脏神经功能，所涉及的核团主要有迷走神经背核、疑核内侧部以及孤束核等。一部分纤维继续下行到达脊髓的中间带和侧柱，影响交感和副交感神经的功能活动。

下丘脑与神经垂体和腺垂体的联系非常密切，如视上核和室旁核的神经元轴突延伸终止于神经垂体，形成下丘脑-垂体束。在下丘脑与腺垂体之间通过垂体门脉系统发生功能联系。下丘脑的一些神经元既能分泌激素（神经激素），具有内分泌细胞的作用，又保持着典型神经细胞的功能。它们可将从大脑或中枢神经系统其他部位传来的神经信息，转变为激素的信息，起着换能神经元的作用，从而以下丘脑为枢纽，把神经调节与体液调节紧密联系起来。因此，下丘脑与垂体一起组成下丘脑-垂体功能单位（见图2-1）。

下丘脑中凡是能分泌神经肽或肽类激素的神经分泌细胞被称为肽能神经元。下丘脑的肽能神经元主要分布于视上核、室旁核与促垂体核团。促垂体区核团位于下丘脑的内侧基底部，主要包括正中隆起、弓状核、腹内侧核、视交叉上核以及室周核等,多属于小细胞肽能神经元,其轴突投射到正中隆起,轴突末梢与垂体门脉系统的初级毛细血管网接触,可将下丘脑调节肽释放入门脉系统,从而调节垂体的分泌活动。

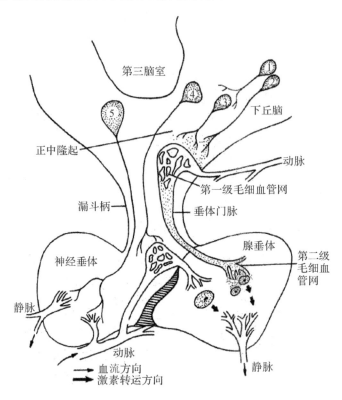

图 2-1　下丘脑-垂体功能单位

1:单胺能神经元;2~5:下丘脑各类肽能神经元

三、下丘脑内神经肽的分布

下丘脑是神经系统与垂体间联系的"最后公路",可感受并汇聚化学性和神经性信息,故成为神经内分泌调控的重要场所。大量研究证实下丘脑内含有各种神经肽。本部分主要就肽能神经元在下丘脑的分布加以论述,分为下列 4 个部分:①下丘脑-垂体前叶;②下丘脑-垂体后叶;③阿片肽及其相关肽;④脑肠肽。

(一)下丘脑-垂体前叶

下丘脑中含有多种调节垂体前叶活动的活性肽。免疫组织化学研究表明,大部分细胞轴突分布到正中隆起外带。释放激素或抑制激素可经由垂体门静脉输送到垂体前叶,作用于靶细胞。调节垂体前叶活动的下丘脑活性肽,按照它们的调控机制,可分成两类。一类是"封闭式"调控,外周腺体或垂体前叶激素本身可抑制垂体或下丘脑的分泌活动。这样,既有自上而下的控制,也有自下而上的负反馈调控,从而形成长路、短路封闭式调控系统,包括下丘脑促性腺激素释放激素、下丘脑促甲状腺激素释放激素以及下丘脑促肾上腺皮质激素释放激素等。另一类是"开放式"调控,即靶器官产物不引起负反馈效应,而是刺激因子与抑制因子同时并存,两种作用拮抗的因子或激素协调个别垂体激素的分泌,例如生长抑素与生长激素释放激素共同调控垂体分泌生长激素的功能。

下丘脑促垂体激素释放激素除了输入下丘脑-垂体门脉体系外,还可能渗透到脑脊液中,被第三脑室底部的室管膜细胞所摄取。

1.黄体生成素释放激素

黄体生成素释放激素(luteinizing hormone-releasing hormone, LHRH)为十肽,20 世纪 70 年代初,由 Schally 等(1969)首先分离纯化成功。从那以后,在鱼类、鸟类、爬行类及各种哺乳动物中进行了大量研究。由于动物种系、性别、实验条件及技术等因素不同,所报道的神经元分布及含量亦存有差异。大鼠的 LHRH 神经元主要集中在隔-内侧视前区和 Broca 斜角带处。在其他部位,如从下丘脑前部向后延伸至下丘脑外侧的内侧前脑束,以及在交叉后区,亦有分散的 LHRH 神经元存在。胎鼠出生前数日、新生鼠或雌鼠妊娠末期均易见到。豚鼠 LHRH 神经元的分布,除上述诸区外,偶可在弓状核见到。猫及狗的 LHRH 神经元分布在隔-视前区、前连合周区及下丘脑内侧基底部,包括正中隆起后部及乳头体前区。人类 LHRH 免疫阳性神经元最大密度在下丘脑内侧基底部内侧视前区及终板等处。放射免疫研究也证实下丘脑的正中隆起和终板血管器官内 LHRH 含量最高,其次为视前区、隔区。其他区域如室周区、弓状核、下丘脑前核及杏仁核均含少量 LHRH。电生理实验发现,刺激下丘脑内侧基底部、视前内侧区、交叉上核及前乳头体核等处,血浆中 LH 和 FSH 水平明显升高,说明这些部位含有 LHRH 神经元或纤维。

2.促甲状腺素释放激素

促甲状腺素释放激素(thyrotropin releasing hormone,TRH)是研究人员从羊及猪的下丘脑中提取并分离纯化出的 3 肽。免疫组织化学及放射免疫研究表明,TRH 广泛存在于中枢神经系统,但以下丘脑中含量最多,约占 1/3。TRH 免疫反应阳性神经元细胞体在下丘脑内主要分布于视交叉上核、下丘脑底部、脑室周区、室旁核周围部、背内侧核、腹内侧核、下丘脑外侧及穹窿周核。

TRH 纤维以正中隆起外带最为密集,其他如室旁核小细胞部、背内侧核以及穹窿周核也可见中等密度的纤维。

3.生长抑素

生长抑素(somatotropin release inhibiting factor,SRIF)为 14 个氨基酸组成的多肽。最早是 Krulich 和 Fawcett(1977 年)发现下丘脑提取物有抑制生长激素释放的作用,从而提出下丘脑存在生长激素释放抑制因子。1973 年,研究者们首先从牛的下丘脑提取液中成功地分离、提纯、鉴定了 SRIF,并证实它具有抑制生长激素释放的作用。放射免疫及免疫细胞化学研究表明 SRIF 在中枢神经系统内分布广泛。在多数哺乳动物中,SRIF 以下丘脑的浓度最高;而在下丘脑内,则以正中隆起浓度最高,是弓状核的 7 倍。下丘脑以外的脑组织中,SRIF 的浓度均低于下丘脑,如脊髓中 SRIF 的浓度仅为下丘脑的 40%,大脑皮质及脑干内 SRIF 的浓度为下丘脑的 20%～25%,小脑、松果体及嗅叶的 SRIF 则不及下丘脑的 10%。

SRIF 神经元胞体在下丘脑主要位于视前区、下丘脑第三脑室前部室周区、弓状核、室旁核内侧小细胞部、视交叉上核及腹内侧核,下丘脑外侧区亦可见一些散在的 SRIF 细胞。1986 年,研究者们用原位杂交组织化学技术测定下丘脑中 SRIF 的 mRNA 分布,表明除上述区域外,在下丘脑前区、外侧区、穹窿周区均有 SRIF 的 mRNA 分布。

4.生长激素释放激素

1982 年,研究人员从肢端肥大症病人的胰腺肿瘤中分离获得能刺激垂体释放生长激素的活性肽。其生物活性与物理化学性质与下丘脑的生长激素释放激素(GHRH)相同;1983 年,从大鼠下丘脑分离并纯化出 GHRH。大鼠下丘脑 GHRH 分泌细胞主要位于弓状核的中央部以及腹内侧核的外周部分。GHRH 发出轴突至正中隆起外带门脉毛细血管周围。

5.促肾上腺皮质激素释放激素

促肾上腺皮质激素释放激素(corticotropin releasing hormone,CRH)是于 1981 年从羊下丘脑中分离出的 41 肽,广泛分布于中枢神经系统内。大脑皮质及脑干下部等处都有 CRH 存在,但以下丘脑含量最多。CRH 神经元胞体在下丘脑的分布,以下丘脑前核腹外侧部、下丘脑外侧区、穹窿周核及内侧视前区等处最为密集;室旁核小细胞部中等密度;背内侧核及室旁核大细胞部可见少量。CRH 纤维见于上述细胞分布区域,以正中隆起外带密度最高,内带的腹侧部亦有少量,在垂体后叶内可见中等密度纤维分布。

(二)下丘脑-垂体后叶

经典的神经分泌概念认为加压素及催产素分别产生于下丘脑视上核及室旁核,即所谓的"核团学说"。随着免疫细胞化学等技术的进展,"核团学说"已被"细胞学说"代替,即视上核及室旁核内的神经元均可分泌加压素及催产素。

在下丘脑垂体后叶中,除加压素及催产素外还有其他各种神经肽。如视上核中含有脑啡肽、强啡肽、CCR 等阳性细胞。室旁核中含有 CRH、脑啡肽、强啡肽、P 物质、神经紧张素、胆囊收缩素(cholecystokinin,CCK)及血管紧张素Ⅱ等。在正中隆起和垂体后叶联系中亦可见到上述肽能纤维。视上核及室旁核中也存在 α-MSH、γ-MSH 及 NPY 阳性细胞,如表 2-3 所示。

此外,一些肽可与加压素或催产素共存。

表 2-3　下丘脑-垂体后叶神经肽的分布

神经肽	视上核		室旁核				正中隆起			垂体后叶
			大细胞部		小细胞部		内　带		外带	
	细胞	纤维	细胞	纤维	细胞	纤维	背侧部	腹侧部		
加压素	++	+	++	+	+	+	−	++	+	+++
催产素	+++	+	+++	+	+	+	+	++	+	+++
促皮质激素释放激素	−	−	+	+	++	+		+	++	+
脑啡肽	++	+	+		+	+		±	++	+++
强啡肽	++	+	+++	+	+	+		++	+	+++
α-促黑激素	−	+		+		+++	+	±	−	−
γ-促黑激素		+		+		+++		+	−	
P 物质		+		+		+			++	±
神经紧张素	−			+	++				++	+
胆囊收缩素	+++	+	+++	+	++	+			++	++
肠酪酪肽	−	+		+		+	++	+	−	++

(三)阿片肽及其相关物质

以分子生物学遗传工程技术研究阿片肽及其相关物质表明内源性阿片肽样物质主要来自三个前体：POMC、前脑啡肽 A(proenkephalin A)[或称前原脑啡肽 A(preproenkephalin A)]、前脑啡肽 B(preenkephalin B)[或前新内啡肽-强啡肽(proneoendorphin-dynorphin)]，如表 2-4 所示。

表 2-4　阿片肽及其相关物质

前阿黑皮素系统：β-脂酸释放激素、α-内啡肽、β-内啡肽、γ-内啡肽，α-促黑激素、γ-促黑激素、ACTH
前脑啡肽 A 系：甲-脑啡肽、亮脑啡肽、甲七肽(甲-脑啡肽-Arg6-phe7)、甲八肽(甲-脑啡肽-Arg6-Gly7-Len8)
前脑啡肽 B 系：强啡肽、α-新内啡肽、β-新内啡肽、leumorphine

1. 脑啡肽

脑啡肽(enkephalin，ENK)是于1975年在猪脑内发现的吗啡样活性物质，随后研究人员从脑提取液中分离纯化出甲硫氨酸脑啡肽及亮氨酸脑啡肽。脑啡肽在中枢神经内分布广泛，整个脑中甲-脑啡肽比亮-脑啡肽多4～6倍，但两种脑啡肽在脑内不同区域的比例不同。下丘脑内甲-脑啡肽与亮-脑啡肽含量比例约为8：1。生物合成研究表明，两种脑啡肽共同存在于同一前体分子中。用脑啡肽-7抗血清免疫组织化学染色表明，有许多免疫阳性细胞在内侧视前区、外侧视前区的腹内侧部、下丘脑前核及脑室周区。在下丘脑中部，亦可见许多阳性细胞分布于穹窿周核、下丘脑外侧区及室旁核小细胞部。在室旁核外周边缘偶见少数大细胞。视交叉上核、腹内侧核、背内侧核、弓状核及无名质处均可见有散在细胞。下丘脑后部亦可见一些阳性细胞分布于弓状核后部、下丘脑后核、乳头体前核及乳头体内侧核等。脑啡肽阳性纤维广泛分布于下丘脑。在下丘脑外侧区、脑室周围区、腹内侧核、乳头体核及正中隆起外带均有其纤维分布。正中隆起内带亦可见少量纤维。在垂体后叶近前缘处亦可有串珠样纤维。

脑啡肽神经元在中枢神经内有广泛的投射。下丘脑的脑啡肽存在短的局部回路和长距离投射。如含脑啡肽的神经元胞体和纤维可见于室旁核、视上核、弓状核、正中隆起和垂体后叶，通过下丘脑垂体束来调控神经内分泌。研究已经证实脑啡肽对催乳素、促甲状腺激素、生长激素及促性腺激素具有调节作用。

2. 强啡肽

强啡肽(dynorphin)是从猪垂体中提取而具有非常强力镇痛作用的吗啡样活性肽。强啡肽A为17肽，其活性比亮-脑啡肽强700倍，注入大鼠脑室内可引起僵直性昏厥。强啡肽B为13肽。强啡肽A与B共同存在于相同的前体中，即强啡肽32。强啡肽在神经系统中分布广泛，在下丘脑中含量最多。免疫组织化学研究表明，阳性细胞分布于视上核及室旁核的大细胞部分，与加压素共存，发出轴突到垂体后叶。下丘脑腹内侧核、背内侧核、下丘脑外侧区以及乳头体核均有强啡肽细胞分布。强啡肽阳性纤维密度最高的部位为正中隆起内带；其他部位，如下丘脑前核、交叉上核、腹内侧核、背内侧核及内侧视前区亦有散在性分布。

3.β 内啡肽、促肾上腺皮质激素、α-促黑激素及 γ-促黑激素

β 内啡肽（β-endorphin，β-END）、促肾上腺皮质激素（ACTH）、α-促黑激素（α-melanocyte stimulating，α-MSH）及 γ-促黑激素（γ-melanocyte stimulating，γ-MSH）来自共同的前体前阿黑皮素（pro-opiomelanocortin，POMC），POMC 神经元存在于垂体（主要是中间叶）、脑（主要是下丘脑）和周围组织。POMC 细胞体在下丘脑主要位于内侧基底部弓状核及其周围。β-内啡肽，β-促脂解素（β-LPH）和 ACTH 共存于同一弓状核神经元内。秋水仙素处理后，发现下丘脑外侧区、乳头丘脑束和穹窿之间存在着一群含 α-MSH 的细胞，向外伸至于未定带。α-MSH 阳性纤维在脑室周区、下丘脑底部、室旁核及背内侧核有高密度分布。下丘脑外侧区、乳头体前核、乳头体上核及视前区亦有散在的纤维分布。α-MSH 比 γ-MSH 分布广泛。ACTH 神经元胞体主要分布于弓状核内，另外在下丘脑前核腹侧、视上核背侧连合、室周区腹侧及乳头体核腹侧亦可见免疫反应阳性神经元。

（四）脑肠肽

中枢神经系统内存在胆囊收缩素（CCK）、血管活性肠肽（VIP）、P 物质等消化道激素，而脑内发现的一些活性肽如脑啡肽、生长抑素、TRH 及 ACTH 等也存在于胃肠道内，故这些肽激素亦被称作脑肠肽。

1.胆囊收缩素在下丘脑的分布

胆囊收缩素（cholecystokinin，CCK）最初只被认为是胃肠道激素，Ivy 等（1928）于 1928 年首先报道了小肠提取物可刺激动物胆囊收缩，后来 Harper 和 Raper（1943）也发现小肠提取物还可刺激胰酶分泌。Mutt 和 Jorpes（1968）分离提纯了 CCK-33。1975 年，研究者们利用放射免疫及免疫组织化学技术，发现在一些脊椎动物中枢神经系统内亦存在 CCK 物质，因而 CCK 是第一个被确认的胃肠道激素存在于脑内的脑肠肽。在脑内以 CCK-8 为主，大脑皮质中含量最高，下丘脑及杏仁核次之。免疫组织化学方法研究表明，CCK 阳性胞体可见于室旁核外周部大细胞神经元、视上核及其副核大细胞神经元。Vanderhaeghen 等（1981）通过双标染色证明 CCK

同催产素及其载体蛋白共存于视上核与室旁核中,在神经垂体的神经纤维中 CCK 与甲-脑啡肽共存(Martin et al.,1983)。在经秋水仙碱处理的动物的下丘脑视前区特别是视交叉上核及视前室周区可见中等数量的 CCK 阳性纤维。视前内侧核可见 CCK 胞体。视交叉上核仅见少量 CCK 胞体。

2.血管活性肠肽在下丘脑的分布

血管活性肠肽(vasoactive intestinal polypeptide,VIP)28 肽,最早是从猪的十二指肠中分离纯化的,由于最初发现它具有强力的舒张血管作用,故将其命名为血管活性肠肽。后来发现在中枢神经系统内亦存在 VIP,由此表明它可能起着神经递质或神经调质的作用。

以放射免疫及免疫组织化学技术观察哺乳动物中枢神经系统内 VIP 的分布,发现 VIP 在大脑皮质中含量最高。VIP 在下丘脑中亦分布广泛,如表 2-5 所示。

表 2-5　大鼠下丘脑中 VIP 的含量

部　位	含量(pmol/g 体重)
下丘脑前区	8.5±2.37
下丘脑外侧区	5.1±2.01
视前区大细胞	13.68±1.91
外侧视前区	27.48±18.50
交叉上核	34.03±20.91
视上核	32.77±15.47
背内侧核	6.65±4.12
腹内侧核	5.86±1.13
室周核	8.22±3.13
弓状核	4.70±1.13
乳头体核	2.58±0.96

3.神经紧张素

神经紧张素(neurotensin,NT)含 13 个氨基酸肽,最初是从牛的下丘脑提取液中分离纯化而来,后又从牛及人的小肠中分离成功。现已证实 NT

广泛存在于哺乳动物的中枢神经系统内,尤以下丘脑中含量最多。NT 神经元在下丘脑主要密布于脑室周围,并与斜角带核相连,包括视前区、室周区、视前正中核及交叉上核等。自视前室周核向尾侧至弓状核、室旁核及乳头体核;向外侧,达外侧视前区、斜角带水平肢及下丘脑外侧区。NT 神经元最高密度区是室旁核,主要是室旁核内侧部小细胞区,大细胞区亦有少量。这些细胞不含多巴胺,可能含有其他种类神经肽,如脑啡肽及 CRF 等。弓状核内 NT 阳性细胞可与多巴胺共存。

4. P 物质

P 物质(substance P, SP)是 1931 年从马的肠道及脑提取物中发现的具有降压作用的活性物质。40 年后,人们才从牛的下丘脑中分离纯化出 11 肽的 SP。SP 神经元在中枢神经系统内有广泛分布。在下丘脑外侧区,自前向后均有 SP 物质免疫阳性细胞分布,下丘脑前区腹外侧部、腹内侧核、乳头体前核、乳头体上核以及外侧视前区可见许多 SP 神经元。

SP 阳性纤维最大密度部位为内侧视前区及外侧前区,其他如脑室周区、下丘脑前区、外侧区、背内侧核、腹内侧核的后腹侧部、弓状核及乳头体上核亦有少量至中等量的纤维分布。

5. 神经肽 Y

神经肽 Y(neuropeptide Y, NPY)是于 1982 年从猪脑中分离出的 36 肽,属胰多肽族。NPY 神经元细胞在下丘脑的分布主要密集于弓状核区,其他脑室周区、下丘脑底部及乳头体上核均有散在性分布。

NPY 阳性纤维分布于交叉上核腹侧部、室旁核小细胞部、脑室周围、背内侧核及弓状核。另外,在下丘脑外侧区腹侧部及乳头体亦有少量纤维分布。

6. 欧洲蛙皮素[①]

欧洲蛙皮素(bombesin)是于 1971 年从欧洲青蛙皮肤中提取的 14 肽。其阳性细胞在下丘脑主要分布于视交叉上核、穹窿周核以及室旁核的小细

---

① 蛙皮素,现称铃蟾肽。

胞部分。阳性纤维主要见于视交叉上核及室旁核,在下丘脑前核、背内侧核、腹内侧核以及弓状核有散在纤维分布。

7. 钙基因相关肽

钙基因相关肽(calcitonin gene-related peptide,CGRP)是 20 世纪 80 年代初期以重组 DNA 及分子生物学技术证实的 37 肽。CGRP 神经元广泛分布于神经系统内。在下丘脑外侧区底部及内侧部有中等密度的 CGRP 神经元细胞体。室旁核大细胞部及弓状核亦有少数散在细胞中。

CGRP 阳性纤维密集于穹窿周核、脑室周围区、下丘脑底部及下丘脑外侧核,其他部位如下丘脑前核、背内侧核、腹内侧核、乳头体前核及视前区亦有 CGRP 阳性纤维存在。

8. 神经递质

γ-氨基丁酸是广泛分布于脑内的中枢抑制性神经递质,具有广泛的生物效应。由于在下丘脑中亦存在大量的 GABA 神经元,因此 GABA 亦可能与下丘脑-垂体功能的调控有关。

第二节　垂　体

垂体(pituitary gland),亦称为脑垂体,位于脑底部的中央位置,在蝶骨(sphenoid bone)中的蝶鞍(sella turcica)内,它的上方有视神经经过,两侧被海绵静脉窦(cavernous sinus)所包围,它的底部为蝶窦(sphenoid sinus)及鼻咽(nasopharynx)。整个垂体大小约 1.3cm × 0.9cm × 0.6cm,重量约 0.6g。脑垂体由腺垂体(adenohypophysis)和神经垂体(neurohypophysis)两大部分组成。腺垂体又包括远侧部、结节部和中间部;神经垂体则包括正中隆起、漏斗柄和神经部(漏斗突)。远侧部又称垂体前叶,神经部通常被称为后叶。其中,前叶约占 80%,后叶约占 20%。神经垂体由胚胎期从间脑底部向腹侧的一个突起发展而成,至成体仍保持其与下丘脑的直接联系。神经垂体由位于第三脑室底部的正中隆起、神经垂体神经部及连接两者的漏斗柄组成。腺垂体由胚胎原始口腔顶部向上凸出的拉特克(Rathke)囊形成,该突起与口腔顶的连接随后断开形成独立的囊。囊的前部发展成为腺垂体远侧部及包绕在漏斗柄周围的结节部。结节部与漏斗柄共同组成垂体柄。囊的后部形成中间叶,与神经垂体紧贴。大多数哺乳动物在中间叶和腺垂体之间保留有拉特克(Rathke)囊腔。猴的此囊腔已不完整,呈不连续的裂隙;而人的此裂隙多消失(见图 2-2)。

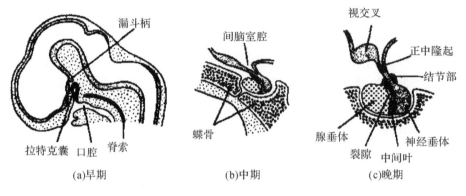

图 2-2 人垂体发生模式

垂体各部分都有独自的任务。腺垂体细胞分泌的激素主要有 7 种,即生长激素、催乳素、促甲状腺激素、促性腺激素(黄体生成素和卵泡刺激素)、促肾上腺皮质激素和黑色细胞刺激素。

神经垂体本身不会制造激素,而是起一个仓库的作用。下丘脑的视上核和室旁核制造的抗利尿激素和催产素,通过下丘脑与垂体之间的神经纤维被运送到神经垂体贮存起来,当身体需要时被释放到血液中。

一、腺垂体

(一)腺垂体的结构

1. 远侧部

远侧部(pars distalis)的腺细胞排列成团索状,少数围成小滤泡,细胞间具有丰富的窦状毛细血管和少量结缔组织。在 HE 染色切片中,依据腺细胞着色的差异,可将其分为嗜色细胞和嫌色细胞两大类。嗜色细胞

(chromophil cell)又分为嗜酸性细胞和嗜碱性细胞两种。应用电镜免疫细胞化学技术，可观察到各种腺细胞均具有分泌蛋白类激素细胞的结构特点，而各类腺细胞胞质内颗粒的形态结构、数量及所含激素的性质存在差异，可以此区分各种分泌不同激素的细胞，并以所分泌的激素来命名。

（1）嗜酸性细胞

嗜酸性细胞（eosinocyte）是腺垂体内的数量较多的细胞类型，形状呈圆形或椭圆形，直径约 14～19 μm，胞质内含嗜酸性颗粒，一般较嗜碱性细胞的颗粒大。嗜酸性细胞分两种。①生长激素细胞（somatotroph，STH cell）数量较多，电镜下见胞质内含大量电子密度高的分泌颗粒，直径 350～400 nm。此细胞合成和释放的生长激素（growth hormone，GH；或 somatotropin）能促进体内多种代谢过程，尤能刺激骺软骨生长，使骨增长。在幼年时期，生长激素分泌不足可致垂体性侏儒症，分泌过多引起巨人症，成人则发生肢端肥大症。②催乳激素细胞（mammotroph 或 prolactin cell），男女两性的垂体均有此种细胞，但女性较多。在正常生理情况下，胞质内分泌颗粒的直径小于 200 nm；而在妊娠和哺乳期，分泌颗粒的直径可增大至 600 nm 以上，颗粒呈椭圆形或不规则形，细胞数量增多、增大。此细胞分泌的催乳激素（mammotropin 或 prolactin）能促进乳腺发育和乳汁分泌。

（2）嗜碱性细胞

嗜碱性细胞（basicyte）的数量较嗜酸性细胞的少，呈椭圆形或多边形，直径 15～25 μm，胞质内含嗜碱性颗粒。颗粒内含糖蛋白类激素，PAS 反应呈阳性，嗜碱性细胞分三种。①促甲状腺激素细胞（thyrotropic cell），呈多角形，颗粒较小，直径 100～150 nm，分布在胞质边缘。此细胞分泌的促甲状腺激素（thyrotropin 或 thyroid stimulating hormone，TSH）能促进甲状腺激素的合成和释放。②促性腺激素细胞（gonadotroph），细胞大，呈圆形或椭圆形，胞质内颗粒大小中等，直径 250～400 nm。该细胞分泌卵泡刺激素（follicle stimulating hormone，FSH）和黄体生成素（luteinizing hormone，LH）。应用电镜免疫细胞化学技术，发现上述两种激素共同存在于同一细胞的分泌颗粒内。卵泡刺激素在女性促进卵泡发育，在男性则刺激生精小管的支持细胞合成雄激素结合蛋白，以促进精子的发生。黄体生成素在女性促进排卵和黄体形成,在男性则刺激睾丸间质细胞分泌雄激素,故又称间质细胞刺激素(interstitial cell-stimulating hormone,ICSH)。③促肾上腺皮质激素细胞(corticotropic cell),呈多角形,胞质内的分泌颗粒大,直径为 400~550 nm。此细胞分泌促肾上腺皮质激素(adrenocorticotropin,ACTH)和促脂素(lipotropin/lipotrophic hormone,LPH)。前者促进肾上腺皮质分泌糖皮质激素,后者作用于脂肪细胞,使其产生脂肪酸。

(3)嫌色细胞

嫌色细胞(chromophobe cell)数量多,体积小,呈圆形或多角形,胞质少,着色浅,细胞界限不清楚。电镜下,部分嫌色细胞胞质内含少量分泌颗粒,因此这些细胞被认为可能是脱颗粒的嗜色细胞,或是处于形成嗜色细胞的初期阶段。其余大多数嫌色细胞具有长的分支突起,突起伸入腺细胞之间起支持作用。

2.中间部

人的中间部(pars intermedia)只占垂体的 2% 左右,是一个退化的部位,由嫌色细胞和嗜碱性细胞组成,这些细胞的功能尚不清楚。另外,还有一些由立方上皮细胞围成的大小不等的滤泡,泡腔内含有胶质。鱼类和两栖类中间部分能分泌黑素细胞刺激素(melanocyte stimulating hormone,MSH),系吲哚胺类物质,可使皮肤黑素细胞的黑素颗粒向突起内扩散,体色变黑。

3.结节部

结节部(pars tuberalis)包围着神经垂体的漏斗,在漏斗的前方较厚,后方较薄或缺如。结节部含有很丰富的纵行毛细血管,腺细胞呈索状纵向排列于血管之间,细胞较小,主要是嫌色细胞,其间有少数嗜酸性和嗜碱性细胞。此处的嗜碱性细胞分泌促性腺激素(FSH 和 LH)。

(二)腺垂体的血管分布

腺垂体主要由大脑基底动脉发出的垂体上动脉供应。垂体上动脉从结节部上端进入神经垂体的漏斗,在该处形成袢样的窦状毛细血管网,称之为第一级毛细血管网。这些毛细血管网下行到结节部汇集形成数条垂体门微静脉,它们下行进入远侧部,再度形成窦状毛细血管网,称之为第二级毛细血管网。垂体门微静脉及其两端的毛细血管网共同构成垂体门脉系统(hypophyseal portal system)。远侧部的毛细血管最后汇集成小静脉注入垂体周围的静脉窦。这是20世纪30年代确立的经典垂体血流模式"自上而下"的概念,阐明了下丘脑控制垂体功能的基本机制。此后又通过新技术的应用和研究,对垂体的血流模式提出了新见解,认为远侧部的血液可输入神经垂体的漏斗,然后经毛细血管回流入下丘脑;也可流入神经部,再逆向流入漏斗,然后再循环到远侧部或下丘脑,构成垂体血液在垂体内的循环流动。

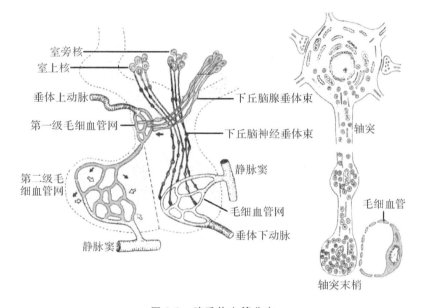

图 2-3　腺垂体血管分布

(三)下丘脑与腺垂体的关系

下丘脑前区和结节区(弓状核等)的一些神经元具有内分泌功能,被称为神经内分泌细胞,细胞的轴突伸至垂体漏斗。细胞合成的多种激素经轴突释放入漏斗处的第一级毛细血管网内,继而经垂体门微静脉输至远侧部的第二级毛细血管网。这些激素分别调节远侧部各种腺细胞的分泌活动。

其中对腺细胞分泌起促进作用的激素,称为释放激素(releasing hormone,RH)。对腺细胞起抑制作用的激素,则称为释放抑制激素(release inhibiting hormone,RIH)。目前已知的释放激素有生长激素释放激素(GRH)、催乳激素释放激素(PRH)、促甲状腺激素释放激素(TRH)、促性腺激素释放激素(GnRH)、促肾上腺皮质激素释放激素(CRH)及黑素细胞刺激素释放激素(MSRH)等。释放抑制激素有生长激素释放抑制激素(或称生长抑素,SOM)、催乳激素释放抑制激素(PIH)和黑素细胞刺激素释放抑制激素(MSIH)等。由此可见,下丘脑通过所产生的释放激素和释放抑制激素,经垂体门脉系统,调节腺垂体内各种细胞的分泌活动,因而称之为下丘脑腺垂体系。反之,腺垂体产生的各种激素又可通过垂体血液环流到达下丘脑,反馈并影响其功能活动。

(四)腺垂体的神经支配

传统认为,垂体前叶仅有少量自主神经纤维,支配前叶内血管的舒缩;而腺细胞的分泌活动则主要受下丘脑各种激素调节,并无神经的直接支配。近几年来,有国外学者分别在大鼠、小鼠及蝙蝠垂体前叶发现 5-HT 神经纤维;我国学者采用光镜及电镜免疫组织化学技术,也发现人、猴、狗、大鼠垂体前叶均有肽能神经纤维分布,纤维内含的肽类有 P 物质(SP)、降钙素基因相关肽(CGRP)、甘丙肽(GAL)、生长抑素(SOM)等,并发现含 SP 的神经纤维与各类腺细胞直接接触,电镜下发现,含 SP 和 CGRP 纤维与生长激素细胞和促肾上腺皮质激素细胞可形成典型的突触。

目前,前叶内肽能神经纤维的起源还不清楚,究竟是来自下丘脑或周围神经系统,还是两者兼有,尚未确定。前叶内肽能神经纤维的发现及其功能的研究,有可能修正目前对垂体前叶分泌功能调节的认识,即前叶腺细胞除接受体液调节外,还可能直接受神经的支配。

二、神经垂体

(一)结　构

神经垂体(neurohypophysis)由正中隆起、漏斗柄及神经垂体神经部三部分组成。神经垂体是从脑衍化而成,但其各部均无血脑屏障,其毛细血管内皮细胞有孔。

1. 正中隆起

正中隆起位于下丘脑结节部第三脑室的底部(见图 2-4)。从下丘脑投射至垂体中间叶及神经垂体的神经纤维通过正中隆起;下丘脑及其他脑部的调节腺垂体分泌的各种神经元终止于此,释放其激素或递质、调质。

正中隆起的内表面为第三脑室底的室管膜。此处的室管膜与脑室其他区域不同,为一层扁平细胞,彼此之间紧密连接,因此形成一种屏障,限制了脑脊液与正中隆起之间的物质交流,在正中隆起处释放的各种激素不能倒流入第三脑室。正中隆起处的室管膜细胞分化成伸展细胞(tanycyte),有长突起伸向正中隆起的表面,包绕在正中隆起神经纤维周围,可接受神经终末的突触,或形成终足包绕在正中隆起毛细血管周围。由于这种结构特点,伸展细胞可以把脑脊液中的某些物质运送到垂体门静脉血管及把在正中隆起释放的激素运回到第三脑室脑脊液中。但这种设想还没有被充分证实。

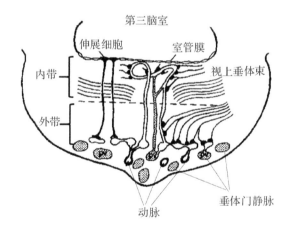

图 2-4　正中隆起示意

在结构上,正中隆起分内、外两带(见图 2-4)。内带可进一步分为室管膜下层及纤维层。室管膜下层内有来自下丘脑弓状核的轴突终末,释放 POMC 的产物,包括 ACTH、α-MSH、β-LPH 及 β-内啡肽。来自脑干的去甲肾上腺素能神经纤维的终末主要分布于其内侧 1/3 部分,含促肾上腺皮质激素释放激素的神经纤维也有终止于此处。纤维层内有来自室旁核、视上核、大细胞神经分泌系统副核群的神经纤维(视上垂体束)以及来自弓状核和第三脑室室周区的纤维,走向神经垂体或垂体中间叶。

外带分为网状层及栅状层(palisade layer)。网状层内接内带,含伸展细胞和胶质细胞的突起及走向栅状层的神经纤维。栅状层为正中隆起的最外层,有大量神经终末终止在毛细血管周围间隙处。各种小细胞神经分泌神经元的终末大量地终止在栅状层,来自弓状核的多巴胺能神经终末主要分布于其外侧 2/3 部分。此外,还有多种含其他神经肽(如血管升压素、催产素、P 物质、降钙素基因相关肽、甘丙肽、缩胆囊肽、神经降压肽、强啡肽等)的神经终末。这些终末有的释放出各种活性物质进入垂体门静脉,起调节腺垂体分泌的作用;有的并不直接参与腺垂体的调节,而是被终止在其他神经终末或纤维上,通过突触前调节机制间接地影响腺垂体的分泌。

2.漏斗柄

漏斗柄(infundibular stalk)是垂体的一部分,位于下丘脑与垂体之间,连接下丘脑的下部和垂体的前部。通过神经元的传导,将下丘脑中产生的激素或神经调节物质传递至垂体。通过漏斗柄,下丘脑产生的促腺激素(releasing hormone)或抑制激素(inhibiting hormone)可以直接影响垂体前叶的激素分泌。这些激素的释放通过血管系统传输到垂体前叶,并调节垂体前叶细胞的激素分泌。

3.神经垂体神经部

神经垂体神经部的主要成分是无数的无髓纤维,主要来自下丘脑大细胞神经分泌神经元。大细胞神经分泌神经元纤维的形态特征是在漏斗柄及神经垂体神经部有大量膨体,称之为赫林体(Herring body)。赫林体主要由分泌颗粒积聚而成。这些神经纤维的末端膨大,被终止在神经垂体毛细血管的间隙内。神经垂体的毛细血管内皮属于有孔型内皮,以利于垂体后叶激素进入。除血管升压素及催产素外,大细胞神经分泌神经元中还含有一些阿片肽、神经肽 Y、促肾上腺皮质激素释放激素等。此外,在神经垂体神经部还发现有含 P 物质、降钙素基因相关肽、甘丙肽、多巴胺、GABA 及其他一些递质、调质的神经纤维。近年来还发现神经垂体神经部有血管升压素和催产素的 RNA,一部分随大细胞神经分泌神经元轴突运送至其末梢,另一部分在神经垂体神经部的细胞内产生。多种肽及血管升压素、催产素 RNA 的存在说明神经垂体神经部激素的释放可能受到多种因素的调节,但对此了解得还甚少。强啡肽可作用于神经末梢上的 κ 受体,而抑制催产素的释放,GABA 也起到抑制催产素释放的作用,CCK 则使之增强。有电镜资料说明,神经纤维内的催产素 RNA 存在于末梢的分泌颗粒内,因此可能会作为一种信息物质被释放出来。除神经纤维外,神经垂体神经部的主要细胞成分是垂体细胞(pituicyte),它含大量酸性神经胶质丝蛋白,因此属胶质细胞家族。垂体细胞的形状及大小不一,有数个突起,彼此连接成网,包绕在神经纤维及其终末周围。起初人们认为垂体细胞只是一种支持细胞,实际上愈来愈多的资料证明,垂体细胞可能具有多种功能。如神经纤维终末可与垂体细胞形成突触样结构;垂体细胞分布于神经成分附近;在垂体后叶激素分泌需求增加的情况下,垂体细胞在形态学上可有明显的变化;垂体细胞上存在多种神经活性物质的受体;等等。以上现象均表明垂体细胞可能参与神经垂体神经分泌的调节。其中可能的功能是缓冲神经终末周围的 K^+,中枢神经系统的星形胶质细胞也具有类似的功能。

(二)神经垂体与下丘脑

神经垂体与下丘脑直接相连,因此两者是结构和功能的统一体。神经垂体主要由无髓神经纤维和神经胶质细胞组成,并含有较丰富的窦状毛细血管和少量网状纤维。下丘脑前区的两个神经核团被称为视上核和室旁核,核团内含有大型神经内分泌细胞,其轴突经漏斗直抵神经部,是神经部无髓神经纤维的主要来源。

视上核和室旁核的大型神经内分泌细胞具有一般神经元的结构,此外,胞体内还含有许多直径为 $100 \sim 200$ nm 的分泌颗粒,分泌颗粒沿细胞的轴突运输到神经部,轴突沿途呈串珠状膨大,在膨大部(称作膨体)内可见分泌颗粒聚集。光镜下可见神经部内有大小不等的嗜酸性团块,称作赫林体,即为轴突内分泌颗粒大量聚集所成的结构。神经部内的胶质细胞又称垂体细胞(pituicyte),细胞的形状和大小不一。电镜下可见垂体细胞具有支持和营养神经纤维的作用。垂体细胞可能还会分泌一些化学物质以调节神经纤维的活动的激素的释放。

视上核和室旁核的大型神经内分泌细胞合成抗利尿激素(antidiuretic hormone，ADH)和催产素(oxytocin)。抗利尿激素的主要作用是促进肾远曲小管和集合管重吸收水,使尿量减少;抗利尿激素分泌若超过生理剂量,可导致小动脉平滑肌收缩,血压升高,故又称之为加压素。由此形成的分泌颗粒有加压素和催产素,分泌颗粒沿轴突被运送到神经部储存,进而被释放入窦状毛细管内。因此,下丘脑与神经垂体是一个整体,两者之间的神经纤维构成下丘脑神经垂体束。

神经部的血管主要来自左右颈内动脉发出的垂体下动脉,血管进入神经部分支成为窦状毛细管网。部分毛细血管血液经垂体下静脉汇入海绵窦。部分毛细血管血液逆向流入漏斗,然后再从漏斗循环到远侧部或下丘脑。

三、垂体会发生的疾病

下丘脑-脑垂体疾病包括以下种类:①尿崩症;②产后垂体前叶功能减退症;③溢乳症及闭经-溢乳综合征;④侏儒症(幼年分泌生长激素过少);⑤巨人症(幼年分泌生长激素过多);⑥肢端肥大症(成年分泌生长激素过多)。

垂体虽小,发生的疾病却不少,最多见的是垂体肿瘤。垂体肿瘤绝大部分是良性的,根据肿瘤细胞能否产生激素可分为功能性垂体瘤和无功能性垂体瘤两大类。功能性垂体瘤又以肿瘤细胞生产的激素种类不同分为以下几类:生长激素瘤,表现为巨人症或肢端肥大症;催乳素瘤;促肾上腺皮质激素瘤,表现为库欣综合征(Cushing syndrome);其他少见的肿瘤。功能性垂体瘤生产的激素量大大超过正常值,就会出现激素过多的病症。垂体激素不足引发的疾病也有不少,如垂体性侏儒(生长激素不足)、性腺功能低下(促性腺激素不足),有时整个垂体前叶功能都受损,多种激素分泌不足,如产后大出血引起的希恩综合征。垂体后叶功能低下的病主要有尿崩症(抗利尿激素不足)等。

第三章 激素和神经递质

"激素"（hormone）一词来源于希腊文 horman，是 1905 年斯塔琳（Starling）首创的一个词。1902 年，斯塔琳发现了促胰液素（secretin），并指出："这类化学物质正常地产生于机体的某些组织，弥散入血液，由血液循环携带至机体的远处组织，以发挥其特殊的生理作用。"这个经典定义表明激素属于化学物质，是通过血液循环传递到靶细胞的。

随着内分泌知识的更新与增长，斯塔琳的定义显得不够完整。Huxley（1935）建议加以修改，使其内容更为广泛和准确。他认为："激素是某种特殊化的细胞所分泌的传递信息的化学物质，它们可从一组细胞传到另一组细胞，或从一个细胞的这一部分传到同一细胞的另一部分。"这条新定义的特点如下。一是激素的范围广，除激素外还包括神经递质，如 5-羟色胺（5-HT）、去甲肾上腺素（NE）等；局部激素是某一个细胞产生的化学物质，通过组织间隙，弥散到邻近细胞，如胰岛 D 细胞产生的生长抑素（SS）；组织激素是由多细胞组织中某一类细胞产生的化学物质，影响同组织的另一类细胞，如前列腺素（PG）、激肽（kinin）。二是由单细胞内释放的化学物质，称为细胞激素，而传统定义指的是多细胞。三是外激素（pheromone），这种化学物质由动物体内释放至体外，通过另一个体的感受器（主要是嗅觉）导致行为或生理的变化，如公猪外激素可引起发情母猪的静立反射。四是能有助于区别激素与维生素，维生素主要是与能量代谢有关的生物活性物质，而不是传递信息。有学者提出维生素 D 不是维生素，而是一种激素的新概念。Huxley（1935）提出的具有革新意义的定义与经典定义差距较大，例如把激素与递质混淆，似乎未得到公认，但在激素的发展过程中已有越来越多的事实涉及它。

关于激素的定义，目前一般认为是由体内一部分细胞所产生的化学信息,它们被释放到细胞外,通过扩散或被血流转运到另一类细胞,从而调节这些细胞的代谢活动。这一激素概念虽然不甚完善,但相对来说还是较为准确的。关于细胞间的化学信息类型,可参考图 3-1。

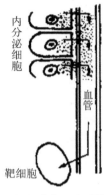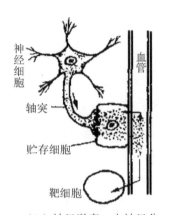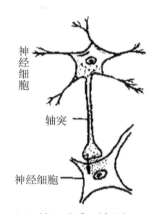

（a）激素：由无管道内分泌细胞产生,直接释放到血液中

（b）神经激素：由神经分泌细胞产生,通过轴突,到达腺体的贮存细胞,然后进入血液

（c）神经递质：神经细胞轴突所释放的物质,直接激活下一个神经细胞或效应器细胞

图 3-1　细胞间的化学信息类型

第一节　激素的分类

激素可按来源(产生的部位)、功能和化学性质分类。激素的功能较复杂,常见一种激素有几种功能,也可能几种激素具有同一种功能。按化学结构,激素大体可分为四类。

第一类为类固醇激素,如肾上腺皮质激素(皮质醇、醛固酮等)和性激素(雌激素、孕激素及雄激素等)。

第二类为氨基酸衍生物,有甲状腺素、肾上腺髓质激素、松果体激素等。

第三类激素的结构为肽与蛋白质,如下丘脑激素、垂体激素、胃肠激素、胰岛素、降钙素等。

第四类为脂肪酸衍生物,如前列腺素。

现将激素的分类列于表 3-1 中,以供参考。

表 3-1　激素的分类

化学性质	激素中文名称	激素英文名称	缩　写	主要来源	是否与血浆蛋白结合
含氮激素肽及蛋白质	促甲状腺激素释放激素	thyrotropin-releasing hormone (thyroliberin)	TRH	下丘脑,CNS	否
	促性腺(激)素释放激素	gonadotropin-releasing hormone (gonadoliberin)	GnRH (LRH、LRF、LH/FSH/RH)	下丘脑,CNS	是
	生长素释放抑制激素(生长抑素)	growth hormone releasing inhibiting hormone(somatoliberin)	GHRIN(GIH.SRIH)	下丘脑,CNS,胰岛,消化道	没有资料
	生长素释放因子	growth hormone-releasing factor	GHRF(GRF)	下丘脑	没有资料
	促肾上腺皮质(激)素释放因子	corticotropin-releasing factor (corticoliberin)	CRH,CRF	下丘脑	没有资料
	促黑(素细胞)激素释放因子	menalophore-stimulating hormone releasing factor(melanoliberin)	MSHRF(MRF)	? 下丘脑	缺资料
	促黑(素细胞)激素释放抑制因子	menalophore-stimulating hormone releasing-inhibiting factor (melanostatin)	MSHRIF(MIF)	? 下丘脑	缺资料
	催乳素释放因子	prolactin-releasing fator (prolactoliberin)	PRF	下丘脑	缺资料
	催乳素释放抑制因子	prolactin-releasing inhibiting fator	PIF(PRIH)	下丘脑	缺资料

续表

化学性质	激素中文名称	激素英文名称	缩写	主要来源	是否与血浆蛋白结合
	加压素（抗利尿激素）	vasopressin (antidiuretic hormone)	AVP(ADH)	下丘脑,神经垂体	缺资料
	催产素	oxytocin	OT(OXT)	下丘脑,神经垂体	缺资料
	促肾上腺皮质激素	adrenocorticotrophic hormone(adrenocorticotropin)	ACTH	腺垂体 嗜碱细胞,脑	缺资料
	生长激素（躯体刺激素）	growth hormone(somatotropin)	GH(STH)	腺垂体 嗜酸细胞	缺资料
	催乳素	prolactin	PRL(PR)	腺垂体 嗜酸细胞	缺资料
	促黑（素细胞）激素	melanophore stimulating hormone	MSH	垂体	缺资料
	降钙素	calcitonin(thyrocalcitonin)	CT	甲状腺 C 细胞	缺资料
	甲状旁腺激素前体	pro-parathyroid hormone	Pro-PTH	甲状旁腺	缺资料
	甲状旁腺激素	parathyroid hormone	PTH	甲状旁腺	缺资料
	生长调节激素（可能有3种,其中一种为生长介质C）	somatomedin(at least 3 kinds, one of them is SOM C)	SOM	肝	缺资料
	促红细胞生成素	erythropoietin		血	缺资料
	胰岛素原	proinsulin		胰岛 B 细胞	缺资料

续　表

化学性质	激素中文名称	激素英文名称	缩　写	主要来源	是否与血浆蛋白结合
	胰岛素	insulin		胰岛 B 细胞	缺资料
	胰高血糖素	glucagon	GG	胰岛 A 细胞	缺资料
	促胰液素	secretin		消化道	缺资料
	胆囊收缩素-促胰酶素（或胆囊收缩素·或促胰酶素·两者是同一物质）	cholecystokinin-pancre-ozymin (cholecystokinin or pancreozymin)	CCK-PZ CCK (PZ)	消化道、脑	缺资料
	胃泌素原	progastrin		消化道	缺资料
	胃泌素	gastrin		消化道、脑	缺资料
	抑胃多肽	gastric inhibitory polypeptide	GIP	消化道	缺资料
	胎盘促乳素（即绒毛膜生长素）	placental lactogen(chorin somatomam-motropin)	PLCS	胎盘	缺资料
	抑制素	inhibin		睾丸支柱细胞	缺资料
	卵泡抑制素	folliculostatin		卵泡颗粒细胞	缺资料
	松弛素	relaxin		卵巢黄体细胞	缺资料

续　表

化学性质	激素中文名称	激素英文名称	缩　写	主要来源	是否与血浆蛋白结合
糖蛋白类激素	促卵泡激素	follicle-stimulating hormone	FSH	腺垂体	否
	促黄体素	luteinizing hormone (interstitial cell stimulating hormone)	LH(ICSH)	腺垂体	否
	促甲状腺激素	thyroid-stimulating hormone (thyrotropin)	TSH	腺垂体	否
	绒毛膜促性腺激素	chorionic gonadotropin	CG	胎盘	否
	脂(防)酸释放激素(溶脂激素,近年来研究表明,此激素的"溶脂"作用不及"吗啡"重要)	lipotropin	β-LPH	腺垂体	否
	内啡肽	endorphin	END	腺垂体,脑	否
	脑啡肽	enkephalin	ENK	腺垂体,脑	否
	神经加压素	neurotensin		下丘脑	否
	P 物质	substance P	SP	下丘脑,消化道	否
	铃蟾肽	bombesin		脑,消化道	否
	肾素	renin		肾脏,脑	否

续表

化学性质	激素中文名称	激素英文名称	缩写	主要来源	是否与血浆蛋白结合
	血管紧张素-I	angiotensin-I	AT-I	肾脏	否
	血管紧张素-II	angiotensin-II	AT-II	血	否
	胸腺素	thymosin(thymin)		胸腺	
	激肽	kinin		血、胰腺、唾液腺、肾、消化道等	否
胺类激素	多巴胺	dopamine	DA	中枢神经系统	否
	去甲肾上腺素	norepinephrine	NE	中枢神经系统	否
	肾上腺素	epinephrine(adrenaline)	E(A)	肾上腺髓质	否
	甲状腺激素（四碘甲腺原氨酸）	tyrosine(3,5,3',5'-tetraiodothyronine)	T_4	甲状腺泡细胞	结合
	三碘甲腺原氨酸	3,5,3'-triiodothyronine	T_3	外周组织细胞 $T_4 \rightarrow T_3$ 甲状腺泡细胞	结合
	反-三碘甲腺原氨酸	3,5',3'-triiodothyronine	rT_3	外周组织细胞 $T_4 \rightarrow rT_3$	结合
	褪黑激素	melatonin		松果腺	否

续表

化学性质	激素中文名称	激素英文名称	缩写	主要来源	是否与血浆蛋白结合
	糖皮质激素	glucocorticoids		肾上腺皮质束状及网状带	结合
	醛固酮	aldosterone		肾上腺皮质球状带	结合
	睾酮	testosterone	T	睾丸 Ley-dig 细胞及胎盘	结合
	双氢睾酮	dihydrotestosterone	DHT	对 T 明的组织,T→DHT	结合
类固醇（甾体）激素类	雌二醇	estradiol	E_2	男睾丸与外周组织中 T_2→E_2；女:①卵泡;②黄体;③胎盘	结合
	雌酮	estrone	E_1	男:①睾丸;②由雄烯二酮转变而来;女:①卵泡;②黄体;③胎盘 E_2→E_1	结合
	雌三醇	estriol	E_3	外周组织(肝)中由 E_1 或 E_2 转变而来	结合

续　表

化学性质	激素中文名称	激素英文名称	缩　写	主要来源	是否与血浆蛋白结合
	黄体酮	progesterone	P	黄体细胞与胎盘	结合
	胆钙化（甾）醇（维生素 D_3）	cholecalciferol(vitamin D_3)		皮肤、食物	结合
类固醇（甾体）激素类	25-羟胆钙化（甾）醇（25-羟维生素 D_3）	25-hydroxycholecal ciferol(25-hydroxy vitamin D_3)		肝脏	结合
	1,25-羟胆钙化（甾）醇（1,25-羟维生素 D_3）	1,25-dihydroxycholecal ciferol (1,25-dihydroxy-cholecal ciferol)		肾脏	结合
脂肪酸衍生物	前列腺素	prostaglandin	PG		

第二节　激素的作用原理

激素作为生物体内的一种化学信息,对机体的生长发育、代谢、繁殖和衰老等生命过程起着调控作用。近来发现,激素还具有更广泛的生理和病理作用,例如与大脑的功能、对机体的免疫系统调节、对行为的控制,以及对一些疾病的发生均有密切的关系。当前对激素分泌的调节以及激素在细胞和分子水平上的作用原理的研究已成为生命科学中最重要和最活跃的内容之一。

激素作用的特性有以下三点:一是只对一定的靶组织或靶细胞起作用,可特异性地作用于一种或数种组织或细胞;二是激素在血液中的浓度极低,目前最低可测出的为皮克水平,微量的激素在靶细胞内通过信使和生化作用发生逐级放大作用;三是激素对靶细胞的固有生理起控制和调节作用,但不产生新的生理反应。

一、激素的受体

激素只能与特定的受体结合而发生作用,受体能识别该种激素,产生特有的生理效应。受体可分为以下两种:一是含氮激素的受体,存在于细胞膜上,能与蛋白质或胺类激素相结合的糖蛋白的大分子物质称为膜受体(membrane receptor);二是类固醇激素受体,存在于细胞质中的称作胞质受体(cytosolic receptor),存在于细胞核内的称作核受体(nuclear receptor)。激素则称为配体(ligand)。

受体具有以下几个特点。

一是严格的结构特异性:一种受体只能与一定构象的配体结合,因结合是非共价的,所以是可逆的。

二是饱和性:能结合激素的受体数目是有限的,随着生理状况的变化,受体数产生相应增减。

三是组织特异性:只有靶细胞才能对相应的激素发生反应。但一种激素可有几种靶细胞,反之,一种靶细胞可受到不同激素的作用。

四是亲和力:亲和力的大小与激素的正常生理浓度相适应。

五是高效性:受体与相应的激素结合后,能把激素信息转换成一系列生化过程,最终产生生理效应。

六是量-效关系:激素生理效应的强弱与激素-受体复合物的浓度成正比。其浓度是受体数目、激素浓度和亲和力的函数。

迄今为止,已知蛋白质、多肽、类固醇和 PG 等激素是通过不同的作用方式而发挥其生理功能的。一般而言,蛋白质、多肽和 PG 先与靶细胞膜上的特异性受体结合,进而产生一系列生理效应。类固醇激素为多环有机化合物,分子量较小,可通过膜屏障进入细胞,与细胞质内的受体结合进而产生生理效应。目前,激素的作用机制研究已成为分子生物学和分子内分泌学研究的重要领域之一。此外,对受体和激素作用机制的研究大大丰富了临床内分泌学的基础理论,进而为疾病的治疗提供了可靠的依据。

最近研究发现了一些现象,比如细胞膜上存在类固醇受体,部分多肽激素还可以通过内吞作用进入细胞内部发挥作用。

二、激素作用原理

(一)含氮激素作用原理——第二信使学说

第二信使学说是萨瑟兰(Sutherland)在 1958 年首先提出的。他在研究糖原酵解第 1 步所需限速酶(磷酸化酶)的活性时,发现 E(胺类激素)和 GG(蛋白质激素)可使肝匀浆在 ATP、Mg^{2+} 和腺苷酸环化酶(AC)的作用下产生一种耐热物质——cAMP,该物质能激活磷酸化酶,从而催化糖原酵解;还了解到在磷酸二酯酶(phosphodiesterase,PDE)的作用下,cAMP 可降解为 5'-AMP,如图 3-2 所示。研究发现,cAMP 激活磷酸化酶的作用是通过另一种依赖 cAMP 的蛋白激酶(cAMP dependent protein kinase,cAMP-PK)来完成的。

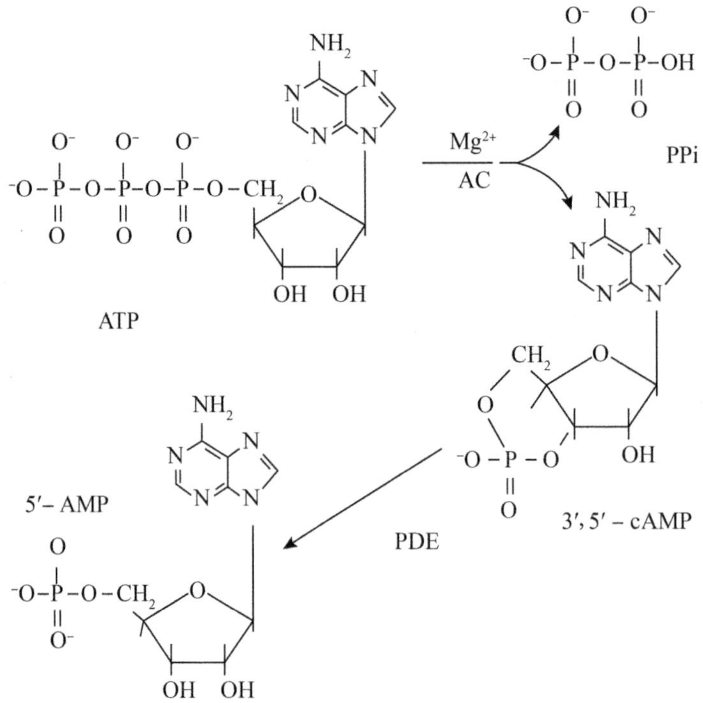

图 3-2　cAMP 的生成与分解

　　第二信使学说的基本内容有以下几点：一是激素可视为第一信使，它与靶细胞膜上具有立体构象的专一性受体结合；二是激素与受体结合后，激活膜上的 AC；三是在 Mg^{2+} 存在的条件下，ATP 将转变为 cAMP，cAMP 是第二信使；四是 cAMP 激活蛋白激酶系统，有活性的蛋白激酶随即激活磷酸化酶而引起靶细胞的固有生理反应，如内分泌腺体细胞合成和释放激素、肌肉的舒张和收缩、神经细胞出现电位改变、细胞膜通透性的变化和各种酶的反应等。

　　上述四点为相继发生的 4 个连锁反应。据估计，下丘脑分泌 0.1 μg CRH 可间接使肝脏产生 5.6 mg 的糖原，即为 CRH 的 56000 倍。这种激素的逐级作用过程，即所谓信号的放大作用。第二信使学说为研究激素在分子水平上的作用机制提出了有价值的模式，它对内分泌学的发展起着重要的作用，并提出了一系列的新问题，例如，激素与受体的识别、结合；结合物如何向 AC 传递信息,cAMP 一系列的生物学作用;以及除了 cAMP 外有无其他第二信使等问题。近年来,对这些问题已有了较深入的研究,并取得了可喜的进展。

1.含氮激素的受体对激素的识别及其相互作用

(1)特异性

受体与激素分子的表面都是不对称的,分子中各基团、各原子占据一定的几何位置,构成极其复杂而又可变的构型与构象。因此,激素是变构性配体,受体是变构性配基。蛋白质激素的一级、二级、三级、四级结构都产生复杂的立体构型,而受体一般只含两个或两个以上的肽链(亚单位),以非共价键连接并折叠成复杂的蛋白质链,处于一定的拉力和张力之下。当激素与受体相遇时,相互作用,相互影响,分子中的电荷与电子的分布发生变化,因而构型也发生相应的变化。激素的构型可诱导受体产生相应的构型变化,反之亦然(见图 3-3)。过去理解激素与受体的结合呈钥匙和锁的固型关系过于机械化,已不适用。后来又进一步证实,当一种受体发生构型变化时,同一单位内的其他受体也发生相应的构型变化。这样,激素的信息不仅可以传递给受体,还将信息转变成另一信息,传递出去。

特异性(specificity)是指受体能识别激素并与之相结合。这是由于两者的分子都具有复杂而专一的可变立体构型,并互相诱导契合。而分子间的范德华力、氢键、离子键、疏水键和非共价键等对激素和受体的结合也起一定的作用。但是,基团距离越远,这些力的影响就越小,单纯依靠这些力是不足以保证受体的识别能力及其高度特异性的。

(2)亲和力

亲和力(affinity)指激素与受体的结合力。亲和力与激素的生物学作用是一致的。

亲和力可随不同生理状况而变化。细胞内代谢产物三磷酸腺苷(GTP)和不能水解的类似物均能降低膜受体对激素的亲和力。此外,当激素与受体结合时,其邻近受体的亲和力出现增强或减弱现象,称为正协调和负协调(positive and negative cooperativity)。激素拮抗剂多导致正协调,但多肽和胺类激素多为负协调。然而,正负协调的机制至今尚不清楚。从生理角度

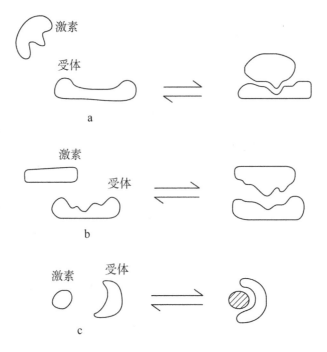

图 3-3　激素与受体结合示意

分析,体液中的激素如过大而迅速增加时,为防止组织免受不必要的过大生物效应和损害,负协调可起到安全阀作用。

(3)受体数目的变化及其调节

受体数目的变化可从临床上见到,如胰岛素长期维持在高水平上,使其受体数目减少,同时受体对胰岛素的亲和力也减弱,这种自稳调节现象称作降调节(down regulation)。当胰岛素浓度下降时,受体数目随之增加且亲和力增强。当蛋白质合成受到抑制时,这种调节能力会丧失。

相反,当激素浓度长期慢性降低,或促激素浓度长期处于高水平时,相应的特异性受体数目增加,称之为升调节(up regulation)。如 PRL 使乳腺 PRL 受体增加,血中 AT-Ⅱ 使肾上腺相应的受体增多等。受体的自稳调节,使靶细胞受体的合成和降解处于动态平衡之中,受体数目是这一平衡过程的结果。受体量的多寡与激素的量相适应,以维持靶细胞对激素的敏感性。降调节与负协调相配合,防止过量激素对组织的损害,起到保护作用。

除自稳调节外,还有代谢产物、电解质、葡萄糖运转障碍等也可导致降调节,但不属于自稳调节。

（4）受体数目与最大生物效应

对多肽激素和胺类激素受体数目和最大生物效应之间关系的研究表明,当引起最大生物效应时,被结合的受体数目占总受体数的 $5\% \sim 20\%$,其余受体则为储备（空闲）受体（spare receptor）。储备受体未与激素结合,不产生生理效应,但它们在受体亲和力（敏感性）降低时可被动用,以弥补亲和力之不足,可看作"潜在"的受体。在机体接受一次大量激素"冲击"后,对继之而来的另一次激素"冲击",储备受体能作出应有的反应。

此外,AC 和蛋白激酶单位的数目也有同样储备现象。例如,hCG 能刺激 T 合成,如激素浓度长期偏高,AC 和蛋白激酶单位的数目将发生降调节,受体亲和力下降,但仍能引起后继反应产生最大生物效应。

（5）多肽类激素进入细胞膜内现象

近来发现 GH、LH、FSH、PRL、PTH 和胰岛素等与受体结合后,通过入胞作用进入细胞内,并与溶酶体融合而降解。由于内质网和高尔基复合体上存有多肽激素的结合位点,据此推想,受体可能在细胞内形成,再运转到细胞膜上,受体与多肽激素结合后又返回细胞而降解,使受体的代谢呈动态平衡。受体降解调节也可能是由于受体在细胞内降解速度增强所致。还观察到,多肽激素和受体结合后进入细胞内结合于细胞器上,不易脱离,这可能是多肽激素持续作用于细胞的一种方式。

2. AC 的激活

激素与受体结合并互相作用引起生物效应仅是复杂过程的第一步,只有 AC 活化才能产生生理效应。

AC 是膜的一部分。从发生学和生化学的资料看,AC 与受体并非同一实体,而是结构各异机能互相联系的单位。关于受体与 AC 发生机能的联系有如下两种学说。

（1）可动受体说

有学者认为,受体与 AC 均存在于细胞膜液体的基质中,可流动。当激素与受体相遇、识别和特异性结合后,受体和 AC 互相靠拢,AC 构型变化,活性中心暴露而被激活，与 ATP 结合，产生 cAMP。AC 被激活或受抑制时，cAMP 的生成量则相应增加或减少（见图 3-4）。

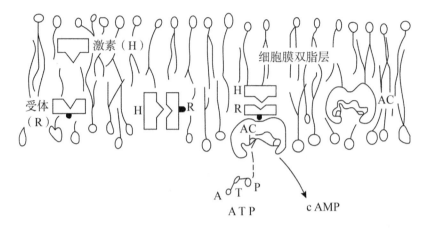

图 3-4　可动受体学说

（2）多因素调节说

有学者认为，有数种因子可影响 AC 的活性，例如 GTP、Ca^{2+} 和 PG 的影响较为明显，但三者间的相互关系尚在研究之中。有人认为，在细胞膜内侧的催化单位（catalytic unit，C）与核苷酸调节单位（nucleotide regulatory unit，N）构成一个机能上紧密联系的系统。通常 N 对 C 发生抑制作用，C 单位的催化效应不易发挥，但 N 上有与 GTP 结合的位点，GTP 可引起 N 的变构，使 N 对 C 的抑制作用失效，C 变得有活性，腺苷作用则与之相反，使受体抑制性构型恢复而抑制 C，使 C 失去活性。

Ca^{2+} 在不同组织中的作用各异。它对心肌细胞中的腺苷酸环化酶（AC）具有激动作用，而对腺体细胞中的 AC 则具有抑制作用。

PG 对 AC 的影响未被普遍承认。有资料指出，PGE 通过与受体的互相作用，可增强 AC 的活性，而 PGA 则有相反效果（见图 3-5）。

3. 蛋白激酶（PK）系统被激活

目前已知一些代谢过程均涉及蛋白质的磷酸化，而蛋白质的磷酸化则依赖于 cAMP-PK 的作用。PK 包含调节亚单位（R）和催化亚单位（C）两部分，其量相等。PK 在未与 cAMP 结合前 R 和 C 紧密结合，C 无活性，cAMP

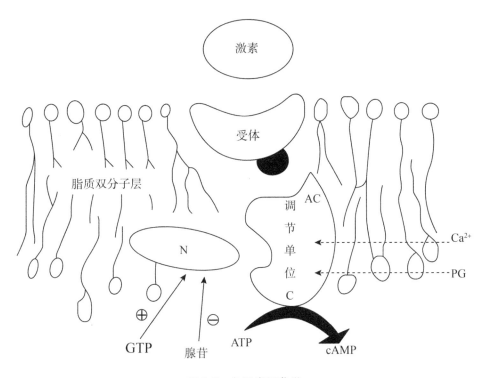

图 3-5　多因素调节说

与 R 有逆结合的能力,促使 C 与 R 分离,C 从 R 的抑制作用中解脱出来,于是 PK 被激活而有催化活性。cAMP 去抑制作用的能量来自 ATP。

　　cAMP 几乎存在于所有细胞中,各类细胞中 cAMP-PK 的生化特性以及对 cAMP 的亲和力基本相近,但生理作用则各异。其原因有二:其一,PK 目前已知至少有两种,cAMP-PK Ⅰ和Ⅱ,它们的 C 亚基一样而 R 亚基不同,从而引起不同效应,cAMP 能导致不同生理效应的原因就在于此。Ⅱ型 PK 可自我催化,与 cAMP 结合的趋势也大,可能是更有效的 cAMP-PK。其二,在细胞内 PK 分别存在于某一特定的区域或细胞器上,cAMP 可以与它们分别结合,因而产生不同效应。近来发现细胞中还有不依赖于 cAMP 的 PK,它与 cAMP-PK 有何区别和关系,目前尚不清楚。从肝糖原酵解试验看,犬和兔肝需要 cAMP-PK,而鼠肝则不需要。

4. cAMP-PK 系统引起的生物效应

cAMP-PK 系统主要通过磷酸化过程发挥生理作用(见表 3-2)。

表 3-2　cAMP-PK 系统的生理作用

被 cAMP-PK 磷酸化的蛋白	生理效应
磷酸化酶 b 激酶	糖原分解
磷酸果糖激酶	防止 ATP 对磷酸果糖的抑制,抑制糖原酵解限速反应
脂肪蛋白激酶	脂肪分解成甘油与游离脂肪酸
膜蛋白	
心肌膜蛋白	膜通透性增加,Ca^{2+} 内流,心肌收缩
神经细胞膜蛋白	膜通透性增加,Ca^{2+} 存在时,有利于递质释放
神经突触后膜蛋白	膜构型变化,打开离子通道,或提高"泵的活性",调节神经细胞的兴奋性
激素分泌细胞膜蛋白	膜通透性增加,Ca^{2+} 存在时,有利于激素释放
脂肪细胞膜蛋白	抑制糖的转运,降低糖的氧化和运用
碳酸酐酶	催化 $CO_2 \rightarrow H_2CO_3 \rightarrow H^+ \downarrow$ 增加胃酸
染色质 DNA 结合的组蛋白	组蛋白改变负电状态,与 DNA 的结合变松弛而分离,从而解除它对 DNA 的阻滞,有利于转录的进行
RNA 聚合酶的 δ 因子	促进 δ 因子辨认 DNA 模板链上的"起动位点",使 mRNA 从一定部位开始转录过程
核糖体蛋白	加速翻译过程,促进蛋白质和酶的合成
微管蛋白	微管蛋白构型改变,影响细胞分泌

大量的实验证明,多肽激素、胺类激素和 PG 的生理作用主要是通过 cAMP 而完成的(见表 3-3)。

表 3-3　激素会引起 cAMP 变化

激素	器官或组织	cAMP 水平	受 cAMP 影响的酶及其他过程	生物效应
CA	犬肝	↑	糖原合成酶　　　　　　　— 磷酸化酶　　　　　　　　+ 丙酮酸→磷酸烯醇　　　　+	糖原合成　　— 糖原酵解　　+ 糖原异生　　+
	心肌	↑	磷酸化酶+ 钙从贮池释放+	糖原酵解　　+ 促进心肌收缩
	骨骼肌	↑	磷酸化酶（Ca^{2+} 存在下）　+	糖原酵解
	脂肪组织 唾液腺		脂酶 b→酯酶 a　　　　　+ 淀粉酶　　　　　　　　　+	脂解　　　　+ 淀粉分解　　+
	红细胞、子 宫、肺、脾、 腮腺	↑		
ACTH	肾上腺皮质	↑	胆固醇 $\xrightarrow{\text{(ACTH)}}$ 丙烯醇酮　+	糖皮质激素合成　+
TSH	甲状腺	↑	磷蛋白　　　　　　　　　+	T_3、T_4 合成与释放　+ 蛋白质合成　　　　+
	脂肪组织	↑	酯酶　　　　　　　　　　+	酯解　　　　+
GH	肌肉	↓	生长介质　　　　　　　　+	生长　　　　+
LH	黄体细胞	↑	胆固醇→孕烯醇酮　　　　+	P 合成　　　+
(ICSH)	睾丸间质 细胞	↑	胆固醇→孕烯醇酮　　　　+	T 合成　　　+
FSH	卵巢颗粒 细胞	↑	T $\xrightarrow{\text{芳香化酶}}$ E_2　　+	E_2 分泌　　+
PTH	骨	↑	Ca^{2+} 内液　　　　　　+ 溶酶体　　　　　　　　　+ 破骨细胞吞噬作用　　　　+ 丙酮酸激酶　　　　　　　+	⎧ 破骨作用　　　　　+ ⎪ 破骨母细胞转变 ⎨ 为破骨细胞　　　　+ ⎪ 成骨细胞转变为 ⎪ 破骨细胞　　　　　+ ⎩ 骨 pH　　　　　　—
	肾脏	↑	无资料	排 PO_4^- 作用　　+

续　表

激素	器官或组织	cAMP 水平	受 cAMP 影响的酶及其他过程		生物效应	
CT	骨	↑	Ca²⁺ 低 (PTH 与 CT 都增加 cAMP,而作用相反,可能与[Ca²⁺]的作用不同有关)	—	对骨的作用与 PTH 相反	—
MSH	蛙皮肤黑色素细胞	↑ ↓	微丝收缩(Ca^{2+}存在时) PDE	+ +	黑色素细胞扩散 皮肤颜色深 黑色素细胞集中 皮肤颜色浅	 + +
ADH	肾小管	↑	膜蛋白磷酸化,通透性微细蛋白磷酸化 ? 膜蛋白分子移动	+ +	肾小管重吸收水	+
TRH	腺垂体细胞	↑	Ca^{2+}	+	TSH 释放	+
GnRH	腺垂体细胞	↑	Ca^{2+}	+	LH FSH } 释放	+
GRF	腺垂体细胞	↑	无资料	无资料	GH 释放	+
ENK	脑	↓或正常	抑制 PG 激活 AC 的作用	+	鸦片瘾	+
胰岛素	肝	情况复杂:①可能无变化;②可能通过另一第二信使而抑制 cAMP;③激活某种不依赖 cAMP 的酶;④增加 Ca^{2+},从而阻断 cAMP 的致磷酸化作用	糖原合成酶 磷酸化酶 丙酮酸→磷酸烯醇丙酮酸过程	+ - -	糖原合成 糖原酵解 糖原异生	+
	肌肉	↑	糖原合成酶 磷酸磷酸化酶	+ -	糖原合成 糖原酵解	+
	脂肪组织	↓	脂酶	-	脂解	-

激素	器官或组织	cAMP水平	受cAMP影响的酶及其他过程	生物效应
GC	肝	↑	受cAMP影响的酶	
	心肌	↑	与其他过程相同	与CA产生的反应相同
	脂肪组织	↑	与CA相同	
PG	脑	↑	无资料	无资料
胃泌素	胃	↑	Ca²⁺从钙池释放　　＋	胃酸分泌　　＋

注：①激素与cAMP的关系极为复杂,本表仅提供一般概念,很不全面和完善,有些激素也没有被包括进去;② cAMP-PK作用于组织中两种或两种以上的酶与其他过程时,有的被促进,有的受到抑制,从表面上看,作用相反,相互矛盾,实际上是相互配合,协调一致。

5.cAMP的浓度及其调节

cAMP的浓度与生物效应之间的关系亟待查明。肝和脂肪组织,在无刺激的状况下,也检测出相当量的cAMP,远超过激活PK与脂酶所需的量。在细胞中存有"剩余"或"储备"的cAMP,其原因和机制尚待查明。

然而,在体内cAMP的浓度始终维持着动态平衡状况。一些物质对cAMP的浓度可进行正反馈或负反馈调节。例如,低浓度cAMP时,胞膜内酯代谢产生PG,PG增强AC活性,促进cAMP形成,cAMP浓度增加。反之,Ca^{2+}有负反馈作用。当cAMP浓度增加时,通过PK作用,使线粒体钙池的Ca^{2+}释放出来,进入胞质;同时使膜蛋白磷酸化而提高膜的通透性,使Ca^{2+}从胞外液内流至胞内。Ca^{2+}浓度的提高可抑制AC和增强PDE的活性,从而使cAMP降解加强,浓度下降。如此,cAMP通过正、负反馈的自稳调节而维持在适当的水平上。

6.其他第二信使

cAMP可充当大多数肽类激素和胺类激素的第二信使,但是,在一些组织中,其生物效应与cAMP的关系并不一致。近年来又发现了环-磷酸鸟苷(cyclic guanosine mono-phosphate,cGMP)、磷脂酰肌醇(phosphatidylinositol,PI)、钙调素(calmodulin,CaM)等,而这些化学物质与Ca^{2+}有着密切联系,有的已被确定为第二信使。

（1）cGMP

三磷酸鸟苷（GTP）在鸟苷酸环化酶（guanylate cyclase，GC）的催化作用下，在 Mg^{2+} 和 Ca^{2+} 存在的条件下脱去焦磷酸而形成 cGMP，发现在细胞内，有依赖于 cGMP 的 PK，它作用于特异的底物（酶）使之磷酸化，引起相应的生理反应和生化反应。cAMP 和 cGMP 的类似生理生化反应如表 3-4 所示。

表 3-4　cAMP 与 cGMP 比较

项　目	cAMP	cGMP
组织中的浓度	100％	5％
环化酶	大部分在质膜	大部分在细胞质，其余在颗粒部分
刺激环化酶的激素	许多	无
Ca^{2+} 对环化酶的影响	抑制	抑制颗粒酶，促进可溶酶
亚硝基化合物对环化酶的影响	？	促进
PDEⅠ		特异
PDEⅡ	均可	均可
PDEⅢ	特异	
PK	R 结合 cAMP 后与 C 分离	可以被 cGMP 活化，但不解离

两者不同之处有如下几点：①激素和递质似乎不直接激活 GC，而是通过提高 Ca^{2+} 浓度而实现的；②GC 的底物是何物，与底物如何作用，蛋白质磷酸化与细胞反应的关系方面尚未查清；②cGMP 在多数组织中的浓度变化可能出现在生物效应之前或之后，因果关系尚未查清；④将 cGMP 或其衍生物加入细胞培养液中模拟激素作用，成功率不高。为此，cGMP 是否作为第二信使尚有许多问题有待查清。cAMP 系统与 cGMP 系统比较如图 3-6 所示。几种生物活性物质对 cAMP 与 cGMP 浓度的影响如表 3-5 所示。

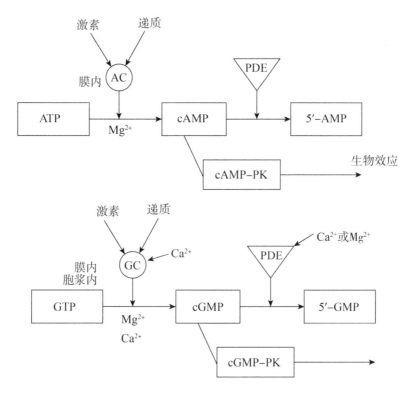

图 3-6 cAMP 与 cGMP 系统比较

表 3-5 激素对 cAMP 与 cGMP 浓度的影响

生物活性物质	组 织	cAMP 浓度	cGMP 浓度
胰岛素	脂肪组织	↓	↑
E(α 型)	多种组织	↓	↑
E(β 型)	多种组织	↑	(—)
GG	肝	↑	(—)
Ach(蕈毒碱)	多种组织	(—)	↑
Ach	心肌	↓	↑
GRF(GRHF)	下丘脑前联合	↑	?
GIH(GHRIH)	下丘脑前联合	?	↑

（2）磷脂酰肌醇（phosphatidylinositol，PI）

PI 效应最早由 Jones 和 Michell（1975）提出，认为是细胞表面激素受体和膜钙阀间的直接联系，当增加胞内 Ca^{2+} 的受体与激素结合后，激发 PI 分解，此为胞内 Ca^{2+} 升高的信号。PI 的酶促反应途径如图 3-7 所示。

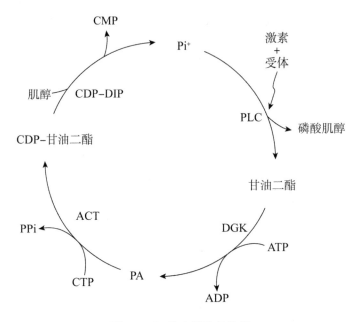

图 3-7　PI 效应的酶促路径

注：PLC：磷脂酶 C；DGK：甘油二酯酶；PACT：胞苷酸转移酶；ATP：三磷酸腺苷；ADP：二磷酸腺苷；PA：磷脂酸；CTP：胞苷三磷酸；CDP：胞苷二磷酸；CMP：胞苷磷酸；CDP-Dip：CDP-甘油二酯肌醇磷脂酰转移酶。

（3）钙调蛋白（CaM）

CaM 是细胞内 Ca^{2+} 的受体，Ca^{2+} 的许多功能都是以 CaM 为介体完成的，并认为 Ca^{2+} 像 cAMP 一样，是细胞内的另一个第二信使。而 CaM 的发现，使得研究者对 Ca^{2+} 作用的分子机制有了更深入的认识（见表 3-6）。

表 3-6　Ca^{2+}、CaM 和 cAMP 调节的细胞过程

细胞过程	依赖 Ca^{2+}	CaM	cAMP	细胞过程	依赖 Ca^{2+}	CaM	cAMP
PG 合成	+	+	+	神经激素合成	+	+	
平滑肌收缩	+	+	+	神经激素过敏	+	+	
小肠分泌	+	+	+	细胞增生	+	+	+
胰岛素分泌	+	+	+	细胞建造	+	+	+
甲状腺分泌	+	+	+	溶酶体释放	+	+	+
肾上腺分泌	+	+	+	H^+ 释放	+	+	+
神经激素分泌	+	+	+	解淋巴细胞毒	+	+	+
微管解聚	+	+	+	吞噬过程	+	+	+
纤毛运动	+	+		DNA 合成起始	+		
快轴突传递	+	+					

(二)类固醇激素作用原理——基因调节学说

类固醇的分子量小,为脂溶性,可进入细胞内,与靶组织的细胞作用时,通过两个步骤影响基因表达,故称为基因调节学说(gene-regulation hypothesis),或称两步作用原理(two-step mechanism)。第一步是激素透过细胞膜进入细胞与细胞胞质受体(cytosol receptor)结合,形成胞质"激素-受体复合物"(cytosol receptor hormone complex),具有新的构型和透过核膜进入核内的能力。第二步是复合物在核内与核受体蛋白结合,形成"核内激素-受体复合物"(nuclear receptor hormone complex),与染色质上特异的结合位点结合,从而激活 DNA 转录进程,诱导产生新的蛋白质或酶,进而引起生物学效应。

1.类固醇与胞质受体结合

各种激素与胞质内相应受体的结合都是通过非共价键进行的,而且是可逆的。

2.胞质激素-受体复合物向细胞核转移

类固醇激素进入靶细胞核可能要经历两个步骤,即类固醇激素进入靶

细胞后,先与细胞质的受体蛋白相结合,形成激素-受体复合物,然后,激素-受体复合物向细胞核转移,并结合于染色质的接受部位。激素与靶组织细胞质内的受体结合形成复合物,然后进入细胞核内,需要经过 37℃ 的活化过程。

3.5S 复合物与染色质结合

据估计,每个靶细胞核内约有 5000 个激素-受体复合物的结合位点(binding site)。实验证明,复合物可与 DNA 直接结合,无论是靶细胞或非靶细胞均可结合,它是一种非特异性结合,与生物效应无关,但是与染色质的结合则是特异性的。

4.诱导蛋白的产生和生物学效应

一般认为类固醇激素对基因的作用主要是诱发新蛋白质生成,多数是生成酶类,从而导致多种生理生化反应。但是激素、受体和细胞代谢是复杂的生理现象,所以诱导蛋白的具体性质和作用尚无统一的意见。

5.类固醇激素受体的动力学

从受体作用的动力学观点来看,激素的生物效应取决于激素与受体的亲和力、受体数量和激素-受体复合物在细胞内停留的时间。

第三节　神经递质

中枢神经递质最初只限于所谓经典的神经递质,即儿茶酚胺、乙酰胆碱等在外周神经确定的递质,以后又证实了在中枢神经系统内最丰富的氨基酸递质。随着对神经肽研究的深入,研究者发现许多神经肽在中枢神经系统内起到神经递质(neurotransmitter,NT)和(或)调质作用,大大丰富了神经递质的内容,并证实许多神经肽与经典的递质在神经终末共存、共释出。此外,还发现了一氧化氮(NO)、一氧化碳(CO)等的递质作用,中枢神经递质的名单还在不断加长。从目前来看,主要的中枢神经递质有以下几类。

　　1)生物胺类(biogenic amines)，包括儿茶酚胺(去甲肾上腺素、多巴胺、肾上腺素)、5-羟色胺和组胺。

　　2)乙酰胆碱。

　　3)氨基酸类，包括兴奋性氨基酸(谷氨酸、天冬氨酸等)和抑制性氨基酸(γ-氨基丁酸、甘氨酸)等。

　　4)神经肽类，包括内源性阿片肽、脑肠肽等。

　　5)其他还有 NO、CO 等。

一、去甲肾上腺素及肾上腺素

　　去甲肾上腺素(norepinephrine，NE)、肾上腺素(epinephrine，E)和多巴胺(dopamine，DA)都属于儿茶酚胺(catecholamine，CA)，即结构上有两个邻位羟基的苯环(儿茶酚核)和一个氨基的有机化合物。很早已证明 NE 是哺乳动物脑的正常成分，在脑内呈不均一分布，且与血管的分布不一致。对 NE 有调制作用的药物及其作用环节如表 3-7 所示。

表 3-7　对 NE 有调制作用的药物及其作用环节

药　物	作用环节
增强 NE 功能的药物	
左旋多巴(L-Dopa)	NE 前体，增加 NE 的合成
二羟苯丝氨酸(DOPS)	NE 前体，可不经 DBH 作用，直接脱羧生产 NE
地昔帕明(desipramine)	抑制 NE 再摄取，增强其在突触间隙的作用
苯丙胺(amphetamine)	促进 NE 释出，抑制其再摄取
减弱 NE 功能的药物	
α-甲基酪氨酸(α-MpT)	抑制 TH，减少 NE 合成
双硫仑(disulfiram)	抑制 DBH，减少 NE 合成
二乙二硫代氨基甲酸酯(DDC)	为双硫仑在体内的还原产物，作用相同
利舍平(reserpine)	干扰 NE 在囊泡中的储存，使 NE 在胞质内被 MAO 降解而耗竭
羟基多巴(6-OHDA)	具有神经毒性，小剂量时可损毁 NE 神经元

常用的肾上腺素受体激动剂和拮抗剂如表 3-8 所示。

表 3-8 常用的肾上腺素受体激动剂和拮抗剂

受　体	激动剂	拮抗剂
α	NE	酚妥拉明（Phentolamine）
	E	酚苄明（Phenoxybenzamine）
α₁	甲氧胺（Methoxyamine）	哌唑嗪（Prazosin）
	苯肾上腺素（Phenylephrine）	
α₂	可乐定（Clonidine）	育亨平（Yohimbine）
	胍法辛（Guanfacine）	
β	NE	普萘洛尔（Propranolol，心得安）
	E	吲哚洛尔（Pindolol，心得静）

二、多巴胺

各种哺乳动物脑内都有多巴胺，但最初认为它只是 NE 合成过程中的中间产物。后来发现脑内多巴胺的含量与 NE 的分布很不一致，有些脑区酪氨酸羟化酶（TH）、L-芳香氨基酸脱羧酸（L-AAAD）阳性，而多巴胺-β 氢化酶（DBH）阴性，因此在这里多巴胺是终产物。之后又陆续证明了多巴胺受体及其各种激动剂和拮抗剂，确定了多巴胺作为独立递质的地位。

常用的多巴胺受体激动剂有：多巴胺、阿扑吗啡（Apomorphine）、溴隐亭（Bromocriptine）、培高利特（Pergolide）、麦角腈（Lergotrile）等；DA 受体拮抗剂有：氟哌醇（Haloperidol）、多潘立酮（Domperidone）、舒必利（Sulpiride）、螺哌隆（Spiperone）、氯丙嗪（Chlorpromazine）、匹莫齐特（Pimozide）等。以上各种药物的作用途径如图 3-9 所示。

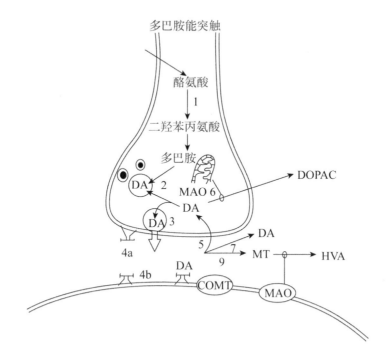

图 3-9　各种工具药作用于中枢多巴胺能神经元的可能途径

注:1.酶促合成;2.贮存;3.释放;4受体作用(阿扑吗啡对突触前后受体均有作用);5.再摄取;6.MAO,降解途径;7.COMT,降解途径;8.MT,3-甲氧酪胺。

三、5-羟色胺

下丘脑去传入后其 5-羟色胺(5-hydroxytryptamine,5-HT)含量减少 60%,提示下丘脑的 5-HT 神经主要来自下丘脑外部,也有来自下丘脑内部的。现在知道脑内 5-HT 神经元主要有 9 群,都分布在脑干中缝核群及其周围,中脑的中缝背核(B7)和中缝正中核(B8)是投射到下丘脑的主要5-HT核团(见图 3-10)。

前部室周核主要接受中缝背核的投射,PVN、ARC 等区域则接受两者的投射。DMN 发现有 5-HT 神经元胞体。大鼠的 SCN 中 5-HT 神经终末最密,5-HT 浓度最高。ARC 及正中隆起(ME)的 5-HT 终末并不太多。垂体门静脉血中 5-HT 浓度并不太高,但 5-羟吲哚乙酸(5-HIAA)浓度较高。

神经垂体特别是靠近中间叶处有 5-HT 纤维。

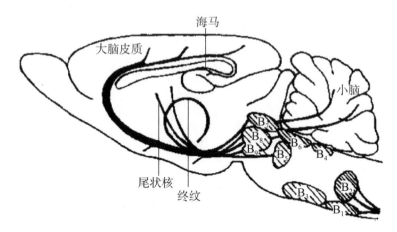

图 3-10　大鼠中枢 5-羟色胺能神经投射(脑矢状面)示意

注:B_1:中缝苍白核;B_2:中缝隐核;B_3:中缝大核;$B_4 \sim B_6$:中缝脑桥核;B_7:中缝背核;B_8:中缝正中核;B_9:腹侧背盖核。

最初认为 5-HT 受体(5-HTR)只有 5-HT1R 和 5HT2R 两型。以后随着药理学和分子生物学研究的深入,新的 5HTR 不断出现,目前已经克隆了 15 种受体亚型。主要的有以下几种类型:5-HT1AR,5-HT1BR,5-HT1CR,5-HT2R 和 5-HT3R。常见的 5-HTR 激动剂和拮抗剂如表 3-9 所示。

表 3-9　常用的 5-HTR 激动剂和拮抗剂

受体亚型	激动剂	拮抗剂
5-HT1R	8-羟二丙氨基萘满	螺哌隆(Spiperone)
		甲麦角林(Metergoline)
5-HT2R	α-甲基 5-羟色胺	米安色林(Mianserin)
		酮色林(Ketanserin)
		赛庚啶(Cyproheptadine)
5-HT3R	丁螺环酮(Buspirone)	昂丹司琼(Ondansetron)

四、组胺

早期的损毁实验和近期的组胺（histamine，H）或组氨酸脱羧酶
（histidine decarboxylase，HD）免疫组织化学研究表明，H 神经元的胞体几
乎全在后部下丘脑，其纤维向前投射到下丘脑各部。视前区（POA）、视交叉
上核（SCN）、视上核（SON）、室旁核（PVN）、腹内侧核（VMN）、弓状核
（ARC）都有较密的 H 纤维。下丘脑的 H_1 受体与 H 纤维分布一致，还有突
触后 H_2 受体和突触前 H_3 受体，但少于 H_1 受体。电生理学实验表明，向下
丘脑不同区域给予 H 可引起兴奋（一般由 H_1 受体介导）或抑制（一般由 H_2
受体介导）两种反应。现在发现脑内 H 受体有以下 3 种类型，其相应的激
动剂和拮抗剂如表 3-10 所示。

表 3-10　组胺受体的激动剂和拮抗剂

受　体	激动剂	拮抗剂
H_1R	2-甲基组胺（2-Methylhistamine）	美吡拉敏（Mephyramine）、苯海拉明（Diphenhydramine）、氯马斯汀（Meclastine）
H_2R	迪马普里（Dimaprit）、雷尼替丁（Ranitidine）、4-甲基组胺	西咪替丁（Cimetidine）、甲硫米特（Metiamide）
H_3R	R(α)-甲基组胺、Thioperamide	布拉马胺（Burimamide）

五、乙酰胆碱

乙酰胆碱（acetylcholine，ACh）是第一个被证明的神经递质，但由于定
量和组织化学显示的困难，关于中枢 ACh 的研究远不如单胺类递质，至今
仍有许多未阐明的问题。中枢胆碱能神经元分布相当广泛。下丘脑的 ACh
神经元主要在外侧 POA 和乳头体前核，有纤维投射至大脑皮质。下丘脑接
受从脑干网状结构上行激活系统通过腹侧被盖通路来的胆碱能纤维投射
（见图 3-11）。

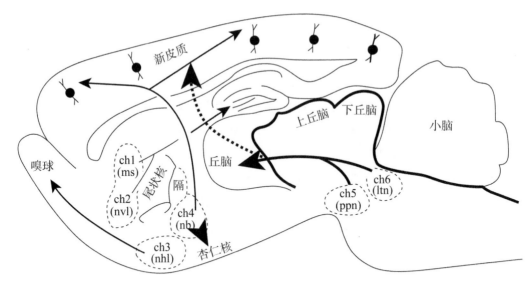

图 3-11 大鼠中枢 ACh 能神经投射(脑矢状面)

注:ms:内侧隔核;nvl:斜角带垂直部;nhl:斜角带水平部;nb:Meynert 基底核;ppn:脚桥被盖核;ltn:背外侧被盖核;ch1～ch6:1～6 群胆碱能神经元

六、兴奋性氨基酸

谷氨酸(glutamate, Glu)是中枢神经系统中含量最多的氨基酸,但分布并不均匀,广泛存在于神经元的突触,微电泳 Glu 对神经元有显著的兴奋作用。现在知道 Glu 是中枢神经系统主要的兴奋性递质,和天冬氨酸等同属于兴奋性氨基酸(excitatory amino acids,EAA)。

EAA 受体是中枢神经系统中最多的兴奋性递质受体,主要分为亲离子受体和亲代谢受体两大类。前者为由几个亚单位构成的配基门控离子通道,后者为 G 蛋白偶合受体。对亲代谢受体的研究还不多。亲离子受体根据对不同配基的亲和力,又可分为 N-甲基-D-天冬氨酸(N-methyl-D-aspartate,NMDA)、海人藻酸(kainic acid,KA)和 α-氨基羟甲基恶唑丙酸(α-amino-3-hydroxy-5-methyl-4-isoxazole-propionic,AMPA)3 个主要类型,每一型又各有若干亚型。相对分子质量约 100 万,比其他配基门控离子通道大得多。对大鼠的免疫组织化学研究表明,下丘脑的 NMDA1 型受体主要分布在 OVLT、VMN、SON、ARC、ME、mPOA、PVN 等处。腺垂体的 LH、FSH、GH、PRL 等细胞也已证明有这种受体。

各种 Glu 受体常用的激动剂和拮抗剂如下(Glu 对各型受体均有激活作用)。

(1)NMDA 受体 激动剂:NMDA。拮抗剂:5-甲二氢二苯丙环庚烯亚胺马来酸(MK-801)、2-氨磷酸戊酸(D-AP5)。

(2)KA 受体 激动剂:KA。拮抗剂:6,7 二硝基喹噁啉土卫四(6,7-dinitroquinoxaline-2,3-dione,DNQX)。

(3)AMPA 受体 激动剂:AMPA、使君子氨酸(quisqualic acid,QA)。拮抗剂:6,7-二硝基喹喔啉土卫四(DNQX)。

(4)代谢型谷氨酸受体(metabotropic glutamate receptors,mGluRs)激动剂:L-2-氨基磷酸丁酸(L-AP4)。拮抗剂:苯甘氨酸 A(phenylglycine A)。

七、抑制性氨基酸

γ-氨基丁酸(GABA)是中枢神经系统特有的物质(脑和脊髓以外的组织其含量极少),在中枢神经系统内广泛而不均匀地分布,主要存在于神经终末。微电泳 GABA 引起神经元超极化,与抑制性输入的效应相关。现在知道 GABA 是中枢神经系统的最重要的抑制性递质,与甘氨酸等同属抑制性氨基酸(inhibitory amino acids)。GABA 的合成与代谢过程如图 3-12 所示。下丘脑区传入实验表明,GABA 神经元胞体多数在下丘脑外,但下丘脑腹内侧区(MBH)也有 GABA 神经元,投射到 ME 外层(TI-GABA 通路)。

GABA 受体主要有 A、B 两型。

(1)GABA$_A$-R

与乙酰胆碱 N 受体或甘氨酸受体同属配基门控离子通道,是 α 及 β 亚单位(跨膜 4 次多肽链)组成的异源四聚体。GABA$_A$-R 包括 GABA 识别位点、苯二氮䓬(Benzodiazepine,BD)识别位点及氯通道 3 部分,配基与 GABA 识别位点结合时使氯通道开放,产生抑制性突触后电位,抑制神经元放电。BD 类药物(地西泮类药物)与 BD 识别位点结合,通过对 GABA 识别

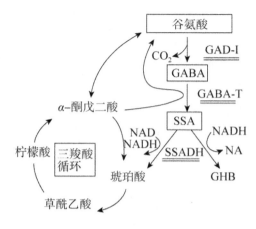

图 3-12　GABA 的合成与代谢途径

位点的变构性相互关系,增加氯通道开放频率,从而增强 GABA 效应。印防己毒素(Picrotoxin)关闭氯通道而阻断 $GABA_A$-R 的作用。

(2)$GABA_B$-R

$GABA_B$-R 主要分布在突触前末梢,结构尚不清楚,很可能是通过激活偶联的 Gi 蛋白,阻滞钙通道,减少钙内流而实现突触前抑制。在突触后膜,则通过 Gi 蛋白开放钾通道,促进钾外流而实现突触后抑制。

(3)GABAA-R 的激动剂和拮抗剂

1)GABA 识别位点的激动剂:蝇蕈醇(Muscimol)。拮抗剂:荷包牡丹碱(Bicuculine)。

2)BD 识别位点的激动剂:地西泮(Diazepam,安定)、氯氮卓(利眠宁)。拮抗剂:氟马西尼(Flumazenil)。

3)GABAB-R 的激动剂:巴氯芬(Baclofen)。拮抗剂:氯苯氨丙基磷酸(Phaclofen)。中枢内 GABA 能神经元内 GABA 代谢及作用过程如图 3-13 所示。

八、一氧化氮(NO)

研究发现,Glu 作用于小脑颗粒细胞 NMDA 受体时,释放出一种因子,其特征与一氧化氮(NO)相同,第一次认识到 NO 是神经元的信息分子。随后从脑分离出 NO 合成酶(nitric oxide synthase, NOS)。之后相继证明

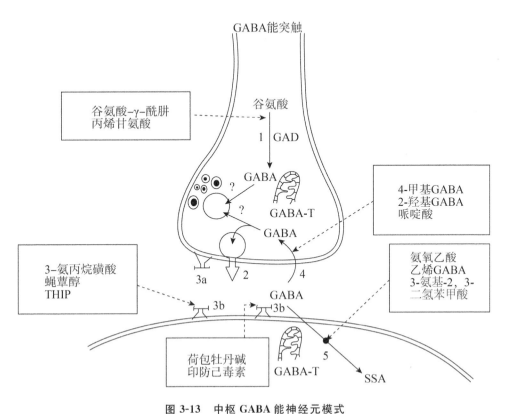

图 3-13　中枢 GABA 能神经元模式

注:1 酶促合成;2 释放;3 受体作用;4 再摄取;5 代谢

NO 在胃肠道蠕动、阴茎勃起、脑血管舒缩等活动中发挥非肾上腺素能、非胆碱能(non-adrenergic non-cholinergic，NANC)神经递质的功能。在中枢神经系统,NO 在痛觉传导、长时程增强(LTP)、突触可塑性等活动中也有重要作用。最近的研究表明,NO 参与下丘脑-垂体轴激素分泌的调节。

NO 是体内的精氨酸在 NOS 作用下,首先水解,然后氧化生成瓜氨酸和 NO(见图 3-14)。一些精氨酸类似物,如 N-甲基精氨酸(N^G-Mono-Methyl-l-Arginine，NMMA)、N-硝基精氨酸(N-Nitro-l-Arginine，NNA)是 NOS 的竞争性抑制剂,血红蛋白(Hb)能与 NO 结合,从而使其失活。l-精氨酸作为 NO 的前体,硝普钠(Sodium Nitroprusside)、吗多明(Molsidomine)等作为 NO 的供体,均可增强 NO 的功能。硝酸甘油类药物的扩血管效应是摄入体内后生成 NO 而实现的。这些药物常用于研究 NOS、NO 的生物学作用。

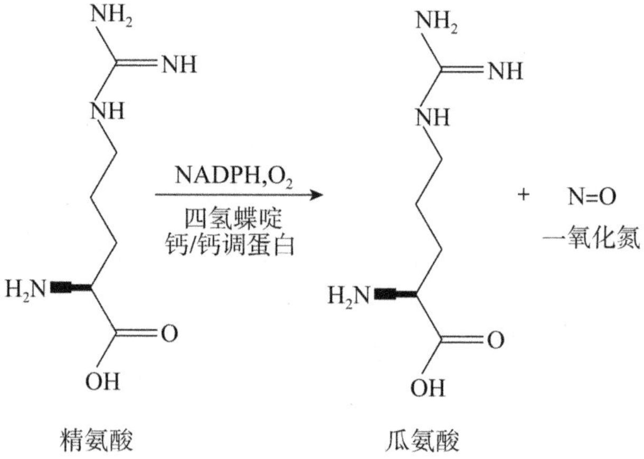

图 3-14　NO 的生物合成

九、经典递质与神经肽的共存

英国药理学家戴尔(Dale)根据当时所知道的一个神经元中只发现了一种(经典)递质的事实,提出了著名的 Dale 法则,即一个成熟的神经元在其全部突触部位都只有同一种递质。但随着研究的进展,如前所述,在神经组织中发现了越来越多的肽类物质(神经肽),它们存在于神经终末,有许多证据表明它们起着神经调质或神经递质的作用,甚至已经绘制出一些肽能神经的通路。用免疫组织化学、电镜及原位杂交等技术证明,在外周和中枢许多神经元内经典的神经递质与神经肽共存(见表 3-11),它们或存在于各自的囊泡内,或共存于同一囊泡内。这是近年来神经内分泌学的一个重要发现。

表 3-11　一些外周及中枢神经内经典递质与神经肽共存

神经部位	支配部位	经典递质	共存的神经肽
副交感神经	颌下腺	ACh	VIP
腰骶交感神经节后纤维	汗腺	ACh	VIP
交感神经	动脉	NE	NPY+ATP
脊髓初级传入神经		Glu	SP
脊髓侧角中间神经元		5-HT	SP、TRH
蓝斑	下丘脑	NE	NPY
中缝核	脊髓	5-HT	SP、SP+TRH
弓状核	正中隆起	DA	NT、ENK
中脑被盖		DA	CCK
海马(隔传入末梢)		ACh	甘丙肽

第四章　神经内分泌学的研究方法

　　自 20 世纪 80 年代起,神经内分泌学得到了迅速发展,因为应用了解剖学、组织学、组织化学、生理学、电生理学、生物化学、神经化学和药理学等各学科的新技术,特别是联合应用几种技术,即把灵敏、特异和精密的方法结合起来,以解决特殊的问题。在 20 世纪 70 年代以前,主要是应用经典的解剖学和生理学方法,包括显示神经分泌的组织化学方法、腺体切除或移植、脑的定位刺激和损毁技术以及激素的生物检定法等,其研究结果为神经内分泌学成为生物学的一个主要分支奠定了基础。进入 20 世纪 70 年代以后,各种技术有了长足的发展,生物检定法已逐渐被更灵敏的特异性放射免疫法取代,这一技术给神经内分泌学的研究以巨大的推动。在同一时期,神经生理学家发展了复杂的电生理学方法,研究了神经内分泌控制机构的神经机制。这些方法包括逆向刺激技术、离体组织的电记录以及微电泳技术。神经药理学家开发出激活或阻断特定激素及递质受体机制的特异药物,应用放射性同位素标记的配基可研究这些机制的动力学。生物化学及神经化学的方法也得到了很大的发展,可以利用这些方法观察与激素的产生、作用及代谢有关的细胞内过程。近年来,分子生物学飞速发展,新技术、新方法被迅速应用于神经内分泌的研究中,cDNA 探针分子杂交技术及 DNA 重组克隆技术不仅能够确定多种神经肽和激素的基因结构,而且从分子水平认识了它们的表达、调控,以及某些未知的功能。各种研究方法还在不断地改进和发展,以解决新的问题。本章简要介绍各种研究神经内分泌功能和调节机制的方法。

第一节　组织学和组织化学研究方法

一、电镜技术

虽然普通光镜仍然在组织学研究中发挥着重要作用,但电镜已被广泛用于观察神经内分泌系统的亚细胞或超微结构,在与免疫组织化学或放射自显影技术相结合时,可详细观察突触和囊泡及其变化。例如,电镜观察已证明,正中隆起含 GnRH 神经终末与多巴胺能神经终末有突触性接触,这一证据支持多巴胺在正中隆起处调节 GnRH 释放的见解。利用电镜详细分析了神经垂体(垂体后叶)的轴突及终末内血管升压素-垂体后叶激素运载蛋白颗粒的 ^{35}S 标记半胱氨酸的掺入和运转。对垂体超微结构的观察已经为激素合成机制提供了资料,同时也搞清了各种细胞类型的特点。此外,应用冻蚀技术,可在扫描电镜下观察到分泌或释放过程中的神经分泌性神经元(及其他神经元)的突触膜情况,获得分泌机制的线索。

二、组织化学方法

根据各种细胞所含物质或代谢产物的化学特征,利用化学反应显示这些物质的组织化学方法,在神经内分泌学研究中广泛应用。

20 世纪 40 年代,研究人员把用于显示胰岛细胞(后来知道是对含胱氨酸或半胱氨酸多肽的显示)的铬苏木精染色法用于观察下丘脑神经垂体系统时,成功显示了其中的分泌颗粒,证实了有长的轴突投射到神经垂体的下丘脑神经元,合成并在此向血中释放这些颗粒——垂体后叶激素。为确定垂体后叶激素的生成部位奠定了基础,也使神经分泌的概念为世人所接受,是对比 Harris(1955)提出的神经体液学说的有力支持。

Hillarp 和 Hokfelt(1955)发现经甲醛固定的肾上腺髓质切片在荧光显微镜下发出明显的黄色荧光,他们认为这是来自儿茶酚胺。20 世纪 60 年代,研究人员利用环状羟化苯乙胺、吲哚胺及相应的 α-氨基酸,甚至还有组胺,发现在 60～80℃时,氨基与甲醛缩合形成一种新的环状衍生物,产生很强的荧光,可以在荧光显微镜下观察,成功显示了肾上腺素能神经纤维中儿茶酚胺类物质。研究人员弄清了儿茶酚胺类神经元在中枢神经系统中的解剖定位和神经纤维通路,绘制了单胺神经系统的分布图。

三、免疫组织化学

20 世纪 60 年代后期,免疫组织化学技术日渐完善,被广泛应用于脑和垂体的研究中。利用抗原抗体反应的高度特异性,将抗体用某种易于被识别或检测的物质(如铁蛋白、荧光素等)标记,就可以在光镜或荧光显微镜下观察,从而为组织中的抗原定位。但不论将标志物直接标记抗体(第一抗体)还是抗体的抗体(第二抗体),都会影响抗体与抗原的结合,敏感性较差。因此,现在都采用非标记的免疫酶法,如过氧化物酶-抗过氧化物酶复合物法(PAP 法)和抗生物素-生物素-过氧化物酶复合物法(ABC 法)。以 ABC 法为例,它利用抗生物素(avidin)与生物素(biotin)结合的亲和力,比抗体与抗原结合的亲和力高约 100 万倍,每一分子抗生物素有 4 个生物素的结合位点,大部分蛋白分子能和几个生物素分子连接(生物素化),因而可以形成生物素化的酶与抗生物素的大分子复合物的特点。首先用非标记的第一抗体与组织抗原反应,其次用生物素化的第二抗体与第一抗体反应,最后再与生物素化的辣根过氧化物酶和抗生物素的复合物反应。抗生物素与生物素的结合使大量过氧化物酶连接到抗原所在部位,此时加入过氧化氢和四盐酸二氨基联苯胺(DAB),则 DAB 被氧化形成暗棕色聚合物。如经锇酸处理,在电镜下为电子不透过的物质。此法灵敏度非常高,超过原有的抗体标记法几个数量级。因此,即使不使用对抗原破坏作用小的冷冻法处理组织,而使用普通石蜡包埋的切片,甚至在大部分的抗原被破坏的情况下,残余部分仍足够作免疫细胞化学定位,本法的精密度也足够作亚细胞结构的电镜观察。近年来又可以将同一组织用不同的抗体分别处理,以证明某些脑区内分泌腺的细胞中同时含有神经肽和神经递质。20 世纪 80 年代以来,不断有新的免疫组织化学方法出现。如葡萄球菌蛋白 A(SPA)法是利用 SPA 能与多种动物以及人的 IgG 结合,具有不受种属特异性限制的优点。另外,还有链霉素抗生物素蛋白过氧化物酶连接法（SP 法）。链霉抗生物素蛋白结合力强，结合位点多，与组织非特异性结合少。SPA 法和 SP 法都具有染色时间短（30～60 分钟）、灵敏度高、特异性强、背景信号低等特点，被广泛采用。应用免疫组织化学方法已获得了激素与神经递质分布的宝贵资料。

四、组织化学技术在追踪神经通路中的作用

神经系统的结构极为复杂，即使与一个神经元胞体及树突发生突触联系的神经终末也来自众多神经元，对于一块脑区或一块终末野，要想追踪其传入神经的胞体位于何处，也是极为困难的。组织学方法追踪神经通路，过去采用损毁神经核团或切断神经后追踪髓鞘溃变等方法。这种方法比较粗糙，损毁时可能伤及过路神经纤维和血管等，故结果难以精确分析。近年来，使用标志物逆向示踪法，获得较好的效果。利用一些标志物可被神经终末摄取，并被轴浆流逆向转运到胞体这一特性，向一定的终末野注入标志物，如向神经垂体注入辣根过氧化物酶，一定时间后，灌注动物使之固定，取材作切片，用 DAB 及过氧化氢显色，在 SON、PVN 都看到逆向标记的有棕色颗粒的神经元。向正中隆起注入辣根过氧化物酶后，在脑干肾上腺素能的 A1 和 A2 核团都有被逆向标记的神经元，它们可能是正中隆起处肾上腺素能神经终末的起源。另外，也可以用荧光染料作为逆向示踪剂。如荧光金在 323 nm 紫外线的激发下能发出金黄色光，而且灵敏度也较高。植物凝集素、细菌毒素，甚至活的神经病毒也可以用来作为神经通路追踪剂，如疱疹病毒及霍乱毒素中无毒的 B 亚单元。由于具有跨突触能力，它们尤其适合于跨突触多级追踪的研究。

逆向示踪法不损伤神经细胞，非常敏感，简便易行。由于标志物主要被神经终末摄取，很少被胞体、树突及轴突摄取，不会被过路神经纤维所干扰。如果将逆向示踪法与免疫组织化学法结合起来，还可以确定投射神经元的性质。

五、放射自显影技术

用同位素标记抗体可以显示抗原（多肽、激素或酶）的分布；反之，用标

记抗原(激素或多肽),可以显示相应特异受体的分布。在同位素标记抗原注射后,将组织切片贴在核素乳胶底片上一定时间,同位素使底片感光成像,再将切片染色,这样就能确定结合的标记激素在细胞内的部位。这种技术对于显示结合类固醇激素(如雌激素和类固醇皮质激素)的靶细胞定位(包括脑区)特别有用。如果再结合免疫组织化学技术,还可进一步鉴定具有该种受体神经元的性质。

第二节　生理学方法

一、外科技术

关于切断垂体柄的后果,特别是大鼠生殖周期的改变,以往曾有过许多报道。最初,切断垂体柄的实验结果很乱,或者对生殖周期无影响,或者使周期紊乱,或者使之完全终止,往往不容易解释。由于大鼠垂体柄切断术很难,因此,常常把结果的不一致归咎于垂体柄切断程度的不同。20世纪40年代后期,研究证明在切断大鼠垂体柄后,很快就发生血管再生,使下丘脑与垂体之间的血管联系得以恢复,腺垂体的功能也不同程度地得到恢复。但是如果在切断处放置一纸片阻止血管的再生,动物的动情周期就会消失,生殖器官也会萎缩。后来的研究证明,选择性地切断垂体门静脉血管,即可使腺垂体的功能丧失。

在20世纪20年代,经蝶骨切除大鼠等动物的垂体已成功实现,后来又出现了比较简单的经外耳道或咽旁法。术后生长停止,腺垂体促激素的所有内分泌腺(如甲状腺、肾上腺皮质、性腺)的体积和功能减退,此外还有其他的代谢紊乱,在需要排除内源性垂体激素的研究中(如体内的生物测定),常常使用切除垂体的大鼠,将垂体移植到远离下丘脑的地方(如肾包膜下),垂体的功能显著丧失。而其他内分泌腺(如性腺或甲状腺)在移植到身体的任何部位时,只要能迅速发生血管化,都能保持正常功能。把垂体重新移植至去垂体大鼠的下丘脑下方,则可维持正常的动情周期,而移植回颞叶时,即使有血管长入,也不能恢复正常的周期。同样,甲状腺和肾上腺的功能也只有垂体再移植回正常位置后才能恢复。这些都证实了垂体门静脉在维持腺垂体正常功能中的作用。

二、脑的局限性刺激和损毁

20世纪30年代中期,研究发现,电击麻醉兔头部使很多动物发生排卵和假妊娠。用植入兔及大鼠体内的感应圈作间接刺激,获得类似的结果。之后又发现对下丘脑某些局限区域的刺激也能引起排卵。以此为开端,引出了一系列实验。通过对下丘脑和下丘脑外区域予以局限性的电刺激,绘制了影响垂体分泌的特殊脑区的分布图。为了解与神经分泌功能有关的神经活动,已详细研究使下丘脑激素分泌的电刺激之频率、强度、极性和持续时间等。

在神经内分泌学家采用电刺激技术的同时,许多人正在做相反的实验——损毁下丘脑各个部分,从中观察到腺垂体激素分泌减少。总的来说,刺激和损毁两类实验结果是相符合的。在使用这两种方法时,都必须有准确的立体定位仪器和详尽的脑图谱,以保证损毁脑区的准确定位。有如下几种造成局限性损毁的方法。

(1)电解损毁:利用直流电或高频电流。

(2)热烙或冷冻:用精密的电热或制冷探头使组织受到高温或低温的破坏。

(3)外科损毁:用显微外科方法切断特定的神经通路。例如,匈牙利解剖学家用一种新月形小刀部分或完全地切断下丘脑的神经传入纤维。这种去传入的"下丘脑岛"还能维持某些垂体功能,因此有了下丘脑中存在自主的"促垂体区"的想法。这种方法给垂体的直接控制和激素反馈机制的研究提供了不少的资料。

(4)化学性选择性损毁:上述几种损毁方法即使局限在极小的范围内,仍不具有选择性。一方面在神经核团内存在的往往不是单一性质的神经元,而是不同性质的神经元混杂存在。在用上述方法损毁时,不同性质的神经元都遭到破坏;另一方面,在损毁区内的其他细胞成分以及血管等组织也同样遭到损毁,特别是分布在该区的神经终末和从这里经过的神经纤维也将被损毁,这就使分析实验结果变得十分困难。

近年来,利用各种神经终末对所释出的递质有选择性地再摄取这一特征,以及神经元内轴浆流动将终末摄取的物质运到神经元的各个部分。用一些与递质结构相似的毒物,可以选择性损毁一些特定的神经元。这种方法已被广泛地应用于神经内分泌研究之中。

(1)羟基多巴胺:羟基多巴胺的结构与去甲肾上腺素相似,脑室或脑内注入羟基多巴胺后将被去甲肾上腺素神经终末摄取,使该神经元坏死。羟基多巴胺的结构与多巴胺的结构也十分近似,所以也可被多巴胺神经元摄取并使之损毁。当以小剂量多次给予时,主要损毁去甲肾上腺素神经元;大剂量给予时,去甲肾上腺素和多巴胺神经元均损毁。如果先给抑制去甲肾上腺素再摄取的药物(三环抗抑郁剂),再给羟基多巴胺,则主要损毁多巴胺神经元。

(2)5,6-DHT 或 5,7-DHT:与 5-HT 结构相似,脑室或脑内注入后可使 5-HT 神经元损毁,脑内相应的递质显著减少,但会逐渐有所恢复。

(3)谷氨酸与红藻氨酸(又称海人藻酸):谷氨酸可能是中枢神经系统的一种主要的兴奋性递质,绝大多数神经元对它敏感。它又被称为兴奋毒(excitotoxin),因为大剂量时可损毁受其兴奋的神经元。大剂量谷氨酸外周给予时,由于不能透过血脑屏障,在脑内只能从缺乏血脑屏障的室周器(包括 ARC-ME、OVLT、穹窿下器等)处漏出,损毁这些部位的神经元。新生期动物给予大量谷氨酸钠,可使弓状核神经元损毁 80% 左右,成年后将发生一系列神经内分泌功能紊乱。直接向脑内注射,则可损毁注射部位的神经元,海人藻酸是谷氨酸的结构类似物。

实验证明,用受体阻断剂阻断兴奋毒的兴奋作用时也防止了其损毁作用,提示损毁作用也要通过作用于受体而实现。由于受体只存在于胞体及树突部分,因此谷氨酸及海人藻酸只损毁神经元胞体,而不伤及轴突。脑部同步注射后对神经纤维不造成损伤,有利于实验结果的分析。

三、电生理学方法

电生理学是随着电子仪器的不断进步而逐步发展起来的。各种能精密记录生物电及细胞电变化的仪器使我们对生物体的电变化有了较深入的了解。实验证明,用电或化学的方法使含有分泌颗粒的细胞膜去极化,就可以引起分泌颗粒的释放。例如,神经垂体的神经终末在体外培养时,加入高钾离子可引起垂体后叶激素的释出。现已证明,各种可兴奋细胞的动作电位与其分泌活动密切相关。因此,要想了解细胞受到合适刺激时释放出激素的情况,就需要研究此时细胞的电变化,虽然电生理实验要求相当复杂的电子仪器,但记录(特别是细胞外记录)中枢神经系统的电活动并不困难。在细胞电活动时,用细胞外记录可得到细胞放电的频率和类型;而运用细胞内记录则能清楚地显示动作电位发生前静息膜电位和突触后电位的变化,有研究用细胞内技术记录到下丘脑 SON 神经元的放电情况。由于细胞直径很小,置入细胞内的电极需要有极微细的尖端,因而向较小的神经元内插入电极比较困难。采用离体脑片研究静息电位的变化,是研究激素调制作用的有效方法。

可以通过对单个神经元电活动的记录,根据其频率和形式进行分类,并与一定的递质或激素释出相联系,描述它们对不同刺激的反应,探索是否参与神经内分泌反射或是否在某些行为效应中起作用。另外,采用微电泳及电压钳技术,可以阐明神经元对内源及外源物质的反应及其机制。通过膜片钳技术,可以了解生物膜离子单通道的开、关及通透性等特性。

1. 体内电生理研究

对完整动物的中枢神经系统进行体内研究,特别是观察下丘脑神经元的电活动。在急性实验中,将麻醉的动物头部用立体定位仪固定,根据脑立体定位图谱坐标插入微电极记录细胞电活动。在慢性实验中,如果事先将微电极(或其导管)插至预定位置并固定,可以在动物清醒甚至自由活动的状态下记录。

体内研究方法的优点是所研究的脑区与神经系统其余部位及整个机体保持正常联系,特别是可以与激素和递质的释出、行为的变化等同步观察。例如,通过在体内记录授乳大鼠室旁核神经分泌细胞的电活动,发现仔鼠吮乳时,每次乳腺内压升高(催产素释出的特征)前 $10 \sim 20$ 秒,单位放电频率骤然增加(从平均每秒 2 个峰电位增至 $30 \sim 50$ 个)。这种神经元约占观察过的神经元的一半，由此证实了这种神经元与分泌催产素的关系。像 PVN 或 SON 这样的巨细胞系统较易研究，对于分泌促垂体激素的小细胞系统的研究就较困难。

不过体内电生理研究方法也有其局限性，下丘脑的结构和功能极其复杂，与其他脑区的联系也十分复杂，在这样复杂环境的影响下，实验结果有时难以分析。特别是在急性实验时，动物处于麻醉状态，而麻醉本身对神经元的兴奋性有明显影响。例如，戊巴比妥麻醉可使猴的下丘脑神经元自发电活动降低 90%。对清醒动物，如需固定，固定则成为应激因素。因此，近年来研究者广泛应用体外研究法。

2. 体外电生理研究

(1) 脑片

将脑制成 300~500 μm 厚度的切片，置于培养液中进行温育或表面灌流。微电极可以很容易地插入脑片的任何部位，也便于作细胞内记录。如果条件适宜，离体的脑片可以保留电生理活性 8~10 小时。

(2) 培养的细胞

分散的下丘脑神经元在体外培养并长成单层细胞。在显微镜下将微电极插到神经元表面任何位置，便于作细胞内记录或膜片钳研究，还可以反复记录同一神经元。

体外研究不但避免了麻醉和复杂的外来影响，而且避免了呼吸、脉搏等运动的干扰、电极位置稳定，又可直接用显微镜观察，向神经元施加各种处理因素也十分方便（直接滴加或加入培养液等）。但从另一方面说，神经元在体外毕竟与在体内有很大不同，除了失去了与整体的联系，神经元彼此间的联系也不同（如分散细胞培养），这都可能对它的电活动产生影响。

3. 微电泳技术

微电泳技术被广泛用于研究神经元的神经药理学特性。用多管玻璃微电极，充以各种浓度药物溶液。当电流通过时，药物被排至神经元附近，同时还可记录细胞外电位，这样就可以研究神经元对神经递质、激素和其他药物的反应，但目前还难以对排出的药物作化学定量。此法已用于确定神经分泌细胞对神经递质的敏感性。微电泳类固醇和多肽激素可影响单位放电率,不过已证明,一个细胞对某种物质有反应,不一定表示该细胞有以此物质为递质的突触传入。因此,单纯向神经元微电泳药物的生理学意义仍然是个疑问。一般而言,电泳实验结果和研究控制神经分泌细胞递质的其他类型药理学实验结果是一致的。

4. 电压钳技术和膜片钳技术

电压钳技术是采用一根微电极插入细胞内,由信号发生器发出不同水平的命令电压,此信号进入一个高频的反馈放大器。当来自细胞膜的膜电位与钳制性电压有差异时,放大器根据电压差向细胞内输入电流,补充的电流量正好与跨膜流出的反向离子流相当。这样就在通透性变化的情况下,使得细胞膜电位保持在一个不变的水平上,从而可以定量地测定细胞兴奋时的离子电流。但由于电压钳控制的膜面积较大,包含较多的离子通道,因而往往将其中单一通道的微小电流变化掩盖。为研究单一通道的开、关及电流和通透性的变化情况,Neher 和 Sakmann(1976)发明了膜片钳技术。其原理是将微管电极的尖端置于靶细胞膜表面上,利用抽吸作用所形成的负压将单一的膜通道吸附于微管电极内,然后利用特定的仪器记录通道在不同因素影响下的开、关情况及其电流变化。

5. 神经元的鉴定

不论是体内或体外的电生理研究必须鉴定所记录的神经元,一般有以下方法。

(1)逆向刺激

通过插入垂体柄的刺激电极引起逆向(向细胞体)传导的动作电位,再通过细胞体附近的微电极记录这一电位,即可鉴定哪些细胞的轴突是经过垂体柄的(即巨细胞神经元),那些不被逆向刺激激活的细胞当然不大可能是神经分泌性的。

逆向动作电位必须符合以下指标:潜伏期恒定;能响应高频刺激,且仍保持恒定的潜伏期;正向动作电位与之碰撞可消除之。

这一技术也被用来鉴定小细胞神经元。刺激正中隆起表面,在下丘脑细胞外可记录到逆向动作电位。在鉴定小细胞性神经分泌细胞时要注意,主要刺激应终止于门静脉毛细血管旁的轴突,不可刺激走向神经垂体的轴突。

对大鼠的电生理研究已证明,下丘脑内侧基底部的神经元中 10% 以下可能是神经分泌性的。有相当多的小细胞神经元位于吻侧,延伸入视前区。有些结节漏斗神经元不但被刺激正中隆起逆向激活,而且刺激杏仁、丘脑、海马或视前区都能被激活。这些观察提示神经分泌细胞轴突的侧支与下丘脑外脑区也有联系。

逆向刺激法也可用于检验有无回返性抑制或易化,即轴突侧支直接与自身神经元有突触联系或通过中间神经元向自身间接反馈回返性抑制,引起神经分泌细胞的抑制性突触后电位,易化性侧支引起兴奋性突触后电位。细胞外单位记录提示,巨细胞和小细胞神经元都有回返抑制性及易化性通路。细胞内记录证实,刺激垂体柄后,视上核神经元发生抑制性突触后电位。回返性抑制可能成为控制激素分泌的限速或反馈机制,可以解释神经分泌细胞常见的位相型单位活动。

另外,易化性侧支可能激活邻近的神经分泌细胞,以保证一群神经元同步活动,分泌足够的激素。

但是,逆向刺激法只能表明该神经元可能是神经分泌性神经元(终末投射到神经垂体或正中隆起),却不能确定该神经元分泌什么物质。这只能靠免疫组织化学才能确定。

(2)单个神经元的免疫组织化学鉴定

免疫组织化学技术已如前述,但要做单个神经元的鉴定,需与神经元的标记技术结合(以重标记法),即向做单位记录或逆向激活的神经元细胞内注入标志物(如荧光物质),然后再做免疫组织化学反应,从而可以准确确定它是何种肽能神经元。

四、生物检定技术

在纯激素和放射免疫技术问世之前,主要是利用激素的生物效应为指标进行测定(生物检定法)。简单的生物检定法多是一种定性的方法,如测定靶腺的肥大或萎缩,以检测相应垂体促激素的分泌亢进或不足,也可以测定由靶腺引起的生理反应。例如,做 TSH 生物检定时,甲状腺活动的一个指标就是测定耗氧量,以判定其代谢率的改变。不过已经有了更精确的方法,如化学测定血液蛋白结合碘,观察阴道涂片中细胞类型,可证明卵巢功能和促性腺激素释放的周期性,从输卵管中找到卵,可以断定发生了排卵前的 LH 高峰。排卵是 LH 释放增加的可靠指标,而检查排卵是很简单的实验技术。

垂体激素也有定量生物检定法,有些是用去垂体动物作体内检定,如生长激素的"胫骨"法。但更灵敏、更特异的往往是体外检定法,直接测定离体组织对激素的反应。例如,测定 ACTH 是通过测定它对肾上腺组织的效应,即维生素 C 减少或皮质类固醇释出的增加。

自从有了合成激素之后,很多生物检定法已被放射免疫法所取代。可是出于有些抗体并不能选择性地测出生物活性型激素,目前还是采用生物检定法证实生物特异性。现在有了对某些垂体激素高度灵敏的细胞化学生物检定法,最早是用于测定 ACTH 的,灵敏度超过了现有的放射免疫法,高达 10^{-15} mol/L。本法测定肾上腺组织切片的氧化还原反应,用微光密度计监测颜色的改变。已经搞清化学结构的下丘脑释放激素(TRH、GnRH 和生长激素)一般均采用放射免疫法测定,但是对于结构尚未完全搞清的释放因子多利用其对垂体激素分泌的效应而定。可以用体内法,但更常用的是对离体垂体或分散细胞的作用。分泌的垂体激素可以用更灵敏的生物检定法或放射免疫法监测。

五、激素和神经激素分泌动态研究

1. 体内技术

在研究控制机体的神经内分泌整合机制时,利用完整的动物进行体内技术,对于验证体外技术的某些结果有更大的生理学意义。

(1)测定外周血的激素含量

如果不是采集断头后动物的外周血,为了避免麻醉对神经内分泌功能的影响,现在多采用慢性留置导管的方法。可以在动物清醒、自由活动的状态下无应激地连续采血,分析激素的分泌情况和激素对各种因素的反应。

对于下丘脑的一些神经激素,由于在外周血中被稀释得含量极低,同时某些脑外组织生成的神经激素也在外周血中存在,故常使结果难以分析,就需要采集垂体门静脉血进行测定。

(2)垂体门静脉血的收集与分析

20世纪60年代以来,用套管从垂体柄收集垂体门静脉血的技术已日臻完善,从而证明,垂体门静脉血中促垂体释放因子的浓度足以影响腺垂体激素的分泌,现在已从垂体门静脉血中检测出 CRF、LHRH、TRH、生长抑素、β-END、VIP、VP 和 DA 等,其浓度都比外周血的高得多,它们的变化也与相应的腺垂体激素分泌的变化相关。例如,在排卵前出现 LH 高峰之前,门静脉血中 LHRH 先有高峰;当门静脉血中 DA 增高时,PRL 分泌减少等。

(3)推挽灌流

一切神经组织都浸浴在组织液中,并与组织液间不断进行物质交换,神经分泌细胞释出的物质首先要进入其周围的组织液中。推挽灌流就是对体内局限的脑区用人工组织液进行灌流(推)和回收(挽),通过分析回收的组织液,研究该脑区神经激素、递质或其他物质的释出情况。

推挽灌流要用有一个进液道和一个回流道的推挽导管,按立体定位图谱插至待测脑区,用推挽泵连续推入并抽出灌流液(人工细胞外液或人工脑脊液)。测定抽出液中神经肽的变化,并与外周血中垂体激素的变化对比,可以探索两者的关系。例如,对正中隆起做推挽灌流,发现流出液中生长抑素呈间歇性脉动,与 GH 分泌有一定关系。灌流液中加入生长抑素,引起外周血中 GH 降低,而加入抗生长抑素血清,则 GH 升高。

2. 体外技术

研究激素分泌的化学现象和控制神经激素分泌的机制时,广泛应用体外技术。体外技术有表面灌流和静态培养两种。

(1)表面灌流

可以对组织块进行表面灌流,如将半侧垂体或垂体块置于小的灌流池中,用充有95%氧和5%二氧化碳的培养液灌流,在不同时间加入不同的处理因素,并测定从组织培养池沉出的灌流液中相应垂体激素或其他活性物质的含量,以分析组织中相应细胞的变化情况。也可以将分散细胞与凝胶(Bio-Gel P-2)混匀装入小柱进行灌流。细胞表面灌流便于研究激素分泌的时间动态特性,培养液的不断更新也使细胞代谢物或释出的物质不会堆积,从而减少对细胞的影响。

（2）静态培养

1）腺垂体组织块的培养:在培养液中,垂体组织块的蛋白合成能力可保持 4～6 小时,但垂体组织块在取材培养 1 小时后即开始逐渐出现细胞核浓缩、自溶和坏死。一般组织表层较轻,内部较重。组织块中表里细胞反应不一,会限制它的应用。

2）腺垂体分散细胞的培养:除了垂体细胞的原代培养外,现在国际上已经有各种通用的神经内分泌细胞的细胞系,它们被广泛地用于体外实验中,如 GH_3 或 GH_4Cl 细胞系被用来研究 GH 或 PRL 的分泌情况。目前已用同位素证明,分散细胞氨基酸掺入呈线性,比半侧垂体培养时高 140%,细胞结构保存良好。但需要指出的是,细胞分散时用来进行消化的酶也易使细胞膜上的受体受到损伤,而且细胞分散培养也会破坏细胞间的正常关系。例如,腺垂体是由多种具有不同分泌功能的细胞混杂在一起构成的腺体,细胞间相互接触时可能相互作用（旁分泌）,分散细胞即失去了相互作用、相互影响的周围环境,因此又可以将纯化的各种垂体细胞再组成重聚体进行研究。

3）腺垂体细胞的纯化:腺垂体中通常存在着能产生至少 6 种不同激素的细胞,垂体细胞纯化的技术很多,并且一直在不断发展。常常根据不同细胞的体积或密度及沉降率的差异来区分不同的细胞;利用不同浓度梯度的硅石蚀态悬浮液（Percoll）进行密度梯度离心的方法可用于分离不同密度的细胞或亚细胞器。

由于不同种类细胞表面所携带的抗原及电荷有一定的差异,应用此特点也可以分离和纯化不同种类的细胞,而且利用抗原的特异性结合可以使分离出来的细胞纯度更高。例如,可利用 GH 细胞在电泳中的迁移率较其他腺垂体细胞低的特性将其分离出来;而使垂体分散细胞通过带有 TRH 抗原的尼龙纤维时,垂体细胞中含有 TRH 受体的 TSH 细胞就能特异性地与之结合,并且被分离出来。

4）下丘脑神经组织块的培养:成年动物下丘脑神经组织块的体积较大,

而且神经元对氧和环境条件的要求较高,所以除表层的一些细胞外,多数神经元在培养时即大量变性坏死,不易存活,仅适于短期(数小时至数天)培养和研究使用。胚胎及新生动物下丘脑的体积较小,生命力较旺盛,可以培养一段时间。在培养过程中,这些新生动物下丘脑的神经元还可以继续生长,并逐渐形成树突、轴突及突触,所以经3～4周的培养后,原有的组织块已经"消失",而被新的结构所替代。这种培养较适于研究下丘脑神经元发育的影响因素。

5)下丘脑神经元分散培养:由于新生动物下丘脑神经元分散培养的成活率较低,多采用动物胚胎的下丘脑组织,利用酶分散法将细胞分散开。这些神经元可以存活数天或数月。在显微镜下可以看到细胞变形,伸出各种突起,在不同细胞间形成复杂的突触联系,用以鉴定下丘脑神经元合成和释放的各种肽类活性物质,并测定其含量和功能。

下丘脑神经元还可以被用来制备克隆细胞株。用SV40病毒可以使胎鼠下丘脑分散细胞转变成可分裂的增殖细胞,筛选后进行克隆,就可获得细胞株。例如,其中C7细胞株在相差显微镜下呈神经元状态,果莫里(Gomori)染色阳性,电镜下显示旺盛的分泌活动,用^{35}S标记证明可合成AVP和垂体后叶激素运载蛋白;F7株证明可合成生长抑素及甲脑啡肽,但细胞无神经元形态。这既证明了两种神经肽在同一细胞内共存,又提示神经肽和神经元形态分化的基因表达各自独立。

不论是组织块还是分散细胞培养,都提供了使神经元脱离体内复杂影响而直接研究其功能的方法。分散细胞法较稳定,便于定量研究;组织块法变异较大,但细胞间关系比较接近正常。两种方法各有其价值。

在体外研究中,突触体制备被经常采用。将神经组织作一定程度的匀浆化,在匀浆化时神经终末断裂处的膜迅速弥合,成为完整的含有线粒体、突触囊泡和胞液的细胞小体(突触体),再用梯度超速离心技术进行纯化。突触体有代谢活性和电活性,已被广泛用来研究神经递质和神经激素释放及相互作用的机制。一些脑区(特别是下丘脑正中隆起)制备的突触体能释出TRH、GnRH、生长抑素、CRF和其他多肽,并已证明释放机制是钙离子依赖性的。神经垂体的突触体释放血管升压素。用新鲜的下丘脑突触体进行的研究,证明了正中隆起的神经递质和神经肽类激素间的功能关系。例如组胺刺激 TRH 释放,但不刺激其他多肽的释放;多巴胺刺激 TRH 和 LHRH 释出,但对生长抑素的释出具有抑制作用。

第三节　生物化学及神经化学方法

一、神经肽的分离、纯化与鉴定

在提取神经肽时必须使内源性蛋白酶失活,以阻止肽类被其分解,同时还需除去组织中较大的蛋白及脂类物质。由于多数酶在酸性环境下活性丧失或较低,所以常采用含有酶抑制剂的酸性提取液制备组织匀浆。为保证蛋白的生物活性,还需要保持 4℃ 左右的低温条件。大的蛋白颗粒可以用离心的方法去除,利用有机溶剂抽提可以去除脂类物质,并保留水相中的粗提物。

如果被分离的神经肽是已知的,可用亲和层析法将欲分离的肽活性物分离洗脱出来;如果知道欲分离物的相对分子质量,则可以选用相应孔径的分子筛,用凝胶过滤方法来获得肽活性物质。由于组织中蛋白及多肽的种类复杂,性质各异,分离纯化某种神经肽需要反复多次利用凝胶过滤及柱层析等方法来达到目的。在凝胶过滤时,一般可以将组织中的盐分除去。

在反复的层析及凝胶过滤过程中,对粗提物的浓缩和收集显得极为重要。现在多数实验室都配备有低温冷冻干燥设备,为浓缩肽类物质带来了便利,同时还保持了多肽的生物活性。

一般采用精确度极高的高效液相层析法。先做制备性层析,再进行分析鉴定。经过以上步骤纯化的多肽再进一步做氨基酸序列和结构测定。在神经肽的提取、分离和纯化全过程中,最关键的是要有适当的鉴定方法。对于已知结构的神经肽可作放射免疫测定,对于结构尚未阐明的神经肽,则主要靠生物检定法。

二、高效液相层析

高效液相层析(high performance liquid chromatography，HPLC)在神经内分泌学研究中的一个重要应用是对生物样本中生物肽类活性物质的检测。儿茶酚胺在体内含量少,需要高灵敏度的电化学检测器;体内儿茶酚胺是亲水性物质,因此不易被反相柱滞留和分离;儿茶酚胺在电化学检测器中,要求使用具有导电性的流动相。因此,一般采用离子对层析法,即向流动相中加入亲脂性的磺酸类,这些带负电的离子与儿茶酚胺带正电的氨基形成离子对,增强了在反相柱上的滞留,达到分离的目的。过去对生物胺的检测用紫外线或荧光法均不够灵敏,现在主要采用电化学检测法,使灵敏度显著提高。这是由于 HPLC 的多数检测器都是监测洗脱物的物理性状(光吸收、折光等),电化学检测器则监视化学反应。儿茶酚胺的儿茶酚核上的羟基在一定电压作用下易丢失电子而被氧化为醌,每分子儿茶酚胺氧化可丢失两个电子,电子转移到电极上形成可测量的电流。电流的大小与被氧化的儿茶酚胺的量成正比,因此可以定量,灵敏度可达到几个皮克水平。

将电化学检测器做成微电极插至脑内,即可以对局部脑组织生物胺浓度作连续测定。用本法可以对不同脑区在正常、不同行为以及不同药物的作用下儿茶酚胺的含量、合成、释出及更新率等进行研究。另外,根据引起氧化所需电压,还可对被测胺类初步定性。

三、激素的放射免疫测定

放射性核素自发现以来就被应用于生物学和医学的实验和实践中,在神经内分泌的研究中,它们也在不断地发挥着巨大的作用。早期利用放射性核素标记激素,通过检测放射性变化来了解激素的代谢情况,并判定激素的生物半衰期。后来,利用放射性核素 I^{131} 的吸收率来反映甲状腺的功能状态,这一方法沿用至今,成为检测甲状腺功能状态的重要手段。

激素及其运载蛋白、激素基质与酶、激素及其受体之间常能高度特异性地结合,大多数激素具有抗原性,具有与其抗体结合的能力。研究者利用这一特性建立了放射免疫测定技术。放射免疫法是一种竞争性蛋白结合技术,即在特定的反应体系中,使待测激素与放射性标记的同样激素共同竞争抗体蛋白的结合位点,在放射性核素结合率与样品激素含量间有特定的线性关系。由此可以测出样品中的微量激素,内分泌学的许多重大进展都应归功于这一高度灵敏和特异的方法。建立放射免疫法必须有 4 个基本的先决条件:①纯化的激素;②比放射活性高的标记激素;③对激素有高度亲和性的特异抗体;④与抗体结合的和未结合的激素分离的可靠方法。用于标记及用作标准品的激素必须是纯品。现在普遍应用合成的激素作纯品,标记激素可以从市场购得,或在实验室内自行标记。一般用^{125}I 或^{3}H 标记,放射性用 γ 计数器或液闪计数器分别测定。

用激素免疫动物产生抗体。抗血清的性能应为:①滴度要高,即高度稀释(0.01％以上)时与激素仍有高亲和性;②小量未标记激素能取代标记激素的结合;③与激素的结合高度特异。检查特异性的方法是检查它与结构相似的其他激素是否有交叉反应。

放射免疫测定的一般程序比较标准化。向试管内准确加入各种成分,温育后,当标记和未标记激素与抗体的竞争性结合已达到平衡时,把结合的和未结合的激素分离,测定标记激素的结合与未结合之比例。常用的分离方法有:①第二抗体与激素—抗体复合物形成大分子,离心时成为沉淀;②能使大的蛋白抗体沉淀,而不使游离激素沉淀的物质(如酒精、硫酸铵)离心分离沉淀;③葡聚糖包膜的活性炭,特别适合于小肽,它吸附游离激素,离心时即与结合型分开。将不同浓度标准品与一定浓度标记激素和抗体一同温育,将结合率对应标准品浓度作图绘成标准曲线。测定未知样品的结合率,从标准曲线即可查得样本中激素的浓度。

所有垂体和外周激素都已有放射免疫测定法,其中不少已经标准化并有药盒可供常规测定。所有已知下丘脑神经激素和大部分神经肽的放射免疫法已由一些实验室建立。因此,放射免疫法在神经内分泌学和临床测定中都有广泛应用,在今后若干年中应该也是很多激素测定的首选方法。不过放射免疫法还有一定的问题,最重要的是:测得的免疫活性和激素的生物活性究竟相关到什么程度? 在内分泌学文献中,用放射免疫法和生物检定法测定激素结果不一致的报道很多。抗体和受体的结合特性不大可能完全一样,何况目前实践的抗体种类繁多,特异性并不明确,有些抗体可能主要与激素的前体或代谢产物交叉反应,这些问题往往未经严格检验,因此常常用生物检定复查放射免疫测定的结果,对比激素样本的免疫活性和生物活性。

显然,放射免疫法的抗体特异性存在技术问题。动物对激素产生的抗体并不是均一的,因为它们由 B 淋巴细胞的许多克隆生成。能克服这个非均一性地生成抗体的新方法是单克隆抗体法。原理是用抗原免疫小鼠或大鼠,动物的脾脏有很多将产生针对此抗原的抗体淋巴细胞。把脾细胞和特别株骨髓瘤细胞融合产生骨髓瘤和(或)脾细胞的杂交系,然后在特殊的次黄嘌呤(HAT)培养基中培养。只有杂交细胞被保存下来,其中一些(一般为 10%)将产生针对致敏抗原的抗体。测试培养基与标记抗原(如激素)结合的能力,即可判断是否存在分泌抗体的杂交细胞。把细胞克隆的方法是把细胞稀释到每一份培养中只能含有一个细胞,再使之繁殖到高浓度。这样建立起由单一杂交细胞发展的细胞株,将产生对抗原的均一抗体。与普通抗血清相比,单克隆抗体的优越之处在于它们的结合特性始终一致,所以特异性很高,几乎没有其他抗体的污染,而且只要让它们在含放射性标记氨基酸的培养基中生长就很容易被标记上。但最重要的优点之一是可以无限制地再生产,因而可以使放射免疫测定技术在国际范围内标准化。

另一个采用放射性标志物测定激素的竞争性蛋白结合法是放射受体法。原理和放射免疫法类似,但不是测定激素与抗体的结合,而是与受体的结合。把含大量受体的组织(或血浆)匀浆并纯化,得到富含受体的稳定制品,测定它和标记激素在不同剂量未标记激素(标准品)竞争时的结合。建立标准曲线,根据样本的测定结果可从曲线上查出未知样本的量。

放射免疫法是测定总激素活性(结合型及游离型),在正常情况下,大部分类固醇激素和甲状腺激素在血中是与特殊的血浆球蛋白结合而运输,测定总活性会导致错误的结论。因为只有游离型激素才有生物活性,而结合球蛋白浓度升高时,这一活性部分可能仍在正常范围内。这些因素在临床测定中有重要意义,例如服避孕药的妇女甲状腺素结合球蛋白可能升高,总甲状腺素高,而游离甲状腺素可能并无改变。

四、激素和神经肽生物合成及转化的研究

为了解下丘脑神经元系统实现神经内分泌整合的机制,有必要研究神经内分泌肽代谢动态,即测定神经肽的生物合成、转化与更新。体内的多肽与蛋白质的合成,主要是由核糖体先合成大的前体,然后再由酶断裂或经几个亚单位的结合,并经过一系列翻译后加工成为终产物。研究神经肽从前体转变有如下一些方法。

1. 体外温育

将下丘脑在体外温育,加入蛋白合成抑制剂后,神经肽的含量仍然增多,例如内侧基底下丘脑温育 2 小时后,LHRH 含量平均增加 60%,其他肽也有类似结果。这表明在下丘脑内含有相当量的神经肽前体,通过不涉及蛋白合成的途径(翻译后加工)转变成神经肽。

2. 放射免疫法

有人用放射免疫法证明 PVN、SON、ME 及神经垂体的提取液中含有 AVP。但如果将各提取液进行层析,只取洗脱液中相当于 AVP 的峰作放射免疫测定,则发现只有神经垂体层析后的 AVP 测定值与层析前相同,其他提取液层析后 AVP 测定值分别比层析前减少,即 ME 为 18%;PVN 为 54%;SON 为 71%。这说明在 PVN、SON 中呈 AVP 免疫反应的物质与 AVP 的相对分子质量并不相同,而这些物质在向神经垂体转运过程中逐渐转变为 AVP。

3. 脉冲-追踪技术

这是研究神经肽生物合成,特别是从前体转变最常用的方法。在体内(或体外)向神经元所在脑区注射大剂量、高活性的标记氨基酸(脉冲标记),在脉冲标记期间应能从脑区内测出一个高相对分子质量的标记肽,标记结束时给蛋白合成抑制剂以终止合成。然后在不同时间进行追踪,此大分子逐渐减少,较小分子的肽逐渐出现大、小分子肽之间应有交叉免疫反应;或者沿神经元走行进行追踪,先在胞体区出现大分子标记肽,之后逐渐减少,出现较小分子肽,同时在轴突及终末区相继出现较小分子肽。

但严格地说，单纯脉冲-追踪实验只是提示了前体与终产物的关系，还不足以证明这种关系。为证明这一关系，还需作以下分析。

1) 分离、纯化上述大小分子多肽，分别测定其氨基酸序列，证明大分子肽的序列中包含了小分子肽。

2) 从脑区提取 mRNA，在无细胞系统中翻译，用免疫沉淀法获得上述大、小分子肽。

3) 用 cDNA-mRNA 杂交技术，证明肽前体的 mRNA 或 DNA。

激素和神经肽的合成、转化都离不开酶的作用，因此研究有关的酶类也是一个重要的方面。神经内分泌学家最有兴趣的酶是裂解肽酶的溶蛋白酶（多肽酶）。这些酶首先将激素前体加工为活性肽激素，其次把激素代谢为无活性（或仍有活性）的片段。降解性肽酶在组织内广泛分布，对控制激素活性可能有重要作用。这些肽酶不仅在血液内使激素失活，从肝、肾中消除激素，而且在生成激素的部位起作用，调节激素的生理作用及与受体的相互作用。

除了监测内、外源激素的代谢，间接地研究酶活性以外，也可以直接分离和纯化有关的酶。分离活性酶的方法当然和分离多肽激素不一样，后者用酸提取，以防止或破坏酶的作用。在分离酶时，一般将组织（可能是某一亚细胞成分）温和地分散于等渗水溶液中，为了使可能"封锁"在膜或亚细胞颗粒中的酶放出，可使用非离子性去污剂（如 Triton X-100）或脂溶剂。常用冷丙醇从神经组织初步提取酶，然后制成干粉，再用适当溶剂或缓冲剂制成混悬液，用电泳或亲和层析进一步纯化。纯化的目的是要在无细胞系中检查它们的特性及对基质作用的动力学。这很有用，因为酶的异常可能是功能失调及疾病的原因。

五、受体、配基、激动剂和拮抗剂的研究

多肽激素、神经激素、神经递质、药物和某些细胞相互作用可引起一定的生物学效应。前面已介绍过可以用整体动物或离体组织，采用各种方法研究这些效应。现已充分证明，这些化学信使或药物作为配基与靶细胞受体结合。为了研究配基-受体相互作用的详细机制，要避开组织内的转运、

分布及代谢过程的影响,要用无细胞"受体"标本作配基结合。这些配基可以是激动剂(激活受体或效应机制),更多的是拮抗剂(与受体高亲和,但封闭其机制)。

受体是超速离心分离的部分纯化的亚细胞成分。加入不同浓度放射性配基。离心或过滤将未结合的配基分离,即可求得总结合。不过其中有一部分是非特异性的,因为配基会与标本中的其他成分结合。为此,同时向受体标本中加入高浓度未标记配基,在此情况下的结合为非特异性结合。从总结合中减去非特异性结合就可算出特异性结合,通过 Scatchard 作图、可计算最大结合率(Bmax)和受体亲和性(Kd),这样就能定量测定受体的特性,研究不同生理情况下受体数目和(或)亲和性的改变。

受体及其第一效应器(常为内分泌细胞膜的腺苷酸环化酶)的相互作用和关系,以及调节受体合成、降解的因素,也都可以用同样的标本研究。有时也用分离和鉴定激素、神经激素的生物化学方法来进一步纯化、分离受体。

第四节　分子生物学方法在神经内分泌研究中的应用

20 世纪 50 年代,遗传物质 DNA 结构的双螺旋结构被阐明,并且证实了 DNA 的半保留复制,揭开了人类对遗传信息研究的新篇章。60 年代,关于基因调控的"操纵子学说",进一步提高了人类对基因结构和功能的认识。70 年代以来,DNA 限制性内切酶的发现和应用,DNA 体外重组技术以及 PCR 技术的出现和发展,都极大地推动了分子生物学技术的发展和完善。分子生物学及基因工程技术在生物界、医药界正在不断地被投入应用,使生命科学相关学科得到突飞猛进的发展。目前,分子生物学的新技术、新方法也在不断地被应用于神经内分泌学的研究实践中。

神经内分泌学的一个最重要工作,就是探索、分离、纯化下丘脑的各种调节因子(绝大多数是肽类)。过去都是先了解下丘脑具有某种生理功能(如控制 LH 或 GH 分泌等),以这一效应作为检测手段,通过化学分离方法,从下丘脑中提纯可能的调节肽,进而测定其一级结构。研究人员用了几百万个下丘脑,用各种极其复杂烦琐的方法,耗时近 20 年,才获得极微量的肽,几乎不足以确定其结构。今天分子生物学技术的发展,给调节肽研究带来了革命性的变革。通过对基因文库的筛选、扩增、DNA 测序等,可以用极少量的组织在极短的时间内就能发现新的调节肽,甚至在尚未了解其功能之前已经弄清了它的结构。神经内分泌功能研究的另一个重要方面是调节肽的作用机制及其本身分泌的调节,这就要测定它们在组织中的含量变化,然而每一种物质的变化都是其生成、降解及清除等多种因素的综合结果。单纯测定激素含量往往不能说明问题,而测定激素的更新亦非易事,可是测定激素的基因表达则比较容易。因此,分子生物学技术给神经内分泌学带来了革命性的变革,也是近 10 年来神经内分泌学发展如此迅速的一个重要原因。以下将神经内分泌研究中常见的分子生物学技术作一简要介绍。

一、核酸分子的提取及纯化

不论探索新的调节肽,研究其基因的结构和功能,还是其基因表达过程、构建细胞基因组文库,都需要分离、扩增核酸分子,因此如何便捷、高效地获得足够的 DNA 或 RNA 是一项基本实验技术。

(一)DNA 的分离、纯化及扩增

真核生物的 DNA 分子主要存在于细胞核内,约占细胞总 DNA 的 95%,采用超声、匀浆、研磨等物理方法处理细胞,常常会导致细胞内 DNA 分子的异常断裂,因此常用各种化学方法破坏膜系统,并去除细胞中的蛋白、多糖等物质。现在常采用蛋白酶 K 和去污剂温和地提取 DNA 分子。常用的方法有甲酰胺解聚透析法、酚抽提法、异丙醇沉淀法等。利用不同的方法可以获得大小、纯度不同的 DNA 片段,分别适用于基因组文库的构建、DNA 印迹法及 PCR 操作等不同目的。此外,也经常提取和纯化原核生物中的 DNA,尤其是作为载体可携带目的基因的质粒或噬菌体的 DNA。

DNA 的扩增,可以将拟扩增的 DNA 片段通过特定的核酸内切酶构成黏性末端插入质粒或噬菌体,再将此重组 DNA 转染大肠杆菌,培养增殖后

提取 DNA,必要时再用原内切酶将该片段切出。近年来常用 PCR 技术扩增 DNA。

PCR 是在体外扩增特异 DNA 片段的技术,在极短的时间内就可以在试管中获得数百万个特异 DNA 序列的拷贝。利用这项技术可以轻易地获得大量待测基因,易于对基因及其功能特点进行分析。PCR 技术是以某一 DNA 片段为模板,人工模拟 DNA 复制环境,以合成的寡聚核苷酸为引物,利用 4 种脱氧核糖核酸作为原料,在 DNA 聚合酶的作用下,经过多次变性、退化、延伸的循环,最后获得大量目的 DNA 拷贝的酶促反应。其特异性是由人工合成引物的特异性决定的。由于在每一个循环中生成的 DNA 都可以再次变性作模板,从理论上说,DNA 数量呈几何级数增长,一般经过 25~30 次循环,DNA 拷贝可达 $2^{25} \sim 2^{30}$,即 DNA 数量增加 $2 \times 10^6 \sim 2 \times 10^7$ 倍。PCR 技术是分子生物学中研究基因结构和功能的一个重要手段。这是由于 PCR 技术利用少量引物就可以迅速大量地获得目的基因的 DNA 片段,免去了大量费时而又烦琐的提取和纯化步骤,而且对于已知核苷酸序列的 DNA 片段,甚至未知 DNA 核酸序列的 DNA 片段都可以大量扩增。此外,由于 TaqDNA 聚合酶的使用,PCR 的操作实现了自动化,大大降低了工作强度和错误操作。PCR 技术能被广泛应用,除了以上各种原因外,还由于其灵敏度极高,对样品和原料的要求极低,极微量的各种样品,甚至一滴血、几个细胞都可以采用该技术来获取大量所需的 DNA 扩增产物。

PCR 技术的发展和逐渐完善,使它逐步被应用于分子生物学的各个方面,主要为基因的克隆、定位,特定基因的鉴定,基因的定点诱变,基因表达的定量分析、癌基因和抑癌基因的检测和分析,以及遗传病的基因诊断中。例如,细胞中的极少量 mRNA,经 PCR 扩增后易于检出,可以精确地判断其基因表达水平;利用 PCR 技术还可以大量地合成 cDNA 探针,并在合成的同时将标志物添加到探针中;另外,PCR 技术还易于诊断由点突变导致的遗传病。

(二)RNA 的分离与纯化

分析细胞中基因的转录、表达情况,重要的定量指标是细胞中 mRNA

的含量及其变化,因此获得完整的 mRNA 序列显得十分重要。同时,mRNA 的完整性和纯度是影响 Northern 杂交、cDNA 合成、翻译等体外实验的成败。获得稳定而可靠的提取纯化 mRNA 的方法,是分析和判断各种有关 mRNA 表达实验结果的重点。

由于自然界中大量、广泛地存在着各种核糖核酸酶,因此在实验中保持一个无核糖核酸酶环境成为分离纯化 RNA 或其他与 RNA 有关实验的前提条件。对于细胞外的各种外源性核糖核酸酶,可采用高压消毒并用二乙基焦碳酸醋(DEPC,一种强核酸酶抑制剂)处理。在破坏细胞时,由细胞内释放出来的内源性核糖核酸酶,常采用蛋白酶 K、SDS 等抑制剂抑制其活性,并同时尽量去除细胞中的各种酶蛋白。现在最常用的提取细胞内总 RNA 的方法是异硫氰酸胍法。它联合使用核糖核酸酶抑制剂异硫氰酸胍、β-酰基乙醇、SDS 等,不仅可提高 RNA 的产量,而且速度快,适于各种样品。提取而得的 mRNA 可被用于 RNA 印迹法(Northern blotting)及 cDNA 合成的实验中。

需要指出的是,在提取核酸分子时,尤其是提取细胞中的 mRNA 分子时,应根据所提取的目的来选择生物材料。如果用含有丰富的待分离 mRNA 的特定组织,获得的目的核酸含量和纯度就会很高。

二、cDNA 文库的构建和筛选

真核生物细胞中的 DNA 是以大分子、高度螺旋化形成致密的染色体结构而存在于细胞核中,在染色体中具有转录表达功能的基因仅占一小部分,其他大多数的 DNA 序列是目前尚不甚了解其功能的高度重复序列,因此有必要获取特定的基因片段来做研究。为了能获得任何一种生物体内的任意特定基因片段,需要将生物体内的染色体随机地切成不同长度的 DNA 片段,形成一个含有基因组全部基因片段的 DNA 克隆群体,这些基因片段由于包含有基因组全部序列的信息而被称为基因组文库。构建基因组文库时,需要先将生物体细胞染色体 DNA 提纯,然后利用特定的方法如机械分割或酶切使之成为大小合适的 DNA 片段,构建基因组文库常用噬菌体或黏性质粒作为载体,将提取出来的 DNA 片段连接到载体 DNA 中,转染到细菌中后,就可以大量保存和制备基因组文库。可以通过各种方法筛选出含有特定基因片段的重组噬菌体颗粒,经过进一步的纯化与扩增后,即可用于对该基因的结构、功能及表达调控的深入研究。

用这种方法获得的 DNA 文库可以得到较完整的 mRNA 转录初始产物,便于对激素 RNA 前体的结构及功能进行研究。另外,通过提取细胞内的 mRNA,以 mRNA 为模板,利用反转录酶转录 cDNA 建库。这种方法克隆出的 cDNA 片段与 mRNA 的序列相同,可以获得有特定结构功能的蛋白质,便于分析蛋白质的生物合成、加工、活化的过程。此外,利用这种方法获得的 cDNA,可以将其作为探针,从组织细胞中寻找出未知的肽类活性物,并且可以对其进行定位,使神经内分泌学家找到了一种快速寻找未知神经肽的方法。

分析和研究调节肽基因表达的关键,是要获得待研究基因的大量拷贝——基因克隆,这样才能进一步地分析特定基因的结构和功能特点。基因克隆的方法很多,现在主要使用的是利用反转录酶将目的肽的 mRNA 反转录成 cDNA,在体外与载体结合后导入宿主细胞,经过大量的复制和分离纯化就可以获得目的基因的分子克隆。

三、核酸分子序列分析

通过基因克隆获得大量的 cDNA 克隆,还需要用各种手段确定其核酸碱基序列,为研究基因的结构和功能提供基础。DNA 测序方法有多种,早期的化学裂解法,其原理为首先对 DNA 片段的 $5'$ 端进行放射性核素标记(常用 ^{32}P)。将标记后的 DNA 片段置于 4 个不同的化学反应体系中,每种反应体系都能使 DNA 片段中任意部位的某一种碱基裂解,同时控制化学反应的进程,使每个 DNA 分子只在一个部位被裂解。这样就获得了 4 组一端带有放射性标记核素,另一端为 4 种不同碱基的大小不等的 DNA 片段的混合物。这种混合物用电泳分离后,就可以用放射自显影的方法读取 DNA 的碱基排列序列。现在,这种方法逐渐被 Sanger 创造的酶促反应法(双脱氧核苷酸末端终止法)所替代。其原理为大肠杆菌 DNA 聚合酶 I 以待测的 DNA 为模板,使三磷酸脱氧核糖核苷(dNTP)底物逐步被加到特定引物的

3'端。但如果使用三磷酸双脱氧核糖核苷酸(ddNTP)为底物时,由于ddNTP的5'端与dNTP相同,不影响大肠杆菌DNA聚合酶Ⅰ将ddNTP加到引物的3'端。但是,由于ddNTP的3'端与正常dNTP不同,导致DNA聚合酶Ⅰ不能继续催化反应,使DNA链的延伸终止于这个特殊的ddNTP部位。将模板置于4个分别含有不同ddNTP的反应体系中,每个反应体系中含有4种dNTP,其中的一种(常为ATP)被核素标记,调整反应体系中各种底物浓度,可得到具有引物的5'端和终止于任何部位且带有放射性标记的DNA片段。以上方法所获得的DNA片段都可以在聚丙烯酰胺凝胶电泳中通过放射自显影得到梯形图谱,并读取DNA片段的碱基序列。

四、核酸分子探针及分子杂交

(一)分子探针

核酸分子探针是被示踪剂标记的特定碱基序列的核酸片段,能和与其碱基序列互补的核酸分子特异地结合,常用的有cDNA探针、mRNA探针以及人工合成的寡核苷酸探针等,这些探针是核酸分子杂交、DNA测序、基因突变分析等技术的关键。早期曾使用放射性核素标记核酸探针,这种方法在分子杂交技术中使用得非常频繁和广泛,这是由于它具有灵敏度高、对探针的理化性能影响小等特点。然而,由于放射性核素存在着污染环境、对人体有损害、对实验条件要求高等缺点,人们开始探索使用非放射性标志物质。现在常使用某些半抗原如生物素、地高辛以及某些荧光素作标志物,它们的稳定性好,存放的时间也较长,但是这些非放射性标志物的特异性和敏感性比放射性核素要低。

核酸分子的标记分为体外标记法和体内标记法两种,分子生物学实验中常用体外标记法。体外标记探针可以采用化学标记法,这是利用标志物分子与探针分子发生化学反应,使标志物直接结合到核酸探针的分子上如AAF(N-acetoxy-N-2-acetylaminofluorene)或光敏生物素的标记。这种方法简便、快速,而且标记均匀。另外一种方法为酶促标记法,是在酶促反应条件下,将预先标记的核苷酸分子掺入核酸探针分子中。一般常规使用的标记方法为缺口平移法和随机引物法,对于人工寡聚核苷酸则采用末端标记法。随着 PCR 技术的出现,现在多采用 PCR 技术,在利用引物扩增核酸探针的同时将探针标记,是一种快捷方便的标记手段。体内核酸分子的标记是将放射性化合物加入活细胞中,使之在细胞中被利用,从而使生物大分子被标记。如在活细胞中加入 ^{3}H-胸腺嘧啶,则可以标记 DNA、加入 ^{3}H-尿嘧啶可以标记 RNA,这是追踪和研究特定分子在细胞中的代谢过程和途径的有效手段。

(二)核酸分子杂交技术

通过各种方法制备并标记的核酸分子探针的重要应用之一便是核酸分子杂交。核酸杂交的基本原理是,核酸分子探针能和与其碱基序列互补的核酸在一定的条件下按碱基互补配对的原则形成双链。由于核酸分子杂交特异性高、检测的灵敏度高,这一方法被广泛地应用于基因表达水平和基因组核酸序列的定性检测、基因克隆的筛选、基因突变的分析及基因疾病的诊断等方面(见表 4-1)。

表 4-1　常用的核酸分子杂交方法

名　称	被检测物	所用探针	主要应用
DNA 印迹法	DNA	核酸	基因结构
RNA 印迹法	RNA	核酸	基因表达
蛋白印迹法 (Western blotting)	蛋白质	抗体	蛋白质水平
蛋白-DNA 印迹法 (South-Western blotting)	蛋白质	DNA	蛋白特异 DNA

第五节　研究基因表达调控的方法

神经内分泌调节中涉及神经肽、神经递质、细胞因子以及它们的受体,其中除少数经典神经递质等外,都是肽类物质,因此其生成过程都是通过基因 DNA 转录为 mRNA 再翻译成前体肽,经翻译后加工成为终产物。现在知道,每一个基因都有调控区(一般位于 5'端上游),其中有一些对其转录活性起重要作用的序列,即顺式作用元件,各种转录因子(也称之为反式作用因子)主要是核蛋白类,与相应的顺式作用元件特异性结合,以启动、增强或抑制基因转录。各种肽类激素或细胞因子与相应受体结合,经过第二信使和相应的蛋白激酶,激活相应的转录因子而调控基因转录。类固醇激素及甲状腺素类与细胞内受体结合,本身即为转录因子,调控相应的基因表达。因此,弄清基因的调控序列及其转录因子,阐明它们的相互作用,是神经内分泌学的一个重要内容。

一、基因暂时表达

由于许多基因的表达结果不容易测定,因此在鉴定和分析基因的调控序列时,常用方法是将待测的调控序列的 DNA 片段。与一个"报道"基因(reporter gene)重组在一起[所谓"报道"基因就是其表达结果易被检出的某些基因的 DNA 片段,常用的有氯霉素乙酰转移酶(CAT)基因、萤光素酶(luciferase)基因、β-半乳糖苷酶(β-GAL)基因等]。然后,将此重组构建物导入某些细胞中,这种重组基因在这些细胞中一个短时间内可以表达。通过依次切除调控序列中不同的片段,定位取代其中某些核苷酸或用不同的核蛋白转录因子与其作用,测定"报道"基因表达产物的量的变化,就可以鉴定待测的序列中调控基因表达的 DNA 域及其功能与活性。

二、足迹法

足迹法(foot printing)是一种判定核蛋白(转录因子)在基因调控区 DNA 片段上结合域的方法。常用的为脱氧核糖核酸酶Ⅰ(DNase Ⅰ)足迹法。将 DNA 片段用同位素标记后与该蛋白共同温育,加入 DNase Ⅰ消化,DNase Ⅰ可使 DNA 片段形成随机缺口。但被转录因子和/或核蛋白结合的部位则不受 DNase Ⅰ的作用。将 DNA 作测序电泳,用放射自显影技术显示核苷酸序列,被核蛋白结合而被保护的区段呈现空白(足迹),即为该转录因子对应的顺式作用元件的位置。DNase Ⅰ足迹法适用于 100～300 bp 的结合部位的判定,但 DNase Ⅰ在切断 DNA 时对某些位点有倾向性。此外,DNase Ⅰ的分子大小与核蛋白分子相仿。因此,本法显示的保护区往往估计过高,是其不足之处。

三、蛋白-DNA 印迹法

这种方法是利用蛋白印迹、DNA 印迹两种方法的特点而设计的检测特异性 DNA 结合蛋白(转录因子)的方法。采用这种方法不仅可以测定特异的 DNA 结合蛋白,而且可以进行相对分子质量的测定,为分离和纯化 DNA 结合蛋白创造了条件。其原理是将待测的核蛋白提取物在 SDS-聚丙烯酰胺凝胶电泳分离后,用蛋白印迹法将核蛋白的各个带转移到硝酸纤维素膜上,然后用 DNA 印迹法与标记的特异 DNA 片段杂交,以检测出能与该 DNA 片段结合的核蛋白。

四、迁移率改变法(凝胶阻滞法)

这是一种检测 DNA 结合蛋白的灵敏度高、可靠性好的方法。其基本原理是 DNA 结合蛋白可以与特定的 DNA 片段结合而成为蛋白-DNA 复合物。此时复合物的相对分子质量及电荷会发生相应改变,在聚丙烯酰胺凝胶电泳中,蛋白-DNA 复合物的电泳迁移率比原来 DNA 片段的迁移率要慢。利用放射性核素标记 DNA 片段就可以在放射自显影图片上读到一条滞后于游离 DNA 片段的带。由于灵敏度高,可以检测出极少量的 DNA 结合蛋白,而且根据不同种类的 DNA 结合蛋白与 DNA 形成复合物后所引起的迁移率的变化不一致,可以将与同一 DNA 片段相结合的不同 DNA 结合蛋白分离开。采用这种方法可以判定特定基因调整序列中是否含有特定 DNA 结合蛋白的结合位点,也可以鉴定特定细胞的核蛋白中是否存在着影响某种基因表达的 DNA 结合蛋白,故是研究特异性 DNA 结合蛋白的常用方法。

五、核酸酶 S1 保护法

核酸酶 S1 保护法(nuclease S1 protection assay)是将 cDNA 探针与待

测 RNA 样品在液相杂交后形成 RNA/DNA 杂交链,而核酸酶 S1 能专一地降解未杂交的 DNA 或 RNA 单链,但是 DNA/RNA 杂交链不受影响。该方法的灵敏度比 RNA 印迹法要高,可以对 RNA 含量进行较准确的判定。如果选择长度跨越"内含子-外显子-内含子"的探针,与基因转录的最初产物、中间产物和成熟 mRNA 杂交后用 S1 核酸酶消化,然后将被保护的片段作 PAGE 电泳,可以对基因的转录起始点及内含子的剪切点进行分析(见图 4-3)。用 S1 核酸酶保护法还可以分析转录时外显子的不同拼接。

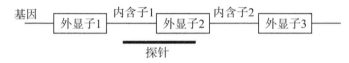

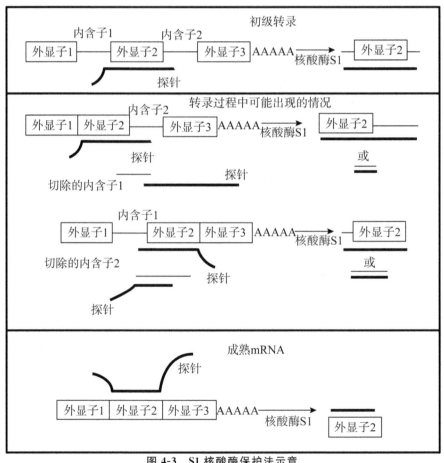

图 4-3　S1 核酸酶保护法示意

应用以上方法不仅可以检测特定基因的启动部位、转录活性，而且可以查出特定基因调控区的特异结合蛋白及结合位点，并且可以通过分离、纯化DNA结合蛋白，进一步分析它的特点、功能及对基因结构和转录功能的影响。例如，pit-1可以对生长激素及催乳素基因进行调节，而在不同状态下判定pit-1对生长激素、催乳素基因调控作用的大小和机制，是深入了解基因转录功能的重要环节。另外，激素的作用常常是通过第二信使实现的，研究某些与第二信使信息传递途径相关的转录因子如CREB蛋白，可以详细了解靶基因的调控过程，进而判定激素对靶细胞的作用机制。

第六节　转基因动物及其应用和发展

由cDNA文库获得的各种目的基因，常常可以被导入细菌或酵母细胞中进行暂时性表达。而转基因技术则是人工地将外源性基因导入特定动物体内，并使该基因在动物的基因组中整合、表达，而且能够遗传给后代。其具体方法是将需要表达的外源性基因片段分离、纯化出来，然后用显微注射法将基因片段导入卵细胞的原核中，最后将处理过的卵细胞转移到假孕鼠的子宫中。当转基因动物的胚胎成活后，可以用DNA印迹法结合PCR的方法来检查转基因动物子代的细胞中是否含有外源性基因。利用转基因动物的实验方法，一方面可以制造各种疾病的模型或有用的特殊动物，在20世纪80年代初，研究人员将大鼠生长激素的基因转入小鼠的卵细胞中，产生了高度表达生长激素的"巨型"小鼠模型；另一方面，也可以对某些疾病进行基因治疗。如向内源性*GnRH*基因破坏后造成的性腺功能减退小鼠的卵细胞中转入正常的*GnRH*基因，则转基因鼠的低*GnRH*被完全纠正，性器官的功能得以恢复。

克隆羊成功的报道自发表以来，引起了全世界的轰动和争论。但无论如何，向去除细胞核的未受精卵细胞植入外源细胞进行个体克隆，可能会成为主要的转基因手段。

同源基因重组（homologous gene recombination）和基因敲除（gene

knockout)是利用新霉素抗性基因(neo)和疱疹病毒胸苷激酶(HSV-tk)基因作为正负选择系统,选择发生同源重组的细胞,用突变的基因敲除相应的正常基因或用正常的基因敲除相应的突变基因,通过基因的表达或转基因动物的表现型来判断相应基因的功能和突变对基因表达的影响。例如,将小鼠抑制素 α 亚单位的编码基因敲除后,引起相应的性腺肿瘤发生率明显增加。利用基因敲除技术不仅可以详细地分析敲除基因的生理功能,而且,可以对多种基因的表达调控机制进行分析和研究。然而,这里需要注意的是,采用这种方法也可能产生与预期结果有一定差距的现象。例如,在分析具有基因调控作用的 CREB 蛋白基因作用时,当将 CREB 基因敲除后,CREB/ATF 家族的其他成员可能会取代其功能,而不出现明显的功能紊乱导致 CREB 在某些调节中没有作用的错误判断。

第七节　分子生物学方法在神经内分泌疾病诊断中的应用

分子生物学方法不仅使我们能更加深入地了解各种激素及其受体蛋白的基因表达和调控机制,而且能够通过重组 DNA 技术发现各种新的激素、生长因子、细胞因子等活性肽。近年来,分子生物学技术又逐步被应用于临床疾病的诊断和治疗中。

纵观神经内分泌疾病,有许多是由原发的基因缺陷所致,而造成这种异常的原因常常是相关基因的点突变或表达调控功能的异常。如因生长激素及其受体发生点突变所引起的侏儒症;性连锁遗传的甲状腺素结合球蛋白基因突变所致的甲状腺功能正常的低甲状腺素血症。引起疾病的突变可能发生在不同的相关基因上,某些疾病可以根据其临床表现的特点判断可能存在的相关基因的异常,如生长激素缺失引起的侏儒症;而对于某些复杂的综合征,要确定其基因表达调控异常,需要首先对异常基因进行定位,然后进一步分析基因表达调控异常所在,如利用 DNA 印迹法可以检测患者组织细胞 DNA 中相关基因的结构变化或者基因缺失、重排等结构异常。

由于大量的基因疾病是基因的点突变所致,因而提高点突变的检出率是诊断的重点,同时对基因点突变的位置判定也为基因治疗提供了基础。由于 PCR 技术简便易行,所需样品少,对样品要求低而且效率较高,是检测基因点突变的有效手段。另外,根据 DNA 片段在 PCR 中扩增产物的单链构象多态性(SSCP),将基因大量扩增后,异常基因的扩增产物在非变性聚丙烯酰胺凝胶电泳中的迁移率与正常基因有差异,这种差异可以判断点突变基因。

利用数对引物对某一 DNA 片段进行扩增的多重 PCR 技术检测出基因特定序列的缺失或点突变,这是由于缺失或突变的基因片段不能被 PCR 扩增出产物或扩增出异常产物,在凝胶电泳中可以发现与正常对照的差异。

对基因连锁遗传的突变可以利用限制性片段长度多态性(RFLP)的方法进行检测和分析。基因的突变往往可以导致原先的酶切位点变化,因此,分析基因组 DNA 酶切位点的变化所导致的酶切后 DNA 长度的变化,对基因缺失的诊断十分重要(见表 4-2)。分析特定的标记基因和与其相连锁的待测基因酶切片段的产物异常,可以判断连锁遗传的突变基因。

表 4-2　常用于基因诊断的分子生物学方法

项　　目	DNA 印迹法	PCR	SSCP	RFLP
基因缺失	√	√		
基因重排	√	√		
点突变		√	√	
连锁遗传				√
杂交性丢失				√

总之,分子生物学方法应用于神经内分泌学的研究,对神经内分泌学的发展有极大的推动作用,加深了人类对已知内容的认识水平,并且解开了许多疑问。其中,PCR 技术和疾病基因诊断的各种分析方法极大地提高了人类认识疾病病因的水平,并且将对采用分子生物学手段治疗遗传性和非遗传性疾病起到积极作用。

第五章 下丘脑促垂体激素

早在 20 世纪 50 年代,英国生理学家 Harris(1955)根据实验观察提出了著名假说——垂体门脉化学传递学说,认为下丘脑的神经分泌细胞会产生一些激素或因子,这些激素或因子经正中隆起垂体门脉系统到达垂体前叶,调节垂体前叶分泌细胞的功能。许多学者对垂体门脉化学传递学说提出的下丘脑分泌物产生了极大的兴趣,并努力从下丘脑中分离、纯化这些激素或因子,经历了约 20 年终于从下丘脑中首先分离出第一个下丘脑促垂体激素——促甲状腺激素释放激素,并鉴定了其结构和进行了人工合成,这也成为神经内分泌学发展的一个重要里程碑。

迄今,人们已从下丘脑中分离出近十种影响垂体激素分泌的激素或因子。就其化学本质来说,它们大都是分子量不大的肽。虽然许多研究工作者努力探索它们的化学结构,但除少数几种外,其余大部分则尚未搞清其化学本质,有待于进一步探究。大多数下丘脑激素或因子是根据其初始分离时所表现出的生理作用命名的,但根据目前的研究发现,这种命名对某些激素或因子来说并非十分确切。

本章简要介绍目前已知的以下几种下丘脑促垂体激素:促甲状腺激素释放激素(thyrotropin releasing hormone,TRH)、促性腺激素释放激素(gonadotropin releasing hormone,GnRH)、促肾上腺皮质激素释放激素(corticotropin releasing hormone,CRH)、生长激素释放激素(growth hormone releasing hormone,GHRH)、生长抑素(somatostatin,SS)、催乳素释放抑制因子(prolactin release inhibiting factor,PIF)、催乳素释放因子(prolactin releasing factor,PRF)、黑素细胞刺激素释放抑制因子(MSH inhibiting factor，MIF)、黑素细胞刺激素释放因子(MSH releasing factor，MRF)。

第一节 促甲状腺激素释放激素

一、分离提取及化学结构

早在 20 世纪 40 年代，下丘脑提取物具有影响垂体促甲状腺激素分泌的作用就已经得到证明。1950 年，人们就已经认识到下丘脑对哺乳动物的垂体-甲状腺轴具有重要的影响。Schally(1969)发现 TRH 只含有三种氨基酸，即谷氨酸、组氨酸和脯氨酸，其分子量为 362.4 道尔顿(Da)，分子中这三种氨基酸的比例为1∶1∶1。进一步研究证明，TRH 三肽分子的一端为谷氨酸环化形成的焦谷氨酰，另一端则为脯氨酰胺。通过红外分光光度计和质谱分析最后确定了羊的 TRH 的结构为焦谷氨酰-组氨酰-脯氨酰胺。

TRH 分子结构的突出特点是具有三个环状结构，这种环状结构将肽键包围，构成了对体内肽酶和蛋白水解酶降解作用的空间障碍。因此，在体内TRH 具有抗酶解作用，但 TRH 在血中半衰期仍很短。实验证明，维持TRH 的生物活性需要严格的空间结构，分子中任何一个氨基酸的改变都会明显降低其生物活性。TRH 的化学结构如图 5-1 所示。

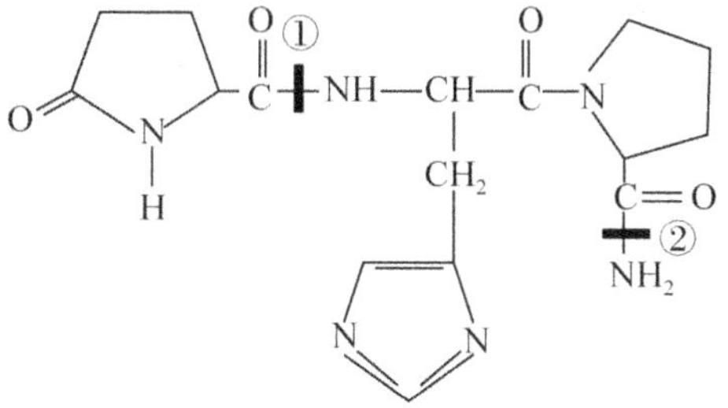

图 5-1 TRH 分子结构

注:①②为代谢酶解部位。

二、TRH 在体内的分布

（一）中枢神经系统及垂体的分布

采用放射免疫分析法测定组织提取物及免疫组化法研究下丘脑中TRH 分布，发现正中隆起富含 TRH 神经末梢，TRH 浓度也非常高。另外，下丘脑背内侧核和交叉上核的细胞体也含有免疫反应阳性 TRH。腹内侧核、前部下丘脑和视前区、室周区、室旁核测定结果证明 TRH 浓度相当高。动物实验研究发现，离断大鼠双侧视交叉后外侧区后，正中隆起 TRH 水平下降，表明下丘脑中 TRH 有相当一部分来自下丘脑外神经元的胞体，通过轴突转运到基底下丘脑、结节漏斗和正中隆起。

虽然下丘脑内 TRH 的浓度最高，但是中枢神经系统中 70% 以上的 TRH 分布在下丘脑以外的脑区。免疫组化研究证明，TRH 存在于全脑，脑干、丘脑、隔区和伏隔核含有一定量的 TRH，而大脑皮质和小脑含量相对较少。脊髓富含 TRH，而且腹侧（前角）和中央管区浓度最高。部分动物研究发现，大鼠、猴和羊的下丘脑、大脑皮质、海马体、丘脑、中脑、嗅球、脑干、纹状体和脊髓腹侧含有高亲和力的 TRH 受体。目前，关于 TRH 的神经通路还不确定。有研究资料指出，TRH 具有神经递质或神经调制物的作用，而且下丘脑外的中枢神经系统中的 TRH，大部分并非来自下丘脑，因此无论是手术隔离内侧基底下丘脑（下丘脑"岛"），还是损伤下丘脑促甲状腺区，均会使下丘脑 TRH 耗竭，但是下丘脑外 TRH 含量没有变化。此时 TSH 近日节律消失，平均 TSH 水平降低。

下丘脑内的 TRH 存在于神经元胞体和神经末梢中，释放前贮存于分泌颗粒中，分泌时由神经末梢释出。含 TRH 的神经末梢在正中隆起外层中间部、背内侧核最丰富。

人们发现在大鼠的垂体后叶中有 TRH，研究表明损伤下丘脑可导致垂体后叶中的 TRH 几乎全部消失。此外，体外研究也证明，通过钙依存性的 K^+ 去极化刺激，可以使位于垂体后叶神经末梢的 TRH 释放。这个区域的 TRH 的作用之一是影响血管升压素的分泌。另外，垂体后叶的 TRH 还通过血液到达垂体前叶,影响垂体前叶激素的分泌。

近期研究结果证明,人的下丘脑及下丘脑外中枢神经系统的 TRH 分布与以往研究的某些动物相似。

(二)中枢神经系统外的 TRH 分布

1. 胰腺和胃肠道中的 TRH

大鼠的胰腺和胃肠道中有 TRH。研究发现,在刚出生的大鼠,胰腺中的 TRH 水平高于下丘脑中的,之后随年龄增长胰腺和胃肠道中的 TRH 水平下降,下丘脑和全脑中 TRH 的水平逐渐上升。目前,关于新生儿胰腺中 TRH 的作用还不清楚。但对于成熟狗,TRH 可增加精氨酸诱导的胰高血糖素的释放,使用链脲佐菌素破坏胰腺的胰岛素分泌细胞,则胰岛中 TRH 明显减少,但生长抑素水平升高。选用新出生的鼠进行研究,结果发现胰腺中的 TRH 免疫组化染色存在于腺泡腔的表面,由此认为 TRH 可能参与外分泌的调节作用。

2. 体液中的 TRH

人们尝试用测定血液循环中 TRH 和其他下丘脑释放激素作为下丘脑功能的直接指标,但是由于 TRH 在体内的广泛分布以及垂体门脉血在体循环中被稀释,这种测定血液循环中 TRH 水平并不能准确反映下丘脑功能情况,除非直接测定垂体门脉血中的 TRH 含量。血液循环中的 TRH 由于肽酶的降解作用,很难被测出。

在人和大鼠的尿中以及正常人的脑脊液中测出 TRH 免疫阳性物质存在。脑脊液中的 TRH 主要来自下丘脑。

3. 其他组织中的分布

在雄性大鼠的生殖系统包括前列腺、睾丸、附睾和精囊中发现 TRH。在人类胎盘中也发现了 TRH,其作用尚不清楚,但已经证明其对胎盘催乳素和绒毛膜促性腺激素(hCG)的释放没有明显的调节作用。

另外,在动物视网膜内也发现有 TRH,已知视网膜内 TRH 含量受光照的影响,但其作用尚不确定。

三、TRH 的生理作用及其机制

（一）对垂体功能的调节作用

1. 促进 TSH 分泌

采用纯化的分离细胞进行体外研究，结果证明 TRH 作用于垂体促甲状腺细胞可促进 TSH 分泌。给动物体内注射 TRH 导致 TSH 分泌增加，如大鼠在注射后 2 分钟血中 TSH 水平明显升高。正常人注射 TRH，大约 15 分钟后血液中 TSH 水平升高。进一步研究作证明，引起 TSH 水平升高所需的最小剂量为 15 μg，在 400 μg 以内，TSH 水平升高与 TRH 的剂量成正比关系。TSH 细胞对 TRH 的反应受甲状腺素影响。

下丘脑释放的两种因子多巴胺和生长抑素在垂体水平抑制 TSH 分泌，它们可能是促甲状腺激素释放的生理抑制因子，而 TRH 能影响这两种因子对 TSH 释放的抑制作用。

TRH 能促进 TSH 的释放，对 TSH 的合成也有促进作用，这一作用在调节垂体反应中的重要性目前尚不十分清楚。

2. TRH 对 PRL 分泌的调

哺乳动物实验证明，TRH 可作用于催乳素细胞而促进 PRL 分泌，其作用可能是通过腺苷酸环化酶系统完成的。人类一般在给予 TRH 后 15～30 分钟可出现 PRL 释放高峰。TRH 仅对 PRL 细胞有刺激作用，对 PRL 分泌的生理调控没有重要作用。

在临床上，原发甲状腺功能减退的患者可伴有高催乳素血症。

给予外源性 TRH 后发现，TRH 与血中 PRL 水平升高存在剂量关系，血中 PRL 与 TSH 水平平行改变。但哺乳期妇女和动物实验研究均证明，吸吮会引起 PRL 释放，同时并不伴随血浆中 TSH 水平的改变，可能在吸吮引起的 PRL 释放中不涉及 TRH 的调节作用。

给大鼠注射 TRH 抗血清对血中 PRL 水平没有影响，因此有人分析认为在正常情况下，TRH 并不参与对 PRL 释放的调节，可能在甲状腺功能减退时 TRH 才会对 PRL 的释放发挥作用。

3.对生长激素分泌的作用

关于 TRH 对生长激素释放的影响,体内外研究结果迥异。在体内,TRH 对正常大鼠垂体 GH 释放没有刺激作用,体外实验则发现 TRH 可刺激 GH 释放。手术离断大鼠垂体前叶与下丘脑的联系,发现 TRH 对 GH 释放有一定影响。TRH 能促进某些肢端肥大症患者释放生长激素。

在某些情况下,TRH 对 GH 分泌具有抑制作用。TRH 可以抑制正常人在睡眠时血中 GH 水平升高。在用苯巴比妥刺激 GH 释放的大鼠中,静脉注射 TRH 也能引起 GH 水平的降低。综合分析这些实验提示,TRH 的主要作用是抑制 GH 自垂体释放,只有当中枢神经系统胺类和(或)肽能神经通路受到干扰时,在正常情况下比较微弱的 TRH 对 GH 刺激性作用才会明显表现出来。

(二)TRH 对中枢神经系统的作用

研究人员发现,外周给予 TRH 对中枢神经系统具有调节作用。TRH 能够逆转巴比妥类药物对小鼠的麻醉抑制作用。关于 TRH 这种生物学效应的神经生理研究提示,TRH 可直接影响单一神经元的电生理活动,或者通过调节去甲肾上腺素和乙酰胆碱等神经递质的释放来影响神经元的兴奋或抑制反应。

研究发现,神经肽在调节中枢神经系统中的作用,主要是通过影响交感和副交感神经系统的传出活动来调节内脏功能。大鼠脑室注射 TRH 后,可观察到心跳加快、血压升高(可能增加了肾上腺素等儿茶酚胺的释放),并且胃酸分泌增加,结肠运动增强。另外,大鼠经过静脉注射 TRH 后,常出现血压一过性升高的现象,这可能是 TRH 直接对中枢神经系统产生影响所致。

神经生理学和神经药理学研究结果提出 TRH 构成脑的非特异性兴奋系统。TRH 与内啡肽相互作用拮抗阿片肽的某些行为效应。对于实验性内毒素、出血和脊髓休克的动物,特异的阿片肽拮抗剂纳洛酮能够改善血压,提高存活率。在脊髓休克时,TRH 能改善血流动力学,可能是通过 TRH 对自主神经系统产生效应。还有人报道,对于脊髓外伤的猫,TRH 能够促进神经活动恢复。这些动物研究指出,在人的休克和脊髓外伤情况下,TRH 可能具有重要的治疗作用。

(三)TRH 的作用机制

采用匀散细胞进行研究,结果证明 TRH 作用于垂体促甲状腺激素分泌细胞和催乳素分泌细胞,并以高亲和力结合于细胞膜受体,其亲和常数为 $0.25\times10^{-8}\sim1.00\times10^{-8}$ M。TRH 与这些受体结合后,引起细胞外的钙离子(Ca^{2+})通过 TRH 依存性的钙通道迅速进入细胞内,使胞质中的 Ca^{2+} 浓度升高。随着脑浆中 Ca^{2+} 浓度升高,钙/Ca^{2+} 钙调蛋白复合物形成而引起一系列关键的特异催化酶的磷酸化,刺激促甲状腺激素分泌细胞和催乳素分泌细胞的分泌和生物合成等生物过程。

关于 TRH 是否通过第二信使 cAMP 发挥作用,目前尚存争议。有人认为,TRH 刺激促甲状腺细胞分泌 TSH 是由 cGMP 介导的,而 TRH 刺激催乳素细胞分泌 PRL 则是由 cAMP 介导的。

四、TRH 的生物合成、分泌和代谢

(一)TRH 的生物合成

目前 TRH 在神经分泌性神经元中产生和生物合成的机制尚不清楚。用豚鼠下丘脑和蝾螈前脑的器官培养的早期研究曾认为 TRH 的生物合成是非核糖体的酶促合成,但现有研究认为尚不能确定。他们认为生成的是大分子的 TRH 前体,而 TRH 前体分子经翻译后被加工成 TRH,并认为这种 TRH 前体分子可能是在核糖体中合成的。该论断有待于进一步研究与证实。此外,近期有研究发现大鼠中枢神经系统所有含人的 GH 样物质的神经元均含有 TRH,研究结果提示生长激素样物质构成 TRH 前体部分,前体可以转变为 TRH。

(二)TRH 的分泌

下丘脑合成的 TRH 经神经末梢释放到垂体门脉系统,运抵垂体。此

外,下丘脑可以把 TRH 和其他肽类激素一起分泌到第三脑室脑脊液中,脑脊液中 TRH 通过室管膜细胞运送到垂体门脉血管。体外用下丘脑碎片、脑切片和分离的神经末梢(突触体)进行 TRH 释放的研究发现,在高浓度钾和电刺激的去极化作用下可刺激 TRH 释放,TRH 释放依存于钙离子存在。

(三)TRH 的代谢

组织和体液中的 TRH 被迅速酶解,天然的猪、牛、羊和人的 TRH 以及人工合成的 TRH 在数分钟内即被降解,血浆中的 TRH 的半衰期仅为 5 分钟。

TRH 在血液和组织中会迅速发生去酰胺作用,形成酸性 TRH 的失活产物。在脑和垂体中,TRH 会通过去除 N 端的焦谷氨酸形成另一种重要的代谢产物。这个初始的二肽酰胺不稳定,很容易环化形成具有生物活性的组氨酰-脯氨酸二酮哌嗪(环化组-脯)。环化组-脯在大鼠下丘脑中分布广泛,其浓度高于 TRH。有报道称它具有抑制催乳素(PRL)活性的作用,并且能引起体温降低。环化组-脯在脑内广泛分布,因此有人提出在某些情况下,TRH 降解为环化组-脯,可能调节了 TSH 对下丘脑的反馈。

用地鼠进行实验研究表明,TRH 降解能力最高部位是下丘脑、血液、肝和肾,其他组织也有降解 TRH 的能力,如心脏和骨骼肌。

五、TRH 类似物

目前对 TRH 类似物展开的生理学和药理学研究已非常活跃。研究结果显示,在大多数人工合成的 TRH 类似物中,3-甲基-TRH 是目前体内外唯一促进 TSH 释放活性的 TRH 类似物。迄今还没有合成具有 TRH 拮抗物活性的类似物。放射免疫分析法测定 3-甲基-TRH 具有交叉反应,在大鼠下丘脑中 3-甲基-TRH 含量低于内源性 TRH 的 1%。

3-甲基-TRH 中间组氨酸的 3-位甲基阻碍了 TRH 降解酶的作用,TRH 甲基化增加了其分子本身的疏水性,加之其咪唑环质子化使其 pKa 值低于 TRH。由于以上特点,3-甲基-TRH 比 TRH 有较强的生物活性。

3-甲基-TRH 的抗降解酶作用可以延长其在血液循环和组织中存留的时间,对提升其生物活性也有一定的作用。

第二节　促性腺激素释放激素

一、分离提取、化学结构、生物合成及其降解

(一)分离提取及化学结构

LHRH 是第二个被分离、鉴定的下丘脑促垂体激素。Harris 等(1955)发现将动物及人的下丘脑提取物注入家兔或大鼠的腺垂体时,可以引起排卵,注入血液循环中可引起 LH 释放。体外垂体培养也证明,下丘脑提取物可使释放入基质中的 LH 的量增加,如给去卵巢雌激素处理鼠注射下丘脑提取物则使血浆中 FSH 的量增加,表明下丘脑提取液中有黄体生成素和促卵泡激素的释放因子。

对 GnRH 的研究始于 20 世纪 70 年代初。最初发现提取的 GnRH 具有促进 LH 分泌的作用,故将其命名为黄体生成素释放激素(LHRH)。进一步研究证明,LHRH 还有促进 FSH 释放的作用。之后,有研究者提出下丘脑中理应存在不同于 LHRH 的 FSH 释放因子,依据是在不同情况下 LH 和 FSH 的分泌可以被分离,但迄今仍未分离到 FSH 释放因子。目前,LHRH 既能促进 LH 释放,也能促进 FSH 释放的一元论观点仍被广泛接受,而且大家还认为将 LHRH 更名为促性腺激素释放激素(GnRH)会更为贴切。但也有人认为 FSH 释放因子是存在的,只是目前还没有分离得到而已。

(二)生物合成与降解

关于 GnRH 的生物合成目前所知甚少,有研究者向体外培养下丘脑碎片加入具有放射活性的脯氨酸和酪氨酸,在培养基质中发现有合成的放射性 GnRH 性质的物质。进一步向阉割动物的下丘脑组织培养液中加入睾

酮,则放射性氨基酸掺入 GnRH 的量减少。关于 GnRH 的体内合成,有些研究结果表明 GnRH 的合成方式与其他多肽类激素极其相似,GnRH 首先是被合成较大分子的前体,然后被下丘脑中的肽酶降解为具有生物活性的激素。用嘌呤霉素、环己亚胺或核糖核酸酶可以阻断 GnRH 合成,因此可以证明 GnRH 的细胞内合成部位是在核糖体。

GnRH 的体内降解过程是在组织和血浆的肽酶作用下在分子不同部位的肽键断裂而被降解失活。肽键断裂的部位取决于识别特定氨基酸连接的酶,酶对一切有这种连接的肽键均有裂解作用。例如,GnRH 分子中 PyroGlu-His 肽键的裂解酶对 TRH 分子中同样结构亦有裂解作用。另外,对下丘脑和垂体的相关研究揭示 GnRH 具有降解作用,相关研究表明 GnRH 分子被内切酶从分子内断裂为 GnRH-6 和 GnRH7-10 两个片段,这可能是 GnRH 的主要灭活机制。研究提示脯[9]-甘[10]也是肽酶的降解部位。这些降解酶有些已研究清楚,但是还不能阐明 GnRH 降解的生化学与 GnRH 灭活的生理机制的关系。有些研究表明肽酶降解 GnRH 可能调节下丘脑内可释放的 GnRH 的量。也有研究者认为性类固醇的反馈作用机制之一就是调节下丘脑内 GnRH 降解酶的活性,但还有待于进一步研究。

血浆中存在降解 GnRH 的肽酶,其中主要的裂解部位是在 Trp3-Ser4 和 Tyr5-Gly6 处。目前关于血浆中肽酶降解 GnRH 的意义尚不明确,因为在生物体内肾脏可能是主要的降解部位。在血液循环中,GnRH 的半衰期只有 5~8 分钟,而在离体血浆中,GnRH 的半衰期则较长,可达数小时。这一结果表明血浆中肽酶对 GnRH 的降解可能并不具有重要的生理意义。

二、GnRH 神经元的定位和神经传入

Barry 和 Dubois(1973)第一次用免疫细胞化学方法研究了 GnRH 的神经元定位。进一步研究不同种属的 GnRH 神经元分布,发现几乎所有种属 GnRH 的核周体定位是相同的。大量的体内外实验研究证明,分泌 GnRH 的细胞分布于下丘脑内侧视前区和视交叉上区,而紧张性分泌中枢是在弓状核、腹内侧区内,尤其是处于动情前期的动物的下丘脑弓状核及正中隆起处的 GnRH 含量明显升高,用免疫学方法研究证实内侧基底下丘脑和

GnRH 分泌密切相关,GnRH 主要存在于弓状核核周体,并沿着正中隆起定向分布,但弓状核的轴突中少见,因此研究者认为 GnRH 是在弓状核中合成的,后经正中隆起和第三脑室室管膜细胞(tanycyte)运送到垂体门脉。

用更精确的放射免疫分析法展开研究,结果表明,在视前区有一组 GnRH 神经元的胞体有突触伸入到正中隆起;而另一组的细胞体则位于弓状核发出纤维终止于下丘脑终板血管区(organum vasculosum laminae terminalis,OVLT),经第三脑室进入室管膜细胞进入垂体门脉。

GnRH 的胞体和神经纤维还在小鼠和大鼠的嗅结节中被发现。在杏仁中也发现有 GhRH 神经元。

含有 GnRH 免疫反应物质的脑区,其神经传入是广泛的,这表明神经信息经过高度复杂的整合过程而生成。这种神经信息不仅来自性激素的反馈调节机制,而且还来自环境因素和非特异刺激(如情绪刺激)。下丘脑多巴胺能神经元在调节 GnRH 分泌上具有重要作用。现已证明,在正中隆起,这些多巴胺能神经末梢和含 GnRH 神经末梢间存在着轴-轴联系。目前研究已证明多巴胺对 GnRH 的释放和促性腺激素分泌具有复杂的效应,一般认为支配下丘脑 GnRH 的神经发自脑干蓝斑的去甲肾上腺素能神经元,而中脑 5-羟色胺能神经元(有相当多的投射到交叉上核)则发出 LH 高潮的神经信号。中脑、前脑和边缘系统有相当多的神经纤维传入到下丘脑,这些神经纤维把外部(视、听、嗅)和内部因素的作用传向下丘脑调节 GnRH 释出。边缘系统主要传递嗅信号,这种作用对低等动物的生殖行为尤为重要。光信号则通过视网膜-下丘脑通路直接影响促性腺激素分泌。

大鼠的刺激和损毁研究证明,吻侧下丘脑和视前区向内侧基底下丘脑的神经传入对雌激素的正反馈效应以及发动排卵前引发 LH 高潮是必不可少的,而孤立的下丘脑(下丘脑"岛")本身可以维持正常低水平的促性腺激素分泌,说明以上部位在引发 LH 高潮上发挥了重要作用。对此,不同研究团队所获研究结果并不完全一致。

三、GnRH 的生理作用

(一)对垂体的作用的

一般认为 GnRH 从神经末梢释出是神经分泌过程,放射免疫分析法已测定垂体门脉血中 GnRH 的水平,这些研究肯定了分泌到垂体门脉血中的 GnRH 足以改变 LH 和 FSH 的分泌,甚至可以选择性地释放一种激素。

GnRH 在垂体门脉血中的放射免疫测定结果显示,其释放方式为脉冲式。体内研究证明 GnRH 分泌的脉冲幅度和频率对垂体反应大小至关重要,如给雌猴连续输注 GnRH 可以引起垂体反应消失,如果以大约每小时一个脉冲的 GnRH 间歇输注,则可重建正常垂体功能。更高频率输注会抑制促性腺激素分泌,提示 GnRH 释放方式在决定垂体反应性上是极其重要的。GnRH 对垂体作用的生物反应是使 LH 和 FSH 释出量增加,但在某些生理情况下(如青春期或月经周期时)血液循环中 LH∶FSH 的值会有变动。对此,多数人不认为另有 FSH 释放因子,而是由于类固醇的反馈机制改变了 GnRH 分泌率和垂体促性腺细胞的反应性所致,或者是来自性腺的抑制素(inhibin)使得 FSH 分泌量降低。此外,GnRH 对垂体有"自身预备作用"即反复注入 GnRH 时,LH 反应的幅度越来越高,但对 FSH 则无此作用。GnRH 不仅促进促性腺激素的释放,还能增加促性腺激素的合成。有实验证明下丘脑释放的 GnRH 调节垂体中 LH 和 FSH 的含量,从而决定其自垂体释出量。

(二)GnRH 对行为的影响

GnRH 对下丘脑和下丘脑外的一些神经元有兴奋和抑制两种效应。被 GnRH 刺激或抑制的神经元广泛分布于中枢神经系统,尤其是下丘脑和视前区,也被发现存在于膈、中脑中央灰质区和大脑皮质。视前区和下丘脑的神经元大多被 GnRH 兴奋,这些区域含有的 GnRH 神经元终止于正中隆起,有侧支到下丘脑和下丘脑外其他区域,可能参与各种行为的启动或调节。GnRH 是性行为的重要介导者,此种作用在动物实验研究中已得到证明,如给去垂体、去肾上腺、去性腺雌激素处理雌性大鼠静脉注射 GnBH 能增强其交配行为(脊柱前凸),在雄性动物的实验中也证明有同样的效应,如射精加速作用。GnRH 诱发交配行为在雄性必须有睾酮,在雌性则需有雌激素存在。类似研究指出 TRH 对交配行为具有抑制作用,TRH 和 GnRH 影响性行为的敏感部位限于内侧视前区、弓状核以及中脑中央灰质。在雌性大鼠的中脑中央灰质 GnRH 活性特别强,此处是下行轴突引起脊柱前凸反应的脑区,中脑中央灰质内注射 GnRH 抗血清抑制雌鼠的性行为。损伤雌性大鼠下丘脑、视前区后,性行为消失。

GnRH 促进大鼠的交配行为的观察研究,使人对 GnRH 用于治疗人类性功能障碍的可能性产生兴趣。对于正常人和性功能丧失的患者(主要是男性)的临床实验和治疗,有人报告在性欲方面有改善,也有人报告无此作用。

四、GnRH 的作用机制

GnRH 激活促性腺激素分泌亦为受体机制,但目前研究认为似乎不涉及腺苷酸环化酶。GnRH 与受体结合后通过磷脂酰肌醇二磷酸影响细胞内蛋白激酶 C 活性而促进促性腺激素的释放(见图 5-2)。也有人报道 GnRH 与受体结合后动员细胞内 Ca^{2+} 而促进激素释放。

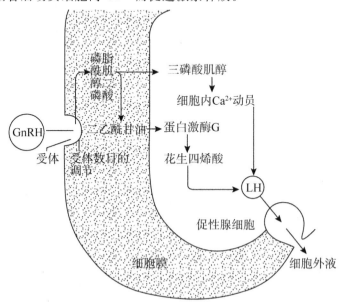

图 5-2　GnRH 的作用机制

五、LHRH 类似物

用 GnRH 裂解后的分子片段的实验研究结果表明,使 FSH 和 LH 分泌的作用要求完整的 GnRH 分子。去掉分子中任何一个氨基酸均不能引起 LH 和 FSH 释出,反之取代 GnRH 分子中一个或多个氨基酸的 GnRH 类似物,则表现为激动剂的作用或拮抗剂的作用。迄今已合成了几百种 GnRH 类似物,并试图从中找到促进或抑制受孕的药。具有 GnRH 拮抗作用的类似物,对 GnRH 受体高亲和力结合,长时间占据受体,排斥内源性 GnRH 的作用,使得 GnRH 生物作用降低或丧失。

在组[2]、色[3]和甘[6]位置上取代后的类似物具有拮抗剂作用,目前研究旨在寻找更有效的拮抗剂。发现上述三个部位的取代物抑制大鼠排卵但需要毫克剂量,在组[2]、色[3]、甘[6]和亮[7]取代的类似物,以微克剂量能抑制大鼠排卵。

具有强有力的 GnRH 激动剂作用的类似物取代部位是在甘[6]和亮[7],激动剂作用为增加受体亲和力及调节酶的活性、降低类似物降解等过程。缓慢摄入 GnRH 激动剂作为一种潜在的避孕方法,具有显著的生育调节意义。

第三节　促肾上腺皮质激素释放激素

一、研究历史及分离提取

早在 1955 年,体外研究证明下丘脑中存在一种刺激垂体前叶分泌 ACTH 的因子。这种物质当时被命名为促肾上腺皮质激素释放因子(corticotropin releasing factor,CRF)。但是进一步研究发现几种已知的物质对 ACTH 分泌都具有刺激作用,如加压素、催产素、去甲肾上腺素、肾上腺素和血管紧张素 II。许多研究工作者报告在下丘脑和神经垂体中含有一种具有 ACTH 释放活性的肽,并对其进行了进一步的研究,但是由于诸多原因,尚没有一种肽被确定为 CRF。

Vale 等(1981)报告了从羊的下丘脑分离出调节 ACTH 分泌的含 41 个氨基酸的肽，并鉴定其抽氨基酸顺序，后来又进行了合成，并鉴定其生物学性质，称之为 CRF。对 CRF 的研究，从它的提出到分离鉴定长达 25 年，其原因是在体内研究生物检定法不够灵敏，后来随着体外垂体细胞培养方法的建立以及对 ACTH 放射免疫分析法的应用，大大促进了 CRF 的研究，已初步确定 CRF_{41} 是促进 ACTH 释放的主要物质。

近年来，研究证明 ACTH 释放是受多因素调节的，这些因素包括 CRF_{41}、加压素、催产素、肾上腺素及去甲肾上腺素等。体外研究证明加压素本身对 ACTH 释放作用很弱，而与 CRF_{41} 一起则有累加作用。催产素的作用类似加压素。去甲肾上腺素和肾上腺素在应激情况下可增加 CRF 的反应。

二、化学结构及测定

有研究用 50 万只羊的下丘脑，通过精心设计的生化学提取方法最后得到约 90 μg 纯度为 80% 的 CRH。对这种提取物采用 Edman 降解测定，发现其一级结构为 41 个氨基酸组成的直链结构，具有游离的 N-末端和氨基化的 C-末端。

羊的 CRF 与几种已知的肽具有同源性，如钙调素、血管紧张素原等。进一步研究证明人和大鼠的 CRF 结构与羊的一致。CRF 肽链中从 15 到 41 片段具有 CRF 活性，目前多数研究者认为肽链的 C-端对 CRF 活性更重要。

用[Tyr^{22}, Gly^{23}]-CRF-1-23 免疫家兔得到的抗体可作为抗血清，用放射免疫分析法可测定羊、狗、大鼠、猴和人的下丘脑、正中隆起和垂体中 CRF 样免疫活性物质。

三、CRH 在体内的分布

用放射免疫分析法测定 CRH 的免疫反应性，在过程中发现几个种属存在于正中隆起。对羊、猪和猴已证明存在于其室旁核，有人证明室旁核 20% 的细胞含 CRF，含有催产素的某些区域也含有一定数量的 CRF。

除正中隆起外,在垂体后叶和其他下丘脑区发现含有 CRF 纤维。另外,用免疫组化法也证明 CRF 存在于杏仁中央核、大脑皮质、边缘区和脑干中。

四、CRH 的生理作用及机制

CRH 的生理作用主要是促进垂体前叶促肾上腺皮质细胞 ACTH 分泌及合成。腺垂体体外培养液中加入 CRH,促进^{14}C-苯丙氨酸掺入 ACTH,其速率约为不加入 CRF 的 15～26 倍。CRF 还对 ACTH 释放有促进作用。

在不同脑区均有 CRH 分布,提示 CRH 在中枢神经系统内可能也具有某种作用。在培养的大鼠下丘脑和大脑皮质细胞中,CRH 可刺激生长抑素的分泌。

除了垂体-肾上腺轴作用以外,CRH 还有另外的调节作用,如动物对应激的反应,给大鼠或狗脑室注射 CRH 引起交感神经系统的活动。脑内注射 CRH 可发现在几分钟内血中肾上腺素和去甲肾上腺素升高,继之,血浆胰高血糖素、葡萄糖水平、平均动脉血压及心率均上升。

CRH 还对某些行为产生影响,如脑室注射 CRH 大鼠行为活动增加,但影响行为活动的因素是复杂的,常常还包括环境因素等。

CRH 作用机制也是通过细胞膜受体,其细胞内机制包括两方面,一是通过 cAMP 系统,二是 CRH 与受体结合后引起细胞外 Ca^{2+} 内流,使细胞内 Ca^{2+} 升高。用分子杂交技术证明 CRH 能增加促肾上腺皮质细胞内 POMC 的 mRNA 的水平和 ACTH 的含量。

第四节　生长激素释放因子

一、GHRF 的研究历史及化学结构

20 世纪 60 年代，研究人员采用损伤大鼠下丘脑做实验，下丘脑损伤引起 GH 分泌不足，从而导致生长停止，认为下丘脑中含有促进 GH 分泌的生长激素释放因子(growth hormone releasing factor，GHRF)，还发现麻醉了的动物，包括灵长类和人类，出现明显的 GH 释放高潮，血中 GH 水平升高 10～100 倍。电刺激猫的室旁核，大鼠腹内侧核及正中隆起可增高血中 GH 水平。向体外垂体培养的介质中加入下丘脑提取液可促进 GH 释放，这些研究均表明下丘脑中存在 GHRF，但一直没有分离到这种释放因子。Schally 等(1969)认为分离到 GHRF，后来却证明只是血红蛋白的一个片段。

20 世纪 70 年代，从肢端肥大症病人胰腺肿瘤提取到对 GH 分泌具有刺激作用的提取物。80 年代，从肢端肥大症患者的垂体外肿瘤分离到部分纯化的 GHRF。Gronin 等(1982)对伴有 Turner's 症的肢端肥大患者手术摘除垂体肿瘤并未治愈，进一步检查证明胰腺有肿瘤，切除胰腺肿瘤后血中 GH 水平迅速从 70 ng/mL 降至 2 ng/mL。Guillemin 等(1984)和 Vale 等(1981)所在的两个实验室进一步进行体外培养及分析，分别从瘤组织获得具有 GH 释放作用的由 44 和 40 个氨基酸组成的两种肽。其中 44 肽被称作人胰腺生长激素释放因子(human pancreatic growth hormone releasing factor，hpGRF)，Vale 等(1981)则报告为 40 个和 37 个氨基酸的两种肽。这几种肽的体内外研究均证明其具有明显的生物活性，其中以 $GHRF_{40}$ 活性最高，Guillemin 等(1984)认为 $GHRF_{37}$ 和 $GHRF_{40}$ 是 $GHRF_{44}$ 的降解物。

有人从数千个人的下丘脑中分离出两种具有 GHRF 活性的组分，Guillemin 等(1984)证明了下丘脑中的 GHRF 与来自胰腺肿瘤的相同。大鼠的 GHRF 与人的具有明显差异(其中有 15 个氨基酸不同)。大鼠的

GHRF 为 43 肽,并有一游离的 C-末端。牛和猪的下丘脑的 GHRF 为 44 肽,羧端被酰胺化。根据目前研究可知 GHRF 存在种属差异。

二、GHRH 的分布

(一) 中枢神经系统

用免疫组化研究发现 GHRF 胞体位于弓状核。对人、猴、猪和大鼠的相关研究表明,在弓状核中 GHRF 胞体非常密集。电生理研究证明电刺激腹内侧核引起 GH 分泌。

GHRF 胞体除在弓状核、腹内侧核中密集外,在猫的海马体、杏仁核、壳核中,在大鼠的内侧前脑束、下丘脑背内侧核及室周核和穹窿附近也有分布。

尽管 GHRF 在中枢神经系统中有着较为广泛的分布,其中以下丘脑中浓度最高。人和猫的 GHRH 神经末梢对称分布在正中隆起外侧,平行于毛细血管走行,终止于垂体门脉血管。大鼠的 GHRF 纤维则主要分布在正中隆起中央。

(二) GHRF 在中枢神经系统外的分布

研究者在猴的实验中发现 GHRF 分布在垂体前叶细胞中,GHRF 样活性在人的胎盘、胰腺中存在,用放射免疫分析法测得 hGHRF 存在于人的空肠、十二指肠和胃的提取物中。

三、GHRF 的生理作用及可能的作用机制

生长激素分泌受生长抑素和生长激素释放因子双重调节。在正常情况下,GH 的分泌是每天以一定的时间间隔的脉冲式释出。给清醒大鼠注射 GHRF,发现在生长激素释放的谷期,GHRF 只有极小的刺激作用,而在峰期,GHRF 则明显刺激 GH 释放。如果用生长抑素抗血清处理大鼠,则在 GH 释放的谷期即有很强的类似 GH 自发释放高峰的 GH 释出。以上研究说明在生长激素的释放中生长抑素起着关键作用,GHRF 对 GH 的释出脉

冲是必要的。体外研究结果也证明 GHRF 对 GH 释放具有刺激作用。向垂体培养液中加入 GHRF,立即诱发 GH 释放,而且释放脉冲时间延长。

有关 GHRF 的研究还有许多方面没有最后确定,有待于进一步研究。

第五节　生长抑素

一、生长抑素的研究历史及化学结构

20 世纪 70 年代,研究人员在测定下丘脑 GHRH 过程中发现,下丘脑提取物中含有 GH 释放和抑制两种成分,由此提出 GH 分泌是由刺激因子(如 GHRF)和抑制因子(如 SS)调节的。随后,研究人员分别在猪和羊的下丘脑中发现了 GH 释放抑制因子。1973 年,研究确定其化学结构为 14 肽分子。后来,研究人员通过进一步研究发现其还包括此种 14 肽氨基端延长的生长抑素 28(SS-28)。现已证明 SS 和 SS-28 均为其主要生物活性型。1980 年,SS 的 cDNA 首次从鮟鱇鱼胰内分泌腺中克隆并测定。1982 年,有研究证明了人和大鼠的 SS cDNA。目前有人认为 SS 及 SS-28 的生理作用不同,前者主要起神经递质作用,后者则主要参与神经-体液调节,但仍有待于进一步深入研究。

SS 为一环状 14 肽,在第 3 位和第 14 位半胱氨酸间形成一双硫键,还原型线状结构与环状结构具有相同的生物活性,且无种属差异。

二、生长抑素的生物合成、分泌和降解

生长抑素的生物合成与一些其他肽类激素一样,首先合成大分子的前体,然后降解为小分子的生长抑素,在细胞的高尔基体内加工为分泌颗粒,经内质网转运到细胞膜,通过胞吐作用分泌到细胞外。

生长抑素在血液中半衰期很短,大约为 4 分钟。生长抑素可在某些肽酶的作用下裂解。现已证明在血浆、中枢神经系统及外周组织细胞质和溶酶体中的多种肽酶都有降解生长抑素的活力,主要降解部位是色[8]-赖[9]。体

内生长抑素的生物活性受有关降解酶活力的影响。肝肾患者血浆生长抑素半衰期延长,说明降解其活力的肽酶可能由肝、肾清除。

三、体内分布

(一) 神经系统中的分布

用放射免疫分析法和免疫组化法研究证明生长抑素广泛分布于中枢神经系统。脑内以正中隆起富含生长抑素神经末梢,细胞体分布于下丘脑各部,还包括视前区和室周核。弓状核和腹内侧核内也含有相当丰富的生长抑素。经正中隆起进入垂体门脉的生长抑素对垂体前叶 GH 等的分泌起着重要的调节作用。生长抑素神经元还终止于垂体后叶调节血管升压素和催产素的分泌。此外,大脑皮质也含有相当丰富的生长抑素。有人研究分析出大脑皮质内所含的生长抑素约占全脑总量的 22%,杏仁体内生长抑素的含量高于海马体内的,脑内生长抑素的 11% 集中于脑干和中脑。在脊髓中也发现有生长抑素。

(二) 胃肠道及胰腺中的分布

1. 胰腺中的分布

随着生长抑素抑制胰高血糖素和胰岛素的分泌被研究证明,有人试图确定生长抑素在胰腺局部的调节机制,现已证明生长抑素在大多数种属中主要存在于胰腺的"D"细胞。不同于胰岛的 α 和 β 细胞,"D"细胞通过其指状突起与其他胰岛细胞保持交错位置,通过激素系统将生长抑素分泌到其他胰岛细胞。

2. 胃肠道中的分布

在所有种属动物的消化道中均存在含生长抑素的上皮细胞。从人类中的胃到低位结肠,其含量逐渐降低,其中,胃窦部含有大量生长抑素细胞。

分泌生长抑素的细胞存在于胃和小肠的隐窝,并通过小的突起直接开口于胃和肠腔。氢离子和某些营养物质会调节生长抑素分泌。释放入小肠的生长抑素与位于小肠的胃泌素等细胞膜受体结合。

一般来说,脑中生长抑素对中枢神经系统外的生长抑素没有直接影响。下丘脑损伤,对胰腺的生长抑素也没有影响。

(三)其他内脏器官中的分布

唾液腺中含有生长抑素细胞,静脉给予生长抑素可减少唾液的分泌。

人的甲状旁腺的滤泡细胞中含有生长抑素。一些研究证明甲状腺髓质肿瘤细胞也能合成生长抑素,有研究报告指出生长抑素抑制降钙素的分泌。

免疫反应性生长抑素在蟾蜍肾脏收集管中存在已得到证实,但在哺乳动物中尚未发现。有人报告在人的肾脏中发现有免疫反应性的生长抑素,其分子量与在下丘脑中发现的相同。另外,在尿中也发现有生长抑素,对肾素的分泌有抑制作用。

四、生理作用

(一)对垂体的作用

1. 对 GH 的影响

有几方面的研究证明生长抑素调节 GH 的分泌。损伤生长抑素结节漏斗束,可导致正中隆起生长抑素耗竭,致使 GH 基础水平升高。电刺激前部室周区,可引起 GH 分泌抑制和增加生长抑素释放到垂体门脉血中。给动物生长抑素抗血清,可以中和内源性生长抑素因而调节 GH 的分泌。

当 GH 分泌不足时,正中隆起中生长抑素含量降低,给予 GH,则生长抑素发生逆转。

由此可见,生长抑素对 GH 分泌的影响可能是与 GH 释放因子相互作用,调节 GH 在基础和刺激情况下的分泌。

2. 调节 TSH 分泌

在大鼠的垂体制备物体外研究证明生长抑素抑制 TSH 释放、降低人和大鼠基础 TSH 水平,此种抑制作用在甲状腺功能减退时和给予 TRH 刺激后均可见到。给予生长抑素抗血清能够增强 TSH 对寒冷刺激的反应。以上研究结果指出在垂体水平 TSH 的分泌是受 TRH 和生长抑素相互作用调节的。甲状腺素可能通过下丘脑调节生长抑素的分泌。研究报告指出甲状腺功能减退时,大鼠下丘脑生长抑素含量降低。体外研究给正常大鼠下丘脑加入三碘酪氨酸刺激生长抑素分泌。在甲状腺功能减退时,大鼠垂体门脉血中生长抑素含量低于正常值。

(二)对胰、肠道的作用

1.对胰岛功能的调节

所有脊椎动物静脉给予生长抑素可抑制胰岛素和胰高血糖素分泌,经静脉给予生长抑素抗血清对胰岛素和胰高血糖素的分泌没有调节作用,但是如果向分离的胰岛加入生长抑素抗体,则胰高血糖素和胰岛素分泌增加。以上研究结果说明生长抑素对胰岛素和胰高血糖素的紧张性和刺激性分泌起调节作用。这种作用是通过局部的旁分泌作用影响胰岛细胞而实现的,而不是来自血液循环的生长抑素的作用。但目前关于胰腺中生长抑素与其他胰岛细胞相互作用控制胰岛功能的问题仍不清楚。生长抑素和两种胰岛激素的负反馈调节有关,胰高血糖素刺激生长抑素分泌,反过来,生长抑素作为胰高血糖素的释放抑制因子,又抑制了后者的分泌。胰岛素对生长抑素没有急性作用,损坏胰岛 β 细胞引起胰腺生长抑素分泌及胰腺中含量增加,在高血糖情况下用抗胰岛素抗血清可使胰岛的生长抑素释放增加。

2.对胃肠道的作用

生长抑素作为激素可以调节胃肠道的功能,被分泌入肠腔后可作用于脂类消化。生长抑素对胃肠道的大多数生理作用是对细胞产生直接影响,有些情况下则是对其他因素的抑制作用。比如,生长抑素妨碍胃的排空,部分是由于生长抑素抑制了"运动素"(促进固体食物自胃排空)的分泌。

生长抑素对所有胃肠外分泌腺的分泌都有抑制作用,包括胃、小肠、胰腺。从而影响消化吸收功能。有研究指出生长抑素可以阻止餐后甘油三酯升高,如果静脉注射生长抑素抗血清,则会引起餐后甘油三酯异常升高。据此有人提出生长抑素是作为真正的激素起调节作用的,而不是通过其旁分泌而发挥作用。

生长抑素也作为调节胃泌素反馈环的一部分刺激胃酸分泌。

3. 对胃肠道的保护作用

实验研究证明给予生长抑素能降低胃肠道、肝和胰腺等对某些化学物质的毒性反应。如在大鼠中，生长抑素可以阻止给予硫醇类（如硫乙胺等）引起的十二指肠溃疡的发生及硫乙胺引起的大鼠肾上腺皮质坏死，但其机制尚不明确。

（三）生长抑素对中枢神经递质和行为的影响

生长抑素对神经递质释放亦具有抑制作用。有研究已经证明生长抑素对小肠的乙酰胆碱释放、下丘脑和肾上腺髓质的去甲肾上腺素以及大鼠下丘脑 TRH 等的释放均有抑制作用。另外，生长抑素对大鼠海马突触体的乙酰胆碱、大脑皮质的去甲肾上腺素及几个其他脑区的 5-羟色胺释放则表现为刺激作用。脑室注射生长抑素可发现几个脑区多巴胺含量增加，边缘系统5-HT升高。

脑室注射生长抑素能引起许多不同的行为改变。在许多情况下，生长抑素会引起大脑皮质兴奋性增加，如果脑室注射生长抑素抗血清，能降低马前子碱诱导的激烈的捕食行为。如药理剂量过高，可引起"多动症"。

五、作用机制

关于生长抑素作用的生理生化机制，目前还不了解。对垂体和胰腺的研究表明，生长抑素的作用不像是由环化腺苷酸系统介导的。

生长抑素具有降低膜对 Ca^{2+} 通透性的作用，因此认为生长抑素的作用是关闭 Ca^{2+} 离子通道，或者是生长抑素阻断 Ca^{2+} 介导的细胞内反应。

六、人工合成类似物

由于生长抑素具有广泛的生理作用，人们早已研究合成其类似物。目前已经合成了具有选择性增强某一方面作用的类似物，如（D-半胱氨酸[14]）-GIH。这种类似物对 GH、胰岛素和胰高血糖素的分泌均有抑制作用，其抑制效力分别为生长抑素的 24%、10% 和 100%。由此表明分泌 GH、胰岛素和胰高血糖素的三种细胞的生长抑素受体识别相应配基的结构部分是不同的。

第六节　催乳素及促黑激素的下丘脑调节因子

一、催乳素释放抑制因子

Everett(1989)证明垂体前叶 PRL 释放处于下丘脑抑制性控制之下。如损伤下丘脑、切断垂体柄或将垂体移植到肾包囊均可使血中，PRL 水平明显升高。体外研究发现将下丘脑提取液加入垂体培养介质中，可抑制 PRL 释放。Meites(1977)称这类物质为 PRL 释放抑制因子(prolactin release inhibiting factor，PIF)。这种 PIF 作用于垂体前叶，抑制 PRL 合成和释放。有研究进一步证明吮乳可以耗竭 PIF 而使 PRL 释放增加。Grosvenor 等(1965)则证明牛的 PIF 存在于垂体柄-正中隆起的酸性提取物中。目前研究尚未确定 PIF 的化学本质，但许多研究结果证明有几种已知的因子对 PRL 释放起抑制作用。

在下丘脑正中隆起内侧栅状区的 DA 神经末梢终止于垂体门脉毛细血管上。在垂体门脉血中测得相当高水平的 DA。离体的垂体前叶组织或细胞的体外研究证明 DA 对 PRL 释放具有强烈的抑制作用，动物体内实验研究也证明了 DA 的这种抑制作用。在垂体前叶 PRL 细胞证明有 DA 受体，下丘脑 DA 释出减少伴有 PRL 释出增加。临床上应用 DA 激动剂——溴隐亭(Bromocriptine)对高 PRL 血症和溢乳不孕具有明显疗效。

目前认为 DA 即使不是唯一的也是非常重要的 PRL 释放抑制因子。

尽管 DA 在 PRL 释放上有重要抑制作用，但目前不能肯定认为 DA 是唯一的 PIF，因为去除 DA 的下丘脑提取物对垂体 PRL 释放仍有剂量依存性抑制效应。从 DA 对 PRL 释放抑制作用的研究还不能确定 DA 分泌到垂体门脉毛细血管中的速率与 PRL 反应幅度的关系。有人提出 γ-氨基丁酸(GABA)可能作用于垂体前叶抑制 PRL 分泌。γ-氨基丁酸的作用与催乳素细胞的 DA 受体无关。进一步研究发现此种氨基酸在正中隆起和垂体中含量不高，而且其对垂体作用极其有限，提示 GABA 在调节 PRL 释放中不起重要的生理作用。

二、催乳素释放因子

尽管相当多的研究均证明下丘脑对 PRL 释放有紧张性抑制作用,研究结果表明在某些情况下用 DA 的更新率变化不能解释 PRL 释放,例如,授乳大鼠血中催乳素水平升高,但下丘脑中 DA 更新率也增加,因此提出下丘脑中也存在 PRL 释放因子(prolactin releasing factor,PRP),但目前关于 PRF 的化学本质尚不清楚。

在垂体门脉血中存在相当量的 TRH 和 VIP,这两种肽均以 8～10 mol/L的亲和力结合于垂体前叶,刺激 PRL 释放,在 PRL 分泌细胞上有明确的这两种肽的识别位点。有实验结果证明这两种肽均能减弱 DA 对 PRL 释放的抑制作用。

三、黑色素细胞刺激素释放抑制因子和黑色素细胞刺激素释放因子

离断蟾蜍的垂体柄、损伤正中隆起或将垂体移至肾包囊,垂体中间叶细胞呈现过度活动状态,动物皮肤持续变黑,丧失对光反应。可能是垂体中间叶失去了下丘脑控制黑素细胞刺激素(melanocyte-stimulating hormone,MSH)分泌增加所致。体外研究也证明不同的下丘脑提取物对体外培养的垂体中间叶具有促进其 MSH 释放或抑制作用,因而提出了下丘脑中存在黑色素细胞刺激素释放抑制因子(melanocyte-stimulating hormone release-inhibiting factor, MIF)和黑色素细胞刺激素释放因子(melanocyte-stimulating hormone releasing factor,MRF)两种因子,而且以 MIF 活性为主。

1966 年就有学者开始进行 MIF 化学结构的研究,研究指出 MIF 的化学结构为三肽:脯-亮-甘氨酰胺。但进一步研究发现此种三肽分子在大鼠和家兔下丘脑中是一种肽链端解酶作用下自催产物分子 C-端断裂下来的三肽,因此认为具有 MIF 活性的这种三肽可能是催产素降解产物,这种三肽只能抑制蛙、大鼠 MSH 释放,在人体中则无此抑制作用。

在对 MIF 进行研究的同时，也有人给大鼠静脉注射下丘脑的提取物，发现血中 MSH 水平升高，认为下丘脑提取物中同时存在 MRF。有报道称其化学结构为：半胱-酪-异亮-谷-门冬-OH，这种五肽在毫微克即可使血浆 MSH 水平升高。有人认为这种五肽也是催产素降解产物，而且分析认为 MIF 和 MRF 是催产素在不同酶的作用下的裂解产物。亦有报道有多种 MIF 活性的肽，MSH 释放可能是受多种因子调节。目前 MIF 和 MRF 的化学本质还不能确定，有待进一步研究。

第六章　下丘脑-垂体系统

　　下丘脑与脑下垂体组成的一个完整的神经内分泌功能系统。此系统可分两部分：①下丘脑-腺垂体系统，是神经、体液性联系，即指下丘脑促垂体区的肽能神经元通过所分泌的肽类神经激素（释放激素和释放抑制激素），经垂体门脉系统转运到腺垂体，调节相应的腺垂体激素的分泌；②下丘脑-神经垂体系统。有直接神经联系，下丘脑视上核和室旁核的神经内分泌细胞所分泌的肽类神经激素可以通过轴浆流动方式，经轴突直接到达神经垂体，并贮存于此。

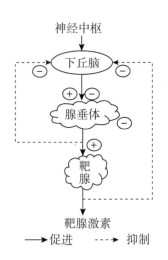

图 6-1　激素分泌的调节

　　下丘脑-腺垂体-靶腺轴在甲状腺激素、肾上腺皮质激素和性腺激素分泌的调节中起重要的作用，即构成三级水平的功能调节轴。一般来说，上位内分泌腺细胞分泌的激素对下位内分泌腺细胞的活动起促进作用；下位内分泌腺细胞作为上位内分泌细胞分泌的激素的靶细胞，其分泌的激素对上位内分泌腺细胞的活动有反馈作用，且多数起负反馈效应，从而可维持血液中各种激素水平保持相对稳定。调节轴的任何一个环节发生障碍，均可破坏体内这些激素水平的稳态（见图 6-1）。

第一节　下丘脑-垂体-甲状腺轴

下丘脑-垂体-甲状腺轴(hypothalamus-pituitary-thyroid axis),简称 HPT 轴,由下丘脑释放的促甲状腺素释放激素(TRH)-垂体促甲状腺素(TSH)-甲状腺素(T3、T4)所组成。TRH 是一种三肽化合物,可能是由大分子前体裂解而来,广泛分布于脑内,但在下丘脑的背侧部和腹侧部的合成率最高,正中隆起和垂体柄等含量较高。TRH 能促进 TSH 合成和分泌。静脉注射 1 mg TRH,可引起 TSH 增高 20 倍,血中 T3 和 T4 也相应增加,同时还具有促进催乳素分泌的作用,但与催乳素的关系尚不够明确。对 TSH 的作用机制是和垂体前叶 TSH 分泌细胞上的受体结合后,通过磷脂酰肌醇-Ca^{2+} 系统发挥作用。大脑的神经递质如肾上腺素和 5-HT 与其调节有关。去甲肾上腺素刺激 TRH 释放,而 5-HT 则会引起抑制作用。促甲状腺素是由 β 细胞合成和分泌的一种糖蛋白,具有 α 链(96 个氨基酸)和 β 链(113 个氨基酸),两条肽链。其功能是通过和甲状腺腺泡上皮细胞膜的受体相结合,激活腺苷酸环化酶-cAMP 系统而发挥作用,TSH 分泌被 TRH 促进,被 GIH 抑制,对寒冷刺激反射明显。

一、甲状腺的解剖及血液供应

甲状腺(thyroid)分左、右两叶,位于甲状软骨下方、气管的两侧,中间由峡部相连。甲状腺由内、外两层被膜包裹,即内层的固有被膜和外层的外科被膜。甲状腺靠外科被膜固定在气管和环状软骨上,左右两叶上极内侧有悬韧带将甲状腺悬吊在环状软骨上,故在做吞咽动作时,腺体随之上下移动。正常情况下不能清楚地看到或摸到甲状腺。在甲状腺两叶背面的两层被膜之间的间隙内,附有 4 个甲状旁腺。甲状旁腺分泌甲状旁腺素,调节体内钙的代谢,维持血钙和血磷的平衡。如果甲状旁腺被误伤或切除,可表现出低钙抽搐。

甲状腺附近的神经主要有喉上神经和喉返神经,均起自迷走神经。喉上神经有内支和外支。内支为感觉支,分布在喉与会厌黏膜上,若损伤后可导致会厌反射消失,饮水呛咳;外支为运动支,与甲状腺上动脉贴近,分布在环甲肌上,若被损伤可造成环甲肌瘫痪,使得声带松弛,声调降低。喉返神经在颈部位于甲状腺背侧的气管食管沟内,支配声带运动,若一侧喉返神经损伤时可造成声音嘶哑甚至失音;若双侧喉返神经损伤,可出现呼吸困难或窒息(见图 6-2)。

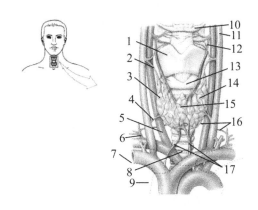

图 6-2　甲状腺的位置、解剖和血液供给示意

注:1.喉的甲状软骨;2.甲状腺上静脉;3.甲状腺右叶;4.甲状腺中静脉;5.颈总动脉;6.甲状颈干;7.锁骨的轮廓;8.气管;9.胸骨轮廓;10.舌骨;11.颈中动脉;12.甲状腺上动脉;13.喉的环状软骨;14.甲状腺左叶;15.甲状腺峡部;16.甲状腺下动脉;17.甲状腺下静脉。

二、甲状腺滤泡的结构

甲状腺是人体最大的传统的内分泌腺。内含许多腺泡(滤泡细胞),分泌甲状腺激素。在腺泡之间和腺泡上皮之间有滤泡旁细胞,又称 C 细胞,分泌降钙素(见图 6-3)。

图 6-3 表示腺泡是由单层的长方形上皮细胞围成,腺泡腔内充满胶质,后者是腺泡上皮细胞的分泌物,主要成分为含有甲状腺激素的甲状腺球蛋白。甲状腺滤泡的组织学结构如图 6-4 所示。正常腺泡上皮细胞通常为立方形,腺泡腔内的胶质是激素的储存库。当甲状腺受刺激或甲状腺功能亢

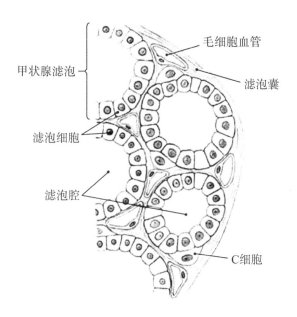

图 6-3 甲状腺的组织结构

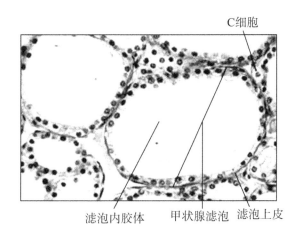

图 6-4 甲状腺滤泡的组织学结构

进(hyperthyroidism)时,细胞变高呈柱状,胶质减少;反之,甲状腺功能减退
(hypothyroid)时,细胞呈扁平形,而胶质增多。三种甲状腺滤泡如图 6-5
所示。

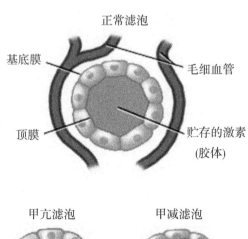

正常滤泡

基底膜 毛细血管

顶膜 贮存的激素
(胶体)

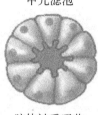

甲亢滤泡　　　　　　甲减滤泡

胶体被重吸收

图 6-5　三种甲状腺滤泡的结构

三、甲状腺及甲状腺素的功能

甲状腺的主要功能是摄取、贮存碘,合成和分泌甲状腺素。甲状腺素的主要功能是调节机体的物质和能量代谢,甲状腺素能加速全身细胞的氧化过程,促进蛋白质、脂类和碳水化合物的分解作用,提高机体代谢率。同时,对促进人体的生长发育,特别是骨骼和神经系统的生长发育也有重要作用。甲状腺素主要有以下几种功能。

(1)增加耗氧量和能量的消耗,对儿童甚至引起体温升高。

(2)增加心率和心肌收缩力量,通常可使血压上升。

(3)增加对交感神经刺激的敏感性。

(4)维持呼吸中枢对氧和二氧化碳变化的敏感性。

(5)刺激红细胞生成,从而增加氧的运输。

(6)刺激其他内分泌组织的活性。

(7)加速骨盐的更新,垂体前叶的促甲状腺激素能促进其分泌。

甲状腺功能亢进时,基础代谢增加,造成内分泌旺盛,会有以下生理特征:头痛、神经紧张、心跳及呼吸加速、体重减轻、失眠、手抖、多汗、怕热、疲倦、凸眼、消化不良、腹泻等,需要减少对甲状腺素主要物质碘的摄取量。

甲状腺功能减退时,会有以下生理特征:怕冷、疲倦、嗜睡、体重增加、水肿、精神迟钝等。

食物中碘为主要成分,当碘缺乏时会造成甲状腺合成减少,引起甲状腺肿胀,俗称"大脖子病"。东周时,中国已经有了关于甲状腺病的记载,在晋朝时,已经知道了用海藻可以治疗此病。

四、甲状腺的功能调节

甲状腺功能主要受下丘脑与垂体的调节。下丘脑、垂体与甲状腺构成调节轴,共同调节甲状腺功能。此外,甲状腺还可进行自身调节。

(一)腺垂体 TSH 对甲状腺的调节

TSH 是调节甲状腺功能的主要激素。TSH 对甲状腺功能的调节作用主要表现在以下两个方面。

1. TSH 促进碘代谢

TSH 作用于碘代谢的所有环节,如促进甲状腺球蛋白水解、I^- 的转运、活化、酪氨酸的碘化和碘泵活性等。其中,一方面,I^- 的活化和酪氨酸碘化是在同一过氧化物酶的催化下完成的,且必须有辅因子 NADPH 的参与,故凡可抑制此酶活性的药物、生物碱及其他化学物质均可拮抗 TSH 的作用。另一方面,除大剂量碘盐外,其他与 I^- 大小接近的阴离子,如 SCN^-、ClO_4^- 等,都可与 I^- 竞争转运蛋白而阻碍甲状腺的聚碘功能。一般认为,TSH 可促进 NIS 的基因表达,故在 TSH 的作用下,甲状腺摄碘明显增多。

2. TSH 促进 T3、T4 合成

在正常情况下,TSH 是 T3、T4 合成与分泌的主要调节激素。TSH 的作用是通过其 β 链与甲状腺滤泡膜上的 TSH 受体结合而发生的。保持 TSH 活性的必备条件是 α 与 β 两条链为结合状态。TSH 对甲状腺的作用表现在以下几个方面：①与膜受体结合后，激活 AC，使细胞内的 cAMP 生成增多；②促进甲状腺球蛋白的碘化（H_2O_2 生成增多）；③促进细胞内甲状腺球蛋白向滤泡腔的释放；④滤泡细胞顶部边缘假足增多，伴胶质的胞饮、吞噬溶酶体的形成及 T3、T4 的分泌；⑤长期受过量 TSH 的刺激，甲状腺细胞增生肥大并导致弥漫性甲状腺肿，但 TSH 不是致甲状腺肿的唯一因素；⑥甲状腺内的葡萄糖氧化加快。以上作用的总效果是甲状腺功能增强，TH 的合成和分泌增多。

（二）下丘脑对腺垂体的调节

一方面，下丘脑的 TRH 细胞分泌 TRH，促进腺垂体 TSH 细胞的功能；另一方面，下丘脑分泌的 SS 可减少或阻滞 TSH 的释放与合成。TRH 由焦谷氨酸-组氨酸-脯氨酰胺组成，通过 cAMP 依赖性蛋白激酶（cAMP dependent protein Kinase，cAMP-PK）系统而发挥生物学作用。不过，TRH 促进 TSH 分泌的作用也有其特殊性，因为用嘌呤霉素阻断 TSH 细胞的蛋白质合成后，其促 TSH 释放作用仍存在。TRH 神经元接受中枢神经系统其他部位的调控，这些部位的神经元将环境刺激与 TRH 神经元网络起来，并借 TRH 神经元与腺垂体建立神经-体液调节联系。例如，寒冷刺激的信息传递到中枢神经系统后，一方面，再传递到下丘脑的体温调节中枢；另一方面，又立即传递到附近的 TRH 神经元，使 TRH 分泌增多，进而增加 TSH 的分泌，血 T3、T4 随之升高。一些细胞因子，如 IL-1、IL-6、TNF 可促进中枢神经递质（如 NE）的释放，后者具有兴奋 TRH 及 TSH 的分泌作用；而另一些因子，如 5-HT、阿片样肽 SS、DA 等又对 TRH 及 TSH 的分泌有抑制作用（以抑制 TSH 为主）。外科手术或重症创伤等应激刺激可引起 SS 的分泌，使 TSH 释放减少，T3、T4 分泌量降低，以降低机体的代谢消耗。

下丘脑的 TRH 神经元在合成前 TRH 原（prepro-TRH）的过程中，产生 Ps4 肽（prepro-TRH 160-169），Ps4 是 TRH 促进 TSH 和 PRL 分泌的刺激物，在脑室中注射 Ps4 可减少脑内 Ps4 的分泌。同时注射 Ps4 和 TRH 可增加胃酸分泌。体内许多组织中都分布有 Ps4 的高亲和性受体，其中垂体前叶树突细胞上的 Ps4 受体密度最高，其次为膀胱、中枢神经组织、生殖器、胰腺和输精管等。*prepro-TRH* 基因表达障碍(如敲除 *prepro-TRH* 基因动物)可导致高血糖症和下丘脑性甲减。

TRH 对 TSH 的调节可理解为"质"的调节和"量"的调节两个方面。所谓"量"的调节即为通常所指的 TRH 对 TSH 分泌量的调控作用,TRH 分泌增多,TSH 合成亦增多,反之则减少。"质"的调节为 TRH 促进 TSH 细胞合成在结构上和生物活性上完全正常的 TSH,其关键作用是使 TSH 的寡糖链具备完整的结构和活性,但有时分泌的 TSH 的免疫活性正常而生物活性下降(质的调节障碍),其原因是修饰、糖化 TSH 链上寡糖的合成酶缺陷(门冬氨酸残基不能与糖结合);只有当质和量的两种调节都正常时,TRH-TSH-TH 的调节才可能正常。

静脉注射药理量的 TRH,正常的 TSH 细胞将发生强烈反应,TSH 的分泌量明显增多;但如 TSH 细胞长期缺乏 TRH 的基础兴奋性刺激,其反应能力可明显下降。这说明 TRH 在维持正常的 TH 分泌中起着经常性、生理性的促进作用,而 SS 对甲状腺功能的生理意义尚未完全阐明,可能主要是调节机体在应激或长期不良环境中的代谢过程,起着对机体的某种保护作用。

(三)TH 对下丘脑-垂体的反馈调节

血液中的 T3、T4 浓度的下降对腺垂体的 TSH 存在着经常性负反馈调节作用。当血中的游离 T3 和游离 T4 增高时,T3、T4 与 TSH 细胞核特异性受体的结合量增多,产生"抑制性 G 蛋白",TSH 的释放与合成减少,同时对 TRH 的反应性亦降低。这种反馈抑制作用是通过合成新的抑制性 G 蛋白产生的,因而与 TRH 引起的 TSH 释放在时效上有明显差异。在通常情况下,T3、T4 对 TSH 细胞的反馈抑制和 TRH 的兴奋作用是相互拮抗、互相制约的,共同调节着腺垂体 TSH 的释放量,其中以 T4 与 T3 对 TSH 的反馈调节作用占优势。在病理情况下,T3、T4 的反馈调节作用可占压倒优势,以致无法表现出 TRH 对 TSH 的兴奋作用。例如,GD(弥漫性毒性甲状腺肿)甲亢时,由于过高的 T3、T4 对腺垂体 TSH 细胞的强烈抑制作用,即使大剂量的 TRH 亦不能兴奋 TSH 细胞,TRH 兴奋试验呈阴性反应

（TSH 对 TRH 无反应）。

T3、T4 对下丘脑 TRH 细胞的反馈作用机制仍有待阐明。

（四）其他体液因素对下丘脑-垂体-甲状腺轴的调节

一些激素对下丘脑的 TRH 和腺垂体的 TSH 有调节作用。雌激素可增强 TSH 细胞对 TRH 的反应性，SS 和肾上腺皮质激素的作用则相反，糖皮质激素可明显抑制下丘脑 TRH 的释放，血 TSH 下降主要是由于糖皮质激素可增强下丘脑 SS 能神经和 DA 能神经对 TRH 的抑制作用，使得 TSH 对 TRH 的反应性下降所致。在下丘脑中，神经元的肽类激素组成各种不同功能的调节环路。例如，CRH 和 TRH 组成的环路主要是调节热能生成和应激反应。一些免疫性神经递质对 TRH 有强烈的抑制作用，内啡肽、褪黑激素可调节食欲素（orexin）的分泌和热能的生成作用。TRH 还是瘦素/NPY/CRH 的食欲和体重调节环路中的成员，参与食欲、摄食、饱感、体重和热能生成的中枢调节。通过 cAMP 生成增多而发挥生物学作用的激素或化学物质可增加 TH 的分泌，其中较明显者为肾上腺素和前列腺素。甲状腺滤泡细胞膜上还存在许多免疫活性物质和细胞因子的受体，因而，甲状腺和甲状腺外分泌的许多激素性物质和免疫活性物质均可影响甲状腺功能。例如，胸腺素可调节 T3、T4 的合成和分泌 PRL 可影响 IFN-γ、IL-4 等促使甲状腺滤泡细胞表面 HLA-DR 和 CD_{40} 的表达，参与自身免疫性甲状腺疾病（AITD），尤其是 GD 的发病过程。

临床上发现，各种甲状腺疾病（包括单纯性甲状腺肿、甲状腺结节、AITD 和甲状腺肿瘤等）的发病率均是女性高于男性，这种差异可能与性激素水平有关。青年人的分化型甲状腺癌的肿块较成年人大，淋巴结转移和远处转移较成年人早，但其预后却较好于成年人。甲状腺组织中存在性激素受体，而且腺组织中的雌激素受体和孕激素受体数明显高于正常甲状腺组织和甲状腺肿、甲状腺结节，甚至甲状腺腺瘤组织，似乎甲状腺滤泡增生的程度与雌、孕激素受体数存在一定的正变关系。这说明，甲状腺组织增生和甲状腺癌具有一定的性激素依赖性。但是，甲状腺组织细胞还存在 PRL 和雄激素受体，性激素对甲状腺增生、甲状腺肿瘤的病因影响及其相互作用有待于进一步研究。女性易患甲状腺肿,研究发现,甲状腺滤泡上皮细胞中含有 E_2 受体 α,雌激素可通过 E_2 受体促进细胞生长,抑制 NIS 的表达,这可能是女性易患甲状腺肿的原因之一。

(五)甲状腺的自身调节

与其他内分泌腺不同,甲状腺具有明显的自我调节机制,在某些情况下具有极为重要的临床意义。所谓甲状腺的自我调节是指除了由 TSH 或其他循环激素调节外,甲状腺组织本身对无机碘的摄取、甲状腺激素的合成和分泌进行调节的能力。这种调节作用即使在去除垂体的动物中仍然存在。

1. Wolff-Chaikoff 阻滞与脱逸现象

Wolff-Chaikoff 阻滞现象是指当甲状腺内的 I⁻ 增加到一定浓度时,甲状腺球蛋白的碘化及 TH 的合成减少甚至停止,这是甲状腺固有的一种保护性反应,防止摄入大量碘时的毒性作用。脱逸现象是指 Wolff-Chaikoff 阻滞现象逐渐消失后,甲状腺激素的合成与释放重新恢复正常的现象。Wolff-Chaikoff 阻滞作用除可经常性调节 TH 的合成与分泌,协助甲状腺功能稳定在机体所需的范围内外,还在临床上用于甲亢危象的抢救。其作用迅速可靠,大剂量无机碘能立即阻断 TH 的合成与分泌。

Wolff-Chaikoff 阻滞现象不会导致甲减。阻抑作用可能与一种未知的有机碘中间产物反馈抑制碘的浓聚有关,但在甲状腺内 I⁻ 降低后,对甲状腺球蛋白碘化阻滞的作用既被解除,又恢复了 TH 的合成。相反,当碘摄入不足时,甲状腺的碘代谢在缺乏 TSH 刺激的情况下仍是活跃的,聚碘功能增强,并可通过甲状腺自身调节来增加碘的生物利用率(合成较多的 T3)以代偿碘的缺乏,使甲状腺功能得到部分代偿。垂体 TSH 缺乏性甲减患者由于甲状腺自身调节作用的代偿,较少发生黏液水肿性昏迷。在某些病理状况下,Wolff-Chaikoff 阻滞作用可发生异常。例如,一些慢性淋巴细胞性甲状腺炎患者在大量服碘后,因甲状腺的自身调节障碍而发生碘甲减(iodine-related hypothyroidism)。

Wolff-Chaikoff 阻滞与脱逸现象是甲状腺功能调节中的两个重要阶段,它们共同反映了碘摄入与甲状腺激素合成之间的复杂关系。在碘摄入过量时,机体会通过 Wolff-Chaikoff 阻滞现象来抑制甲状腺激素的合成,以保护甲状腺免受损伤;而随着碘摄入量的减少和机体对碘的代谢,脱逸现象则标志着甲状腺功能的恢复。然而,对于碘致甲亢患者来说,在脱逸现象出现后仍需密切监测甲状腺功能,以防止甲亢复发或加重。

2. 有机碘含量对 TSH 敏感性的调节

在一定范围内,有机碘的含量可调节 TSH 的敏感性。当有机碘含量增高时,TSH 中介的 cAMP 反应较弱、较小;相反,当有机碘含量降低时,TSH 中介的 cAMP 反应则较强、较大。目前认为这种调节因素是有机碘的中间产物,仅其性质和详细机制不明,上述 Wolff-Chaikoff 阻滞与脱逸现象和有机碘量对 TSH 敏感性的调节作用可归纳如下:当摄入碘过多时,碘的转运机制受抑制,即过量的碘具有抗甲状腺作用,但继续增加碘的摄入,这种抗甲状腺作用又开始消失,出现所谓的脱逸现象。

3. 甲状腺内 T3/T4 比值的自身调节

甲状腺具有自动调节 T3/T4 比值的作用。自动调节因子可能是与有机碘相关的某些因子。当碘缺乏时,T3/T4 的比值升高;而当碘过多时,比值下降。此外,甲状腺内的细胞因子也具有一定程度的自身调节作用。

4. 甲状腺球蛋白(Thyroglobulin,Tg)与 Na^+/I^- 同向转运体(Na^+/I^- symporter,NIS)之间的调节

Tg 是甲状腺激素特异基因表达的强力抑制物,Tg 可拮抗 TSH 对基因表达的促进作用,在 Tg、TSH 及其基因表达间形成反馈调节系统,这种调节系统仅存在于甲状腺内,故属于自身调节的一部分。研究证明,生理浓度的 Tg 可抑制 TSH 介导的 NIS 基因增强子的活性及 NIS 介导的 I^- 摄取,如 I^- 积蓄在滤泡细胞的浆膜顶部的滤泡腔界面,I^- 的摄取下降,提高了 Tg,抑制 NIS 依赖性碘的摄取过程。从培养液中移除 Tg、保留 TSH,NIS 和血管内皮细胞生长因子/血管可通透性因子 mRNA 升高。因此,当 Tg 在滤泡腔积蓄时也可抑制 TSH 对滤泡上皮细胞的摄碘功能和血管通透性的促进作用。滤泡细胞转运碘除依赖于 NIS 外,也与碘的转运通道有关。滤泡细胞顶部的碘通道含有一种称为 pendrin 的通道蛋白,而 Tg 则为这种蛋

白质的转录调节因子,Tg 抑制 NIS 基因表达而增强 pendrin 基因的表达,这表明在甲状腺激素的合成中,还有 NIS、pendrin 和 Tg 之间的相互自动调节参与。

下丘脑-垂体-甲状腺轴的调节可总结如图 6-6 所示:应激刺激时,中枢释放 NE 和组胺等,刺激 TRH 的分泌,抑制 GHRH 的分泌;腺垂体的抑制性蛋白质性质未明,可能包括 IL-1、IL-6、TNF 等细胞因子,抑制 TSH 的合成和分泌;作用于腺垂体的雌激素、GH 和糖皮质激素主要来源于循环血液,而 NE、组胺、DA、阿片样肽与 5-HT 等主要来源于下丘脑。

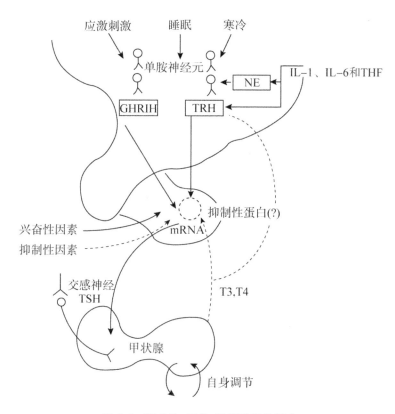

图 6-6 下丘脑-垂体-甲状腺轴的调节

第二节　下丘脑-垂体-肾上腺轴

下丘脑-垂体-肾上腺轴（hypothalamus-pituitary-adrenal cortex axis，HPA），也被称作边缘系统—下丘脑-垂体-肾上腺轴（limbic-hypothalamus-pituitary-adrenal cortex axis，LHPA），是一个直接作用和反馈互动的复杂集合，包括下丘脑（脑内的一个中空漏斗状区域）、脑垂体（下丘脑下部的一个豌豆状结构），以及肾上腺（肾脏上部的一个小圆锥状器官）。这三者之间的互动构成了 HPA。HPA 是神经内分泌系统的重要部分，参与控制应激的反应，并调节许多身体活动，如消化、免疫系统、心情和情绪，以及能量贮存和消耗。从最原始的有机体到人类，许多物种都有 HPA。它是一个协调腺体、激素和部分中脑［特别是参与介导一般适应综合征（general adaptation syndrome，GAS）的中脑区域］相互作用的主要机制。

一、肾上腺解剖

肾上腺为腹膜外的内分泌器官，位于腹膜和腹后壁之间、两肾的上内方，约与第 11 胸椎高度平齐，一般左肾上腺稍高于右肾上腺。肾上腺与肾共同包被于肾筋膜内，肾上腺依靠本身的筋膜固定其位置，左肾上腺固定于主动脉，右肾上腺固定于下腔静脉和肝脏，因此肾上腺不随肾脏上下移动而移位。肾上腺高 4～6 cm、宽 2～3 cm、厚 0.5～1.0 cm、重 4～7 g。一般认为，成人的肾上腺重量无性别、年龄和体重差异，但 Ghorashi 和 Holmes（1976）报道 200 例尸检结果认为肾上腺重量、体积与个体的体重、体表面积有关，男性较女性重约 11%。

左肾上腺前面的上部结网膜囊与胃后壁相隔，下部与胰尾、脾血管相邻，内侧缘接近腹主动脉。右肾上腺的前面为肝脏，其外上部无腹膜，直接与肝的裸区相邻，内侧缘紧邻下腔静脉。左、右肾上腺的后面均为膈。肾上腺外观呈浅黄色，腺体扁平，形态多变。一般左肾上腺为半月形（65%），右肾上腺为锥形（平面观为三角形，78%）。但在正常人群中，左、右肾上腺的形态均有较多变异。

迷走肾上腺(异位肾上腺、副肾上腺)是指在胚胎发育期间,少数肾上腺细胞可能会迁移到异常位置并发育成肾上腺组织。迷走皮质的情况比迷走髓质常见,而混合型(皮质-髓质复合型)较为罕见。迷走肾上腺患者通常正常肾上腺仍然存在,但在极少数情况下可能会出现一侧缺如的情况。迷走肾上腺可能出现在多种异常位置,主要包括肾上腺周围的脂肪和结缔组织内、肾脏、腹主动脉旁、脾脏附近、胰腺、肝脏、盆腔、睾丸、阴囊、卵巢、子宫阔韧带、阴道壁,甚至颅内。

嗜铬细胞与交感神经细胞同源,后者分布更广,故异位性单纯髓质型嗜铬细胞可出现于机体的各部位。

二、肾上腺的胚胎学与组织学

(一)肾上腺的胚胎学

肾上腺由皮质和髓质组成,两者的起源不同。一般认为,皮质起源于中胚层,髓质起源于外胚层。

1. 肾上腺皮质

肾上腺皮质来自排列于生殖嵴附近的体腔内层的中胚层细胞。至妊娠2个月,神经外胚层细胞移行进入原始皮质而形成髓质,开始形成胎儿肾上腺。至妊娠中期,肾上腺体积随其血管增多而迅速增大,甚至暂时超过肾脏的体积。至妊娠4~6个月,肾上腺外表的一薄层皮质细胞的发育趋于成熟,形成永久性皮质。肾上腺内部的胚胎皮质含肾上腺细胞团的大部分,在出生时相当于整个肾上腺的3/4。出生后,胚胎皮质迅速退化,至出生2个月左右仅占1/4,1岁左右消失。胎儿出生后的胚胎肾上腺退化可分为两个时期:自出生时至2周龄时退化很快为快速退化期;从2周龄至1岁龄左右为缓慢退化期。在快速退化期,胚胎肾上腺从 $8017~mm^3$(38 例)降至 $248~mm^3$(从容量的 70% 降至 3%),肾上腺实质细胞数从 3.00×10^9 降至 0.15×10^9(从总数的 40% 降至 5%)。退化过程实际上是实质细胞大量凋亡(凋亡指数为 0.20~0.30)和出血性变化的结果,而永久性皮质不断增殖,至出生时,已形成皮质球状带和束状带。胚胎皮质退化和永久性皮质增殖,使肾上腺的总重量在出生后迅速下降(1 岁时降至 3～4 g),这可能与来自胎盘的雌激素和母体垂体 ACTH 的急促消失有关。此后,肾上腺的生长与躯体的生长平行。肾上腺皮质网状带在出生后的第一年开始发育,至出生后第三年,永久性皮质的发育已完成,形成由外而内的球状带、束状带和网状带。青春期前,肾上腺发育极慢,整个变化以皮质最为明显。类固醇生成因子-1(steroidogenic factor-1,SF-1),一种孤儿核受体(orphan nuclear receptor),为肾上腺皮质和性腺发育、类固醇生成调节所必需。胎儿的肾上腺发育主要受胎儿胎盘自身的 CRH-ACTH 系统、CHRH-GH-IGF-1/IGF-2 和细胞因子-生长因子系统(IGFs-TGFβ-bFGF 等)的调节。

2.肾上腺髓质

肾上腺髓质起源于神经嵴的外胚层细胞向两侧移行,分化成交感神经细胞和嗜铬细胞。交感神经细胞形成脊柱旁和主动脉前的交感神经节,节后交感神经元由此逐渐生长发育。嗜铬细胞则向发育中的肾上腺皮质移行并进入皮质内,形成肾上腺髓质。另一部分与交感神经系统的发生密切相关的外胚层细胞形成了肾上腺外的嗜铬细胞群或嗜铬体。肾上腺外嗜铬细胞大部分位于腹主动脉前交感神经丛或脊柱旁交感神经链外。在胚胎期,嗜铬细胞多处分布;到成年期保留的一般只有肾上腺髓质的嗜铬细胞。外胚层细胞-神经系统-嗜铬细胞间在发生学上密切相关,此为异位嗜铬细胞瘤发生的胚胎学原因。

(二)肾上腺的组织学

1.肾上腺皮质

肾上腺皮质占肾上腺总体积的 80%～90%,根据皮质细胞的形态结构、排列、血管和结缔组织结构等特征可将皮质分为球状带、束状带和网状带。

(1)球状带(zona glomerulosa)

球状带位于被膜下,较薄,约占皮质总体积的 15%。细胞较小,呈矮柱状或锥形,胞质与核的比例较小,胞质内脂滴量中等。与其他两个带比较,其核较小而染色质更浓密。球状带细胞排列呈球状,细胞团之间为窦状毛细血管和少量结缔组织。

(2)束状带(zona fasciculata)

束状带是皮质中最厚的部分,约占皮质的78%。束状带细胞与球状带细胞可交错排列,在一些部位并向球状带内延伸,甚至可达被膜,使得两带的分界不清。束状带细胞的胞体比皮质其他两带的细胞大,呈多边形。胞质与核的比值大。由于胞质含大量脂滴,在常规切片标本中,因脂滴被溶解,染色浅而形成明亮的空泡,因而有"明亮细胞"之称。束状带细胞排列成单行或双行细胞索,呈放射状,索间为窦状毛细血管和结缔组织小梁。

(3)网状带(zona reticularis)

网状带位于肾上腺皮质的最内层,约占皮质总体积的7%。细胞索相互吻合成网,网间为窦状毛细血管和少量结缔组织。网状带与束状带和肾上腺髓质的分界较清楚。网状带细胞较束状带的小,胞质脂滴少。成人的网状带含大量脂褐质颗粒,因而染色较束状带深,与其他两带的细胞比较,胞质与核的比例中等。

在中央静脉的周围围绕着肾上腺皮质细胞,内层是球状带细胞,外层为束状带细胞。

(4)肾上腺皮质细胞的超微结构

肾上腺皮质细胞分泌的激素为类固醇激素,细胞只有分泌类固醇激素细胞的超微结构特征。束状带细胞内含有大量脂滴,束状带和网状带细胞的滑面内质网非常发达,并含有较多脂褐质颗粒和微绒毛。在形态上,三个带的线粒体也有明显区别,球状带的线粒体细长,线粒体嵴呈薄片状;束状带细胞的线粒体呈卵圆形或球形,含有囊泡状嵴;而网状带细胞的线粒体为卵圆形,线粒体嵴呈管状。

2. 肾上腺髓质

肾上腺髓质由皮质所包围,两侧髓质的总重量约为1.0 g,占双侧肾上腺体积的10%左右。髓质几乎全部由排列成索的髓质细胞组成,细胞索间含神经、结缔组织和血管。髓质细胞呈多边形,如用含铬盐的固定液固定标本,胞质内呈现出黄褐色的嗜铬颗粒,因而髓质细胞又称为嗜铬细胞。电镜下,髓质细胞最显著的特征是胞质内含有许多被电子密度较高的质膜所包被的分泌颗粒,直径为 $100\sim300$ nm,与交感神经末梢所含的颗粒类似。根据颗粒内所含物质的差别,髓质细胞被分为两类。一类为肾上腺素细胞,颗粒内含肾上腺素(adrenaline/epinephrine,E)。人类肾上腺髓质儿茶酚胺储备的85%左右是肾上腺素。另一类为 NE 细胞,颗粒内含 NE。此外与交感神经末梢类似的颗粒内还含有非儿茶酚胺类活性介质(如嗜铬颗粒蛋白,ATP 等)。

髓质细胞可与交感神经节前纤维形成突触,节前纤维末梢释放乙酰胆碱作用于髓质细胞,引起髓质细胞分泌颗粒释放 E 或 NE。在体外培养中,肾上腺髓质的嗜铬细胞可出现 4 种形态不同的细胞:①Ⅰ型细胞(约 49%)的胞质电子密度高,分泌颗粒致密;②Ⅱ型嗜铬细胞(21%)的胞质电子密度亦高,但颗粒较大;③Ⅲ型细胞(约 25%)的胞质电子密度低,颗粒有空泡,但高尔基体发育良好;④Ⅳ型细胞(占极少数)的胞质电子密度中等,粗面内质网丰富。进一步观察发现Ⅰ型、Ⅲ型细胞为肾上腺素分泌细胞,而Ⅱ型细胞(也可能包括Ⅳ型细胞)为 NE 分泌细胞。

肾上腺被膜下动脉丛经皮质呈向心性延伸进入髓质并延续成髓质毛细血管网。网状带的毛细血管聚合形成较大的静脉窦至髓质,与髓质毛细血管汇合,最后形成肾上腺静脉而回流至腔静脉(右)和肾静脉(左)。

在 T8~L12 脊髓节段中,有典型的胆碱能节前交感神经元支配髓质细胞。神经支配的主要部分来自同侧的内脏大神经(T5~T9)。此外,从交感链、交感神经节或肾上神经节发出的节后交感神经支配皮质血管。T3 横断面以上的脊髓通常与肾上腺素分泌减少有关,此断面以下部分则不影响肾上腺素的分泌。

三、肾上腺素及其功能

肾上腺皮质产生 20 多种类固醇激素,统称为肾上腺皮质类固醇。它们在血液中与皮质激素运载蛋白结合。肾上腺髓质有两种分泌细胞,一种产生肾上腺素,另一种产生去甲肾上腺素,证据是髓质的不同区域分布有两种典型的细胞,它们对分泌活动的调节也不同(见表 6-1)。

表 6-1　肾上腺激素

区　带	激　素	靶器官	激素的作用	调节控制
皮质球状带	盐皮质激素主要是醛固酮	肾脏	增加肾脏重吸收钠和水（特别是抗利尿激素存在时），促进尿中钾的排泄	血管紧张素Ⅱ刺激其分泌，心房钠尿肽抑制其分泌
皮质束状带	糖皮质激素皮质醇（氢化可的松）、皮质酮和可的松	多数细胞	使骨骼肌氨基酸和脂肪组织的脂质释放，促进肝糖原形成和周围组织脂类利用，抗炎效应	来自垂体前叶的ACTH刺激其分泌
皮质网状带	雄激素	多数细胞	正常情况下不确定	ACTH作用不确定
髓质	肾上腺素去甲肾上腺素	多数细胞	增加心脏功能，血压上升，肝糖原分解，脂肪组织释放脂类	交感节前纤维刺激其分泌

　　肾上腺皮质激素可分为糖皮质激素（以皮质醇为代表）和盐皮质激素（以醛固酮为代表）两类。这两类激素在生物学活性上存在一定的重叠，即糖皮质激素具有一些盐皮质激素的活性，反之亦然。因此，在某些疾病状态下，大量产生的糖皮质激素也可能表现出某些盐皮质激素的效应，确定每种激素的分类取决于其占优势的生物学活性。例如，醛固酮表现出的盐皮质激素活性远远超过其糖皮质激素活性，因此被归类为盐皮质激素。而皮质醇是一种强有力的糖皮质激素，只具有较弱的盐皮质激素活性。其他天然存在的糖皮质激素和盐皮质激素的相对强度介于皮质醇和醛固酮之间。为了有选择地增强糖皮质激素或盐皮质激素的活性，已经开发了一些合成类固醇类似物并用于临床。

（一）糖皮质激素

　　糖皮质激素在很多组织中具有广泛的效应。一些主要效应以及相应的作用部位总结如表 6-2 所示。

表 6-2　糖皮质激素的效应和靶组织

效　应	作用部位
刺激糖原异生	肝脏
增加肝糖原	肝脏
增高血糖	肝脏
促脂解作用	脂肪组织
分解代谢(负氮平衡)	肌肉、肝脏
抑制 ACTH 分泌	下丘脑、垂体前部
促进水排泄	肾脏
阻断炎症反应	多部位
压抑免疫系统	巨噬细胞、淋巴细胞
刺激胃酸分泌	胃

1. 生理效应

糖皮质激素的效应之一是影响中间代谢。其中一种比较突出的作用是刺激肝脏糖原异生作用,即氨基酸转变为糖。这种效应产生的部分原因在于糖皮质激素对于涉及糖原异生作用的某些酶的诱导作用。糖皮质激素也可刺激肌肉的蛋白质降解作用,从而增加氨基酸的动员,这可作为肝脏糖原异生作用的底物。由于刺激糖原异生,糖皮质激素增加肝糖原含量并趋向于提高血糖水平。糖皮质激素对于糖原异生作用以及肌肉蛋白质代谢的作用在性质上属于分解作用,因而增加尿氮排泄并产生负氮平衡。

糖皮质激素对脂肪代谢的效应比较复杂且对其了解不够充分。皮质醇可刺激加强肾上腺素对脂肪的分解作用,但皮质醇过多的患者表现为脂肪沉积增加,而肾上腺机能不足则伴有脂肪合成减少。由于其他激素如胰岛素的可能性代偿效应,这些变化较难解释。此外,肾上腺疾病患者摄食的变化也会进一步使糖皮质激素对脂肪代谢作用的解释复杂化。糖皮质激素对脂肪组织的直接作用为促进脂肪分解。

糖皮质激素对肾功能的影响与盐皮质激素的作用有所不同。切除肾上腺后或肾上腺机能不足患者可发生肾小球滤过率和肾血流量减少。这类患者排泄水负荷的能力也受到损害。以上变化可由给糖皮质激素如皮质醇而得到纠正,但盐皮质激素则不具有这种效应。皮质类固醇对垂体 ACTH 分泌的负反馈效应也直接与糖皮质激素的作用有关,即某一类固醇的糖皮质激素效能愈强,则对 ACTH 分泌的抑制作用也愈大。糖皮质激素对胃肠道也有一定影响,特别是皮质醇可刺激胃酸分泌。因此,胃溃疡患者禁用糖皮质激素。

另外,糖皮质激素尚具有一些其他效应,例如,这类激素在适应应激刺激的过程中,似乎具有重要作用,而且应激也是皮质醇分泌的主要刺激因素之一。切除肾上腺皮质的动物或肾上腺机能不足的患者对于剧烈的应激刺激耐受力很差,甚至可危及生命。糖皮质激素还可影响行为和情绪。肾上腺机能低下或亢进患者往往表现行为异常,这可通过使激素水平恢复正常而得到纠正。糖皮质激素在应激反应和行为影响中的确切作用尚不十分清楚。

2.药理效应

超生理浓度的天然存在的糖皮质激素,如皮质醇以及效能较强的合成性糖皮质激素均可呈现重要的药理作用,即抗炎症和免疫压抑效应。糖皮质激素已被广泛作为抗炎药物。如类风湿关节炎、弥漫性红斑狼疮以及风湿热,此时炎症反应本身已构成一种破坏性过程。皮质类固醇抑制参与炎症的一些过程,包括毛细血管扩张、细胞渗出、和纤维蛋白沉积作用。应该强调指出糖皮质激素只改变机体对疾病的上述反应,但不影响构成疾病过程的基础。

糖皮质激素在炎症过程中的作用机理之一是抑制前列腺素的合成,该物质在引起炎症反应中扮演主要角色。此外,糖皮质激素还可降低炎症时毛细血管通透性的增加,方法之一是减少肥大细胞和白细胞释放的生物胺。另外,糖皮质激素能够稳定溶酶体膜,从而减少水解酶的释放。此外,它还能抑制白细胞等炎症细胞向炎症区域的迁移,进一步发挥对炎症反应的抑制作用。

糖皮质激素的另一个主要用途是作为免疫抑制药物。这类激素可用于治疗各种变态反应性疾病、某些类型的白血病、预防器官移植排斥反应,以及某些自体免疫疾病。免疫反应是一个涉及多种细胞类型的复杂过程,糖皮质激素对该过程的影响有多种效应。例如,糖皮质激素可以抑制在免疫反应中起重要作用的 T 淋巴细胞的增殖。此外,糖皮质激素还可以抑制免疫球蛋白的合成,并对 B 淋巴细胞产生杀伤作用,后者与抗体的生成相关。因此,抗体的生成会受到抑制。另外,糖皮质激素还可以抑制补体系统,而这个系统是抗体杀伤作用所必需的。

(二)盐皮质激素

盐皮质激素的主要生理效应在于调节电解质平衡和稳定血压。醛固酮是天然存在的最重要的盐皮质激素,其主要作用部位是肾脏的远曲小管。醛固酮的主要效应已于表 6-3 中加以总结。与其他类固醇激素一样,盐皮质激素与其靶细胞内的胞液受体相互作用,增加 RNA 转录和特异蛋白质的合成。由于肾小管细胞产生这些蛋白质,醛固酮会刺激钠离子重吸收并促进钾和氢离子排泄。醛固酮对于钠重吸收的效应促进细胞外液容量的扩大。因此,盐皮质激素生成过多往往导致高血压;而生成不足时则通常伴有低血压。

表 6-3　醛固酮效应和靶组织

效　应	作用部位
刺激 Na^+ 重吸收	肾脏、唾液腺、汗腺
刺激 K^+ 排泄	肾脏、唾液腺、汗腺
刺激 H^+ 排泄	肾脏

醛固酮对肾小管细胞内钠转运的作用机制如图 6-7 所示。小管细胞对醛固酮发生反应后所合成的蛋白质具有刺激钠的摄取作用,其具体途径系通过:①增加管腔或顶部细胞膜对钠的通透性;②增加线粒体 ATP 的生成,③提高管腔膜和基底膜内 Na^+/K^+-ATP 酶的活性。后一种效应可部分由于 ATP 生成的增加所致。这些变化的净效应是增加肾脏对钠离子的重吸收。钠摄取的增加转而会增强管腔内的负电位,这可作为钾离子排泄的驱动力。因此,这种机制趋向于构成钾排泄和钠吸收的耦联作用。事实上,正

常时可观察到此种耦联现象,但也有某些例外。例如,早已了解到盐皮质激素的保钠效应在数日之后可降低,这一过程被称作肾脱逸,尽管保钠作用随时间而降低,但钾离子的分泌则继续受到盐皮质激素的刺激。因而盐皮质激素的排钾作用也可受到钠重吸收以外的一些机制的影响。

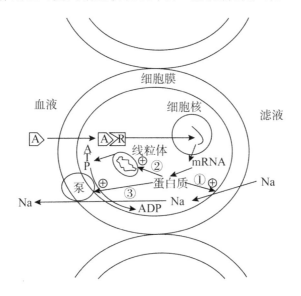

图 6-7　醛固酮对肾小管细胞内钠转运的作用机制

注:箭头数字表示醛固酮作用的 3 个设想部位(A,醛固酮;R,受体;+,刺激)。①钠离子通道;②线粒体;③钠-钾泵。

盐皮质激素刺激肾脏排泄氢离子。因而,醛固酮过多症往往伴有代谢性碱中毒;而盐皮质激素产生不足常导致酸中毒。氢离子与钾离子类似,可能通过盐皮质激素刺激钠的摄取而建立起的电梯度进行被动转运而被排泄。然而,有关盐皮质激素对酸-碱平衡的调节作用了解尚少。

(三)雄激素和雌激素

肾上腺分泌的雄激素和雌激素与性腺来源的性激素在其作用以及机制方面完全相同。肾上腺来源的雌激素产生的量极少,而且不具有生理意义。但在某些以女性化为特征的疾病中,由于肾上腺产生过多的雌激素则可能具有一定的临床意义。肾上腺皮质分泌大量的雄激素,但这类雄激素远不如睾丸雄激素——睾酮的作用强,因而在男性中不具有生理意义。但在女性中,肾上腺皮质是具有雄激素活性的主要激素来源,因而女性中的雄激素依赖过程,如性欲的出现和维持,以及阴毛的生长则需适量的肾上腺性雄激素。在一些肾上腺皮质疾患中,肾上腺雄激素的男性化效应相当明显。

四、肾上腺激素的调节

(一)肾上腺皮质激素的调节——下丘脑-垂体-肾上腺轴

下丘脑-垂体-肾上腺轴是指下丘脑、腺垂体和肾上腺皮质三者之间的复杂调节控制关系。垂体前叶分泌促皮质素(ACTH)对肾上腺皮质的生长和分泌机能的维持具有重要作用。ACTH 促进各类肾上腺皮质激素,特别是糖皮质激素的合成和分泌。皮质醇是大多数哺乳动物肾上腺分泌的主要类固醇,但在啮齿类如小鼠、大鼠则主要分泌皮质酮。ACTH 对肾上腺类固醇生成的各环节均可激活,但主要影响的是胆固醇转变为孕烯醇酮这一步骤。一般认为 cAMP 为 ACTH 的类固醇生成作用的介导物。ACTH 的分泌受到多方面的调节。除主要受下丘脑控制外,还直接受血液循环中皮质醇水平影响而调节(见图 6-8)。

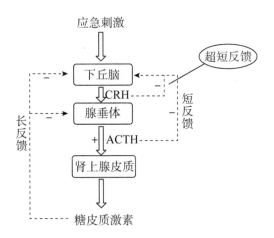

图 6-8　下丘脑-垂体-肾上腺皮质轴的调控示意

1. CRH、CRH-BP 对 ACTH 的调节

中枢神经的 CRH 分泌细胞主要分布于室旁核和杏仁核,其轴突多投射到正中隆起处或下丘脑的基底面,但 CRH 神经纤维和 CRH 阳性物可分布于海马、中脑、松果体等许多区域。HPA 轴的主要生理功能是调节机体对各种应激的反应,当机体处于应激状态时,中枢神经 CRH 神经元的 CRH 和 AVP(ADH)表达增多。CRH 经垂体-门脉系统作用于垂体的 ACTH 细胞,刺激 ACTH 分泌。如下丘脑的室旁核或正中隆起受损,应激动物的 ACTH 释放明显减少。CRH 还可促进局部 SS 的分泌,抑制 LH 的释放。给人或动物静脉注射 CRH 后,血浆 ACTH、β-END 明显升高,因此可用 CRH 兴奋试验来了解垂体的 ACTH 贮备功能。

CRH 的分泌受中枢交感神经的调节。交感神经兴奋时,CRH 的分泌增多。目前了解的 CRH 分泌的调节机制有下列特点。①应激状态下的 ACTH 分泌主要受 CRH 和 AVP 兴奋调节,CRH 和 AVP 在接收应激信号后,可单独或由 CRH/AVP 神经元共同表达 CRH 和 AVP,心房利尿钠肽(ANP)和脑钠肽(CNP)对 HPA 轴有抑制作用。②一方面,褪黑激素(melatonin)减弱肾上腺皮质对应激素的反应性,减少垂体 ACTH 的分泌;另一方面,CRH 又抑制松果体松果激素的分泌,因此,CRH 和褪黑激素组成了负反馈调节系统。③除兴奋 HPA 轴外,CRH 还影响行为、兴奋交感神经系统和抑制食欲。④胎盘 CRH 是启动分娩的刺激物。⑤IL-1 和 IL-6 也可调节 CRH 的分泌,而瘦素可调节 *CRH、GHRH、SS、TRH* 等基因的表达,是能量代谢的主要中枢性调节物。⑥ CRH 受体-1 拮抗剂(如 Antalarmin)可抑制 HPA 轴、交感神经和交感-肾上腺活动,可用于治疗因 CRH 分泌过多所致的精神病、心血管疾病或生殖系统疾病。⑦CRH 结合蛋白(CRH-BP)除具有一般激素结合蛋白的功能外,还能直接调节 CRH 和 ACTH 的翻译、分泌和生物学作用,并与 CRH-CRH 受体一起组成局部调节网络,调节 HPA 轴的功能和炎症反应。⑧下丘脑和垂体存在一组肽类或胺类活性物质、它们具有拮抗 CRH,抑制 ACTH 合成和分泌的作用。目前认为 SS、DA、ANP 和前 TRH 原(prepro-TRH)均可作用于 ACTH 细胞,抑制 *POMC* 基因的表达,被统称为促肾上腺皮质激素释放抑制因子。⑨垂

体前叶也含有大量的神经纤维,某些神经纤维与激素分泌细胞有突触联系,使神经系统可直接影响垂体前叶激素。

2. ACTH 对肾上腺皮质和非肾上腺组织的调节作用

皮质醇的分泌可分为"基础分泌"与应激状态下的"增量分泌"(应激分泌)两种情况。基础分泌是指机体日常活动时的一般性皮质醇分泌,而应激性分泌是机体根据应激的需要而增加的皮质醇分泌。肾上腺皮质醇的分泌调节有以下特点。①ACTH 促进皮质醇的分泌具有饱和性,在达到最大兴奋值前,ACTH 与皮质醇浓度有线性关系,但超过最大兴奋值后,ACTH 的增加不再有更多的皮质醇分泌。根据大量的临床试验观察、一般使用 $1\sim$ $5~\mu g$ $ACTH_{1-24}$ 即可达到对肾上腺皮质的最大兴奋值。②切除垂体,肾上腺的皮质醇分泌并未完全停止,这说明肾上腺的皮质醇分泌还具有非 ACTH 依赖性途径。现发现,交感神经可直接促进皮质醇合成与分泌。此外,肾上腺局部还有皮质醇分泌的旁分泌调节途径。③在应激状态下,可通过交感神经、交感肾上腺髓质-肾上腺皮质及 CRH-ACTH 途径促进皮质醇的合成和分泌,使血浆皮质醇在很短时间内显著高于基础水平。

ACTH 的作用广泛。现已发现 5 种黑色素皮质素受体(MCR)。MCR 属于 G 蛋白耦联受体家族中的成员,MC2R 即 ACTH 受体,MC2R 与 ACTH 结合后,激活 AC,细胞内 cAMP 浓度升高,产生相应的生物效应。MC2R 只在肾上腺皮质中表达,在束状带、球状带中均广泛分布有 MC2R,而网状带和肾上腺髓质的 MC2R mRNA 表达很少。IGF-1 促进肾上腺 MC2R 的表达,IGF-1、IGF-2、EGF、FGF 和 TGF 还可调节皮质激素的合成、分泌和肾上腺的发育与细胞凋亡。

(1)促进肾上腺皮质细胞增生和活性

切除垂体的动物肾上腺皮质萎缩,补充外源性 ACTH 后,肾上腺皮质细胞增生肥大(以束状带和网状带增生为主),束状带的明亮细胞变为致密细胞,胞内脂质减少,线粒体肥大,一些与糖皮质激素合成有关的两类以及碱性磷酸酶和酸性磷酸酶等的合成均增多,同时,肾上腺血流灌注增加。

(2)促进肾上腺皮质激素合成和分泌

ACTH 促进皮质醇合成和分泌。给人静脉注射 ACTH 后数分钟内即可见血中的皮质醇水平升高。此外,ACTH还具有较弱的促进醛固酮的分泌作用,能促进肾上腺雄激素与雌激素的合成和分泌。

（3）对神经系统的作用

中枢神经系统广泛分布有 ACTH 的结合位点,结合位点的密度以大脑皮质和下丘脑最高,其次为小脑、中脑、脑干和脊髓等处。ACTH 对中枢神经的作用广泛,参与学习、记忆、行为、体温、心血管功能、神经修复、应激、止痛、镇静等重要生理活动的调节过程。例如,ACTH 可拮抗阿片受体的作用,ACTH 对正常动物行为的影响很明显,可降低情绪反应,诱发牵张反应等。ACTH 亦促进周围神经再生和修复,同时对生长发育中的中枢神经有营养支持作用。

（4）对免疫系统的作用

ACTH 是一种免疫调节激素。淋巴细胞和巨噬细胞可合成和分泌少量的 ACTH,分泌的 ACTH 可刺激肾上腺皮质细胞合成皮质醇,而且淋巴细胞还含有 ACTH 受体。可见,免疫细胞分泌的 ACTH 既可调节免疫细胞的功能,又可调节其他细胞的功能。皮质醇和地塞米松可抑制淋巴细胞ACTH 合成,这说明在免疫细胞中存在一套不依赖于垂体来源的 ACTH调节系统。ACTH 可抑制 T 淋巴细胞依赖性抗原和非 T 淋巴细胞依赖性抗原引发的免疫反应,抑制 T 淋巴细胞 γ-干扰素的合成及干扰素诱导的巨噬细胞活性。

3. 皮质醇对 CRH 和 ACTH 分泌的反馈调节

垂体的 ACTH 细胞一方面受下丘脑 CRH 的刺激,另一方面又受到下丘脑 ACTH 释放抑制因子(CRIF)和血浆皮质醇的抑制。糖皮质激素对垂体 ACTH 的抑制作用与对下丘脑 CRH 的抑制作用均较明显,其中以抑制ACTH 的作用为主。糖皮质激素抑制 ACTH 的作用可分为延迟反馈抑制和快速反馈抑制两种类型。在输注外源性皮质醇后数分钟内可将 ACTH的分泌抑制 80%,但这种快速抑制作用约于 20 分钟后消失;数小时后又再次出现对 ACTH 的反馈抑制作用。快速抑制反应的机制未明,可能与糖皮质激素的膜结合活性及其引发的 ACTH 分泌抑制有关。延迟抑制反应是糖皮质激素与核受体作用,激活相关基因表达的结果。糖皮质激素可诱导脂调素(lipocortin,LC)的合成,LC是磷脂酶A2的抑制物,可抑制POMC基因的转录和ACTH的合成。

糖皮质激素的作用十分广泛,几乎影响到体内所有的代谢过程和所有的组织功能,但不同生物学作用的途径却是相同的,即均通过LC(亦称annexin)而发挥作用,因而可将LC视为糖皮质激素的第二信使。垂体前叶的ACTH细胞、GH细胞、PRL细胞、TSH细胞和LH/FSH细胞均可表达高亲和性LC受体,因此糖皮质激素对这些垂体激素的合成和分泌均有调节作用。但也有人认为只有垂体的滤泡星形细胞(folliculostellate cell)可合成和分泌LC-1,并通过旁分泌机制调节垂体激素分泌细胞的活动。

在糖皮质激素的作用下,靶细胞合成LC-1,并从浆膜内侧向细胞膜外侧转位,这是糖皮质激素非核受体作用的途径之一。LC至少可分为4种亚型。糖皮质激素的抗炎作用、抗异体排斥反应和免疫抑制作用均与LC有关。在下丘脑,糖皮质激素对CRH的抑制作用由糖皮质激素受体介导。Ⅰ型糖皮质激素受体的活性可调节CRH和AVP表达;而Ⅱ型糖皮质激素受体主要参与应激性ACTH分泌的调节。

在急、慢性应激情况下及一些精神性疾病患者中,中枢神经系统的糖皮质激素受体功能异常,用地塞米松-CRH试验可了解ACTH的反应性,抗抑郁药可抑制CRH及AVP的合成,而一些躯体疾病或感染性疾病(如HIV感染)常可伴有HPA轴功能的紊乱。肾上腺分泌的各种皮质激素(如醛固酮和皮质醇)、激素前体物及代谢产物均对中枢神经系统有一定影响,甚至可干扰脑电活动。而神经节细胞可合成和分泌孕酮及去氢异雄酮,并以旁分泌方式调节行为活动和中枢神经系统的学习、记忆与睡眠等生理过程。

4. ACTH和皮质醇的昼夜节律分泌及其调节

正常人上午8～9时的血浆ACTH值较高,其浓度曲线在24小时内具有明显的昼夜节律性。这一方面是CRH的节律性分泌导致ACTH阵发脉冲式分泌所致,另一方面又可能与血浆皮质醇浓度的昼夜节律性波动有关。一般糖皮质激素对垂体ACTH的反馈抑制以夜间最强,晨间最弱,如正常人在早晨服用地塞米松,其对内源性糖皮质激素的分泌抑制作用最弱,抑制的持续时间也最短。相反,如正常人在晚上服用糖皮质激素,其对 ACTH 的分泌抑制作用最强,而且持续的时间也较长。同理,肾上腺皮质对美替拉酮(甲砒酮)的敏感性也以晚间为强,凌晨时较弱。这是多年来倡导隔日糖皮质激素治疗的理论基础,如一日数次等量给予外源性糖皮质激素,极易造成对肾上腺皮质功能形成抑制。

ACTH 和皮质醇的昼夜节律性分泌来源于下丘脑的 CRH 周期性分泌,后者主要与生物钟和黑暗-光照(睡眠-醒觉)的周期性变化有关。

5. 非糖皮质激素性的 HPA 轴抑制因子

体内存在许多可抑制下丘脑 CRH 或垂体 ACTH 合成与分泌的体液因子,在这些因子中,有的为旁分泌激素或细胞因子,有的则属于循环性内分泌激素,抑制下丘脑 CRH 合成与分泌的因子有 GABA、ACTH、β-END(自身调节)、瘦素(leptin)、P 物质、SS、催产素、NO、CO、脂调素、内皮素-1 等;抑制垂体 ACTH 合成与分泌的因子有 ANP、前 TRH 原(prepro-TRH$_{178-199}$)、脂调素、肾上腺髓质素等。

机体随时都有应激性反应,这些抑制因子是 HPA 轴的一种保护性机制,由于应激的类型、方式和反应通路各不相同,为了达到精细调节的目的,在生物进化中,逐渐形成了众多的拮抗或适应各种应激反应的调节系统,以维持内环境的稳定。

6. 应激反应时的 ACTH 分泌及其调节

多种急性应激刺激可引起 ACTH 分泌的急剧增加,持续时间可达数小时之久。各种应激性刺激通过外周神经传入中枢神经系统,并将应激信号整合,汇集成神经递质性信号,作用于下丘脑的 CRH 神经元及其他相关神经元,CRH 分泌增多,数分钟后血中的 ACTH 水平可升高 4～6 倍,同时伴有皮质醇浓度的同步性升高(8～10 倍)。体液性应激调节与神经调节密切配合,使机体适应应激反应的需要,提高机体的适应能力。但由于应激的性质、程度和机体反应能力的差异,应激刺激后个体的 HPA 轴的变化多种多样,除 CRH 外,参与急性应激调节的其他因素还有 AVP、催产素、中枢性儿茶酚胺等。

肾上腺皮质和髓质均是调节应激反应的重要内分泌腺体。一方面,皮质中含有嗜铬细胞,儿茶酚胺受皮质醇的调节;另一方面,肾上腺存在肾素和 CRH 的旁分泌调节机制,通过多种途径调节肾上腺皮质和髓质的应激功能。慢性应激时也有 ACTH 和皮质醇的调节参与,不过此时各种组织中,免疫因子的作用似乎比神经调节和 HPA 轴功能调节更为重要。慢性应激使肾上腺皮质的激素分泌具有耐受性和适应性(自身调节性),即使无 ACTH 的作用,糖皮质激素的分泌也持续增多。

7. 其他因素对 HPA 轴的影响

影响 HPA 轴功能的因素很多,其调节的综合目的是使机体适应内外环境的变化。

(1)妊娠

妊娠期妇女的血 ACTH 升高(一般为正常高值),血皮质醇总量、游离皮质醇和 CBG 增高,分娩可出现血 ACTH 和皮质醇急剧性升高。在妊娠期,地塞米松不能有效地抑制 ACTH 的分泌,这主要是妊娠期妇女血浆中的 ACTH 有一部分来源于胎盘所致。胎盘组织存在独立于母体的 CRH/CRH-BP-ACTH-皮质醇/CBG 系统。

(2)进食

进食后血 ACTH 升高,因此必须采取空腹的定时血浆标本测定血 ACTH,因为 ACTH 受进食和昼夜节律的双重影响。

(3)AVP 和催产素

将 AVP 注入脑室内可引起 ACTH 分泌,动物实验表明,催产素也有类似的作用,但机制不明。在中枢神经组织中存在 ANP、脑钠肽(BNP)及其受体系统,可调节行为和 ACTH 的分泌。

(4)中枢神经递质和神经调质

许多中枢神经递质或神经调质对 ACTH 的合成和分泌有调节作用。一般来说,引起 CRH 或 ACTH 分泌增多的因子有乙酰胆碱、5-HT、吗啡类药物或内啡肽、AT-2、甘丙肽、TRH、EGF、IL-1、IL-2、IL-6、TNF-α、LC、IFN-α、胸腺素等,VIP 和垂体腺苷环化酶活化肽(PACAP)的氨基酸序列有高度同源性(其受体称为 PACAP/AVP 受体),广泛存在于神经纤维、下丘脑神经元及肾上腺组织(以髓质为主)中,垂体也含有较高浓度的 VIP。这两种旁分泌激素均刺激 ACTH 分泌,VIP 主要增加 CRH 的分泌,而 PACAP 可直接促进 ACTH 的释放。VIP 还与肾上腺皮质的 ACTH 受体(MC2R)亚型发生"串语"或与 AT-2 受体作用,促进皮质醇、醛固酮及儿茶酚胺的分泌,这些调节作用主要为病理性的,如炎症或应激。库欣综合征患者的肾上腺皮质 VIP 增多,醛固酮增多症伴嗜铬细胞瘤的发生机制可能与 VIP/PACAP 基因的过度表达有关。

抑制 ACTH 分泌的因子有 NE、GABA、DA、吗啡受体激动剂、P 物质、TGF-β、NO 等。

(5)交感神经系统

内脏神经的兴奋通过 NE 可促进皮质醇和雄烯二酮的合成,交感神经兴奋促进髓质儿茶酚胺的分泌。有研究从肾上腺髓质嗜铬细胞中分离出一种醛固酮分泌抑制因子原(pro-ASIF),具有抑制皮质醇合成的作用。

(二)肾上腺髓质功能的调节

1. 交感神经功能及其调节

从解剖或功能来看,肾上腺髓质既是交感神经系统的组成部分,又是一个十分复杂的多功能内分泌腺体。当支配肾上腺髓质的交感神经兴奋时,释放的 NE 和肾上腺素增多,出现血压升高,心率增快、中枢神经兴奋等一系列反应。在正常情况下,肾上腺髓质释放的肾上腺素与 NE 之比为 4:1,但后者的清除慢于前者,故肾上腺髓质兴奋时的主要反应是血压升高,同时伴肝糖输出增多,糖利用下降和糖耐量减退。

交感神经对肾上腺髓质的肾上腺素分泌细胞和 NE 分泌细胞的分泌调节作用具有高度的选择性和适应性。交感神经兴奋时,两种细胞的儿茶酚胺的释放比例决定了兴奋的类型和程度,一些刺激只能促进某种细胞兴奋,这是因为交感神经与嗜铬细胞的神经调节环路不是单一的。在应激情况下,可根据需要,单独(或主要)兴奋全身神经反应(NE)或代谢反应(肾上腺素)。

2.肽类与胺类神经功能及其调节

肾上腺髓质还受肽类和胺类神经支配。肾上腺通过其传出神经通路,调节与应激有关的 ACTH 分泌。髓质由交感神经纤维和内脏神经纤维支配,其神经末梢释放的神经递质除儿茶酚胺外,还有血清素、AT-2、乙酰胆碱、脑啡肽、CGRP、CRH、VIP、PACAP、ANP、AM、SS、NPY、甘丙肽等许多物质。这些旁分泌激素是髓质和皮质功能的重要调节因素。肾上腺髓质分泌的胺类及肽类激素对肾上腺皮质细胞的激素合成和分泌有明显调节作用,一般来说可分为兴奋性作用和抑制性作用两类。兴奋性因子包括血清素、AVP、速激肽(tachykinin)、VIP、PACAP、CGRP 等;而抑制性因子包括DA、SS 和甘丙肽等。在低等动物中,髓质的 NE 和肾上腺素促进皮质激素的分泌,但在哺乳动物中,可能具有兴奋和抑制两方面的作用。此外,髓质激素还与 AT-2 等共同以旁分泌方式调节皮质的血液供应。

一方面,嗜铬细胞有多种类型,而一种类型的细胞又可分泌多种激素;另一方面,支配嗜铬细胞、皮质细胞和血管的神经纤维和神经元又有各种类型,分别含有不同的胺类及肽类神经递质。

3. 生长因子对髓质细胞的作用

嗜铬细胞可产生许多细胞因子和生长因子。在正常情况下,这些因子是细胞增殖和分化的主要调节因子。在体外环境中,由于生长因子分泌量大,嗜铬细胞易于成活,将纯化的嗜铬细胞移植到尾状核,可逆转震颤性麻痹的病情,移植的嗜铬细胞释放 DA 和一些生长因子(如 IFG-1 和 IGF-2),其中 IGF 具有促进前身细胞分化为嗜铬细胞、营养神经细胞和调节嗜铬细胞功能等作用。

4. 内皮素的作用

内皮素对周围交感神经有明显的影响,一般认为这是内皮素作用于肾上腺髓质所致,肾上腺髓质中存在内皮素系统,AT-2 促进髓质释放儿茶酚胺,且不依赖于副交感节前神经末梢乙酰胆碱的作用。内皮素还增加髓质的血流量。

5. 肾上腺髓质素(AM)的作用

肾上腺髓质细胞(还包括心、肺、肾、动脉等组织)可合成和分泌 AM 与AM 原 N 端肽(PAMP),两者均有降压作用。

6. 交感神经-肾上腺髓质功能的性别差异

交感神经系统的调节具有性别差异。主要表现在以下几个方面:①女性较少发生高血压;②女性交感肾上腺功能的调节随血清雌激素水平和月经周期而变化;③女性对交感的兴奋性刺激不如男性敏感,而女性的压力反射和心肺抑制反射的敏感性又高于男性;④女性对肾上腺素能神经兴奋的敏感性低于男性,应激时,女性的血儿茶酚胺升高不如男性明显,这种差异可能与中枢神经和肾上腺髓质的神经递质水平差异有关。

第三节 下丘脑-垂体-性腺轴

一、下丘脑-垂体-卵巢系统

下丘脑-垂体-卵巢轴(hypothalamic-pituitary-ovarian axis,HPOA)是一个完整而协调的神经内分泌系统,它的每个环节均有其独特的神经内分泌功能,并且互相调节、互相影响。

下丘脑-垂体-卵巢轴是一个完整而协调的神经内分泌系统。下丘脑通过分泌 GnRH 调节垂体 LH 和 FSH 的释放,从而控制性腺发育和性激素的分泌。女性生殖具周期性,卵巢在促性腺激素作用下,发生周期性排卵并伴有卵巢性激素分泌的周期性变化;而卵巢激素对中枢生殖调节激素的合成和分泌又具反馈调节作用,从而使循环中 LH 和 FSH 呈现密切相关的周期性变化。性激素反馈作用于中枢使下丘脑 GnRH 和垂体促性腺激素合成或分泌增加时,称之为正反馈(positive feedback);反之,使下丘脑 GnRH 和垂体促性腺激素合成或分泌减少者,称之为负反馈(negative feedback)。

(1)卵巢的一般情况

卵巢是女(雌)性的性腺,它具有产生卵子和分泌性激素的功能,其功能主要受下丘脑-垂体和卵巢内局部因素的调节,卵巢在胚胎发生及组织形态上有其独特之处,在妇女的一生中,性腺随着年龄及生理条件的改变而有相应的变化。

(二)卵巢的分泌

成熟卵巢合成及分泌多种激素,包括雌激素、孕酮、雄激素及其前身物质。此外,卵巢还合成旁分泌–自分泌激素、激素样物质、细胞因子或生长因子等。

1.类固醇激素

(1)来源:卵巢的性激素由胆固醇演化而来,其基本结构与胆固醇相似,故又称为类固醇类激素。这些激素由甲、乙、丙三个6碳环和一个5碳环组成环戊烷多氢菲核。含21个碳原子者是孕激素,基本结构为孕烷核;含19个碳原子者是雄激素,基本结构为雄烷核;含有18个碳原子者是雌激素,基本结构为雌烷核。

所有类固醇激素都是由胆固醇演变而来的,胆固醇来源于三个方面:①以脂蛋白形式存在于血液中的胆固醇;②卵巢组织利用乙酸合成的胆固醇;③贮存在脂滴中的胆固醇。一般认为,人类卵巢的类固醇激素主要是摄取血浆中低密度脂蛋白(LDL)胆固醇合成的,但高密度脂蛋白中的胆固醇也是合成类固醇激素的原料。

(2)作用

1)雌激素

雌激素主要促进女性生殖上皮、乳腺、长骨的生长以及第二性征发育,参与脂质代谢,调节血管平滑肌细胞和内皮细胞的许多功能,雌激素缺乏将导致闭经、生殖器萎缩及骨质疏松和心血管疾病等,对青春期发育前的女孩可影响其第二性征的发育。

雌激素对子宫内膜的作用是通过局部组织产生肽类生长因子如 EGF、FGF、VEGF 等自分泌或旁分泌的形式作用于相应的受体而促进细胞的增殖、血管的生成,并改变血管的通透性。

2)孕激素

孕激素的主要靶器官是子宫、乳腺和大脑。孕激素能引起子宫内膜的分泌期变化,对子宫肌层细胞具有抗雌激素作用,刺激乳腺发育,并具有致热作用。孕激素缺乏可导致内膜的过度增生甚至癌变。孕激素的生物效应通过 PR 而发挥作用。PR 有 A、B 两种,由于各靶组织表达的 PR 的量及亚型不同而表现出孕激素的各种不同作用。

3)雄激素

雄激素的主要作用是刺激男性第二性征发育,促使性毛及体毛生长。在女性体内有少量雄激素。多数情况下,雄激素作为雌激素的拮抗剂而发挥作用。雌激素、孕激素、雄激素的许多生理作用是相互拮抗的,有的相互依赖,借此调控女性性腺活动。雄激素对于维持女性青春期正常生长发育及某些代谢的调节有重要作用。

2.卵巢的其他激素

卵巢除能合成性腺类固醇激素外,还产生一些对其本身功能进行自分泌或旁分泌调控的激素或激素样物质。

(1)抑制素-活化素系统

抑制素和活化素在卵巢颗粒细胞合成,属于 TGF-β 超家族成员,受 FSH 调节,分泌入卵泡液后,在局部作为自分泌或旁分泌的调节者。抑制素抑制 FSH,而活化素则促使垂体 FSH 的释放,还加强其在卵巢中的作用,卵泡抑制素可通过与活化素结合而抑制 FSH 的作用。

卵巢产生的非类固醇激素如表 6-4 所示。

表 6-4 卵巢产生的非类固醇激素及其可能的作用

非类固醇因子	可能的作用
抑制素	抑制 FSH 释放
活化素	刺激 FSH 释放
卵泡抑制素	抑制 FSH 释放
LH 结合抑制肽	抑制 LH 与其受体结合
黄素化抑制素	阻抑颗粒细胞过早黄素化及孕酮的分泌
黄素化刺激剂	刺激黄体的生产
卵母细胞成熟抑制剂	抑制有丝分裂,抑制卵母细胞的成熟
FSH 结合抑制剂	抑制 FSH 与其受体结合
抗米勒管激素	指导性分化

续　表

非类固醇因子	可能的作用
卵泡调节蛋白	抑制卵泡对 FSH 反应及芳香化酶的活化,调节卵泡成熟
上皮生长因子(ECF)	促进颗粒细胞增生,抑制类固醇激素产生,调节卵泡闭锁
成纤维细胞生长因子(FGF)	促进有丝分裂,刺激类固醇激素产生,调节卵泡闭锁
转化生长因子(TGF)	调节生长,调节卵巢类固醇激素的产生刺激 FSH 释放,刺激颗粒细胞产生类固醇激素,抑制泡膜细胞产生类固醇激素,抑制颗粒细胞生长
胰岛素样生长因子(IGF)	促进有丝分裂,抑制类固醇激素产生
血小板衍生生长因子(PDGF)	增强类固醇激素产生
血管生成因子	促进黄体新生血管生成
肾素-血管紧张素	参与排卵,调节类固醇激素的产生
儿茶酚胺	调节类固醇激素的产生
前列腺素(PG)	调节类固醇激素的产生
P 物质	调节卵巢血流
γ-氨基丁酸(GABA)	调节卵巢功能
腺苷	调节卵泡闭锁、卵母细胞成熟及黄体的维持
松弛素	松弛骨盆韧带,维持黄体功能
血管活性肠肽(VIP)	刺激类固醇激素的生成

(2)生长因子

IGF-1、IGF-2、胰岛素样生长因子结合蛋白(IGF-BP)等均对卵巢的激素分泌和卵泡的发育有调节作用。

EGF、TGF-α 和 TFG-β、FGF-α、FGF-β 等生长因子,其作用如表 6-4 所示。

(3)肾素-血管紧张素系统

卵巢中卵泡膜间质细胞、黄素化颗粒细胞胞质内和卵子内均含有肾素、血管紧张素酶和 AT-2,肾素-血管紧张素除控制血管收缩、松弛外,还有促进新生血管的作用而提高局部的血液供应,维持生理的月经周期性活动。

对卵巢类固醇激素合成、卵母细胞成熟、排卵和黄体形成均有不同程度的影响，但其作用的确切机制尚不清楚。

胎盘组织中存在肾素-血管紧张素系统的全部元件，在妊娠的全过程中，调节着胎盘的各种功能。

（4）白细胞介素

白细胞介素常见于炎症反应过程中，它由外周血中单核细胞及组织中的巨噬细胞所产生，人卵巢中也可见促性腺激素导致排卵前的IL-1分泌。

（5）松弛素

松弛素是一种多肽，分子量8000，其结构与胰岛素相似。在卵巢、子宫、胎盘及血液中均可表达，黄素化颗粒细胞能合成松弛素，与维持黄体功能、卵子受精及着床有关。在孕期中，它的作用是松弛骨盆韧带，特别是耻骨联合处韧带，抑制子宫的收缩频率。

此外，卵巢还分泌卵泡调节蛋白、P物质、PGs等旁分泌与自分泌因子。

（三）卵巢功能的内分泌调节

卵巢的生殖功能和内分泌功能主要受下丘脑-垂体的调控，卵巢除接受下丘脑-垂体的刺激，激发自身周期性活动，作用于靶器官，发生周期性变化（月经周期）外，还通过反馈机制，调节下丘脑-垂体-卵巢间的激素分泌功能，保证机体神经内分泌功能的稳定，使正常生理活动具有良好的内环境。此外，下丘脑-垂体-卵巢和胎盘内的自分泌和旁分泌调节系统主要协助循环激素对各腺体的激素分泌细胞活动进行精细调节。

1. 促性腺激素对卵巢的调节

腺垂体的一部分嗜碱性细胞为促性腺激素分泌细胞，可分泌两种促性腺激素即卵泡刺激素（FSH）和黄体生成素（LH），以调节卵巢功能。促性腺激素细胞一般含有LH和FSH两种分泌颗粒或在同一颗粒中含有LH和FSH两种激素。近年发现，一部分促性腺激素细胞不含LH，却含有ACTH和FSH两种激素颗粒。在神经组织的发育过程中及在成熟的神经组织中，神经胶质细胞谱系细胞可表达胶质细胞演化的神经营养因子（GDNF），GDNF与其受体α1（GDNF-Rα1）结合而促进神经组织的分化与发育。

GDNF-Rα1 与酪氨酸激酶受体 RET 结合并激活其活性。几乎所有的垂体细胞均可表达 GDNF、GDNF-Rαl 和 RET。有些垂体细胞类型以表达 GDNF(ACTH 细胞的阳性反应为 55%,LH 细胞 59%,FSH 细胞 81%)为主,而垂体 GH 细胞(87%)以表达 RET 为主。以上说明 LH 和 FSH 细胞还可合成和分泌 GDNF,而 GH 细胞是 GDNF 的主要靶细胞。由此表明,垂体的促性腺激素细胞是一种多激素分泌潜能的内分泌细胞,但其激素合成、分泌的调节机制未明。此外,最近还从垂体、睾丸及其他非胎盘组织中鉴定出 HCG 分泌细胞,其生理意义有待于进一步阐明。

2. 中枢神经系统对下丘脑-垂体-性腺轴的调节

中枢神经系统通过神经通路或神经递质影响下丘脑的内分泌细胞。肾上腺素、NE 促进 GnRH 的释放,而 DA、血清素、内源性阿片肽抑制其释放,其他激素,尤其是胃肠胰的一些旁分泌激素也调节 GnRH 的释放。若身体内在环境改变或受到外界刺激,通过过高的内啡肽和 DA 抑制 GnRH 神经元活动,使 GnRH 脉冲频率减少。LH 水平下降,导致月经失调。有人对下丘脑性月经失调用纳洛酮治疗有效佐证了这一点。

3. 卵巢的自身调节

卵巢的颗粒细胞与间质细胞能合成许多肽类激素和细胞因子,有些可通过反馈调节促性腺激素的释放,有些可通过细胞表面的受体产生自分泌调节或对邻近细胞产生旁分泌调节。比如,抑制素和活化素除在垂体前叶调控 FSH 的分泌外,在卵巢局部也发挥重要的调控作用。卵泡成熟早期活化素含量最高,活化素通过诱导 FSH 受体的表达、增强芳香化酶的活性及刺激类固醇激素的合成,同时刺激抑制素液基的表达,减少孕酮和雄激素的生成,拮抗黄体萎缩,促进卵泡发育。随着卵泡的发育,在抑制素作用的基础上活化素含量逐渐下降而抑制素含量不断增加。抑制素一方面通过旁分泌调节作用使卵泡膜细胞雄烯二酮合成增加,另一方面通过自分泌调节作用刺激颗粒细胞合成更多的雌二醇,这为卵泡进一步发育和优势卵泡的选择创造了良好的局部条件。

二、下丘脑-垂体-睾丸系统

(一)睾丸的一般情况

睾丸是一对略扁的卵圆形器官,分别位于阴囊隔分隔的两侧阴囊内,正常位置为其纵轴由上前外方斜向下后内方。成年男子每侧睾丸重约 20～30 g,长径 4～5 cm,容积 15～25 mL。睾丸主要由生精小管和间质两部分组成。睾丸白膜在后缘增厚,形成睾丸纵隔,由纵隔伸出结缔组织隔将睾丸分隔成约 250 个锥形小叶,每个小叶有 1～3 条生精小管,每个睾丸有 600～1200 条生精小管,总长度约为 250 m。生精小管在小叶内迂曲前进,相互吻合,在接近睾丸纵隔时,融合为单一的直精小管。直精小管进入纵隔后反复分支吻合,形成睾丸网。睾丸网从后上部发出 8～12 条输出小管,构成附睾头,然后融合形成单一的附睾管。附睾管沿睾丸后缘迂曲下行,形成附睾的体部和尾部。附睾管全长 5～6 cm 卷曲于一结缔组织鞘中,鞘分出间隔进入管腔间隙,将此管分隔为组织学上相同的若干区段,各段的上皮细胞有或无纤毛,细胞之间在靠近管腔侧形成紧密连接复合体(tight junctional complex,TJC),此即睾丸屏障。附睾尾连接输精管,折返向上,经腹股沟管进入盆腔,输精管的末端膨大形成输精管壶腹,长 3～4 cm,再次变细,在精囊的末端汇合形成射精管,进入前列腺,在精阜处开口于尿道前列腺部。输精管全长约 50 cm。精囊是迂曲小管构成的一对约 5 cm × 2 cm 的囊状器官,位于膀胱底与直肠之间,输精管的外侧。精囊不具有储存精子的功能。

(二)睾丸的分泌

睾丸为男性的性腺器官,可合成分泌睾酮、雌激素、抑制素、活化素和许多旁分泌与自分泌激素。睾丸又是垂体促性腺激素的靶器官,其内分泌功能和性功能受垂体 LH 和 FSH 等的调节。同时,睾丸分泌的睾酮和抑制素对 LH 和 FSH 也有反馈调节作用。

(三)睾丸功能的调节

睾丸的生精作用和内分泌功能均受下丘脑-腺垂体调节。下丘脑、腺垂体和睾丸在功能上联系密切,构成下丘脑-腺垂体-睾丸轴(hypothalamus-adenohypophysis-testes axis)。睾丸分泌的激素又通过反馈机制影响下丘脑-腺垂体的功能,从而维持生精过程和各种激素水平的稳态。此外,睾丸内生精细胞、支持细胞和间质细胞之间还存在复杂的局部调节机制。

1. 下丘脑-腺垂体对睾丸活动的调节

下丘脑合成和分泌的促性腺激素释放激素(GnRH)经垂体门脉系统直接作用于腺垂体,促进腺垂体促性腺细胞分泌卵泡刺激素(FSH)和黄体生成素(L)。FSH 主要作用于生精小管,影响精子生成,而 LH 主要作用于睾丸间质细胞,调节睾酮的分泌。这两种促性腺激素协同作用,共同调节睾丸的生精作用及内分泌活动。

(1)对生精作用的影响

FSH 和 LH 对生精过程都有调节作用。研究发现,生精小管生精细胞膜中没有 FSH 受体,FSH 受体主要存在于支持细胞膜中,因而推测 FSH 对生精过程的调节作用可能是通过支持细胞实现的。FSH 与支持细胞 FSH 受体结合后,促进支持细胞分泌雄激素结合蛋白(ABP)。ABP 与睾酮结合转运至生精小管内,提高睾丸微环境中雄激素的局部浓度,有利于生精过程。FSH 起着始动生精的作用,而睾酮则有维持生精的效应。LH 对生精过程也有调节作用,但并非直接影响生精细胞,而是通过刺激睾丸间质细胞分泌睾酮,通过睾酮的作用间接地发挥作用。

(2)对睾酮分泌的调节

睾丸间质细胞合成和分泌睾酮主要受 LH 的调节。LH 经血液循环到达睾丸后,可直接与间质细胞膜中的 LH 受体相结合,通过 G 蛋白-AC-cAMP 信号通路促进胆固醇进入线粒体内合成睾酮。另外,LH 还可增强间质细胞中与睾酮合成有关酶的活性,从而加速睾酮的合成,如果垂体分泌 LH 不足,将引起睾丸间质细胞萎缩,睾酮合成减少。FSH 也可促进睾酮的分泌,但 FSH 这种作用并非直接作用于间质细胞促进睾酮合成,而是通过诱导 LH 受体间接实现的,说明 FSH 和 LH 对间质细胞分泌睾酮具有协同作用。

2. 睾丸激素对下丘脑-腺垂体的反馈调节

睾丸分泌的雄激素和抑制素在血液中的浓度变化可对下丘脑-腺垂体进行反馈调节,从而维持生精过程和各种激素水平的稳态(见图 6-9)。

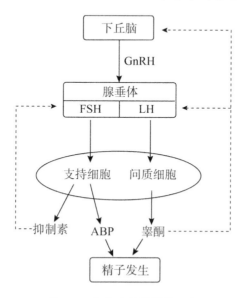

图 6-9　睾丸功能的调节示意

注:GnRH:促性腺激素释放激素;FSH:卵泡刺激素;LH:黄体生成素;ABP:雄激素结合蛋白;实线:促进作用;虚线:抑制作用。

(1)雄激素的反馈调节

当血中睾酮浓度达到一定水平后,可作用于下丘脑和腺垂体,通过负反馈机制抑制 GnRH 和 LH 的分泌,而对 FSH 的分泌却无影响。切除动物的睾丸后,垂体门脉血中的 GnRH 含量增加;在去势大鼠垂体细胞培养系统中加入睾酮,可抑制 LH 的分泌。研究表明,在下丘脑与垂体中都存在雄激素受体,提示睾酮的负反馈作用可发生在下丘脑与垂体两个水平。

(2)抑制素的反馈调节

在离体培养的成年大鼠睾丸支持细胞,给予 FSH 可刺激抑制素分泌,两者之间呈剂量-效应关系。给大鼠注射抑制素后,可使血液中 FSH 含量明显下降,而对 LH 浓度无显著影响。这些观察提示 FSH 可促进抑制素的分泌,而抑制素又可对腺垂体 FSH 的合成和分泌发挥选择性抑制作用。机体通过这一负反馈环路可调节腺垂体 FSH 的分泌。

3. 睾丸内的局部调节

睾丸的功能除受到下丘脑-腺垂体-性腺轴的调控外,睾丸内部还存在局部调节系统,对睾丸的功能具有一定调节作用。睾丸间质细胞可产生多种肽类物质,如胰岛素样生长因子(insulin-like growth factor,IGF)、转化生长因子(transforming growth factor,TGF)、表皮生长因子(epidermal growth factor,EGF)等生长因子。睾丸间质中的巨噬细胞能分泌肿瘤坏死因子、白细胞介素等细胞因子。这些生长因子或细胞因子可通过旁分泌或自分泌的方式,参与睾丸功能的局部调节。此外,睾丸支持细胞能合成一些转运蛋白,如雄激素结合蛋白(androgen binding protein,ABP)、转铁蛋白(transferrin,TF)和细胞内视黄醇结合蛋白(retinol-binding protein,RBP)等,这些转运蛋白所转运的雄激素、铁、维生素 A 等物质在精子发生和成熟中也发挥着重要的作用。

第七章 交感神经与迷走神经

自主神经包括交感神经和副交感神经两个部分,支配内脏器官、心血管和腺体,调节这些器官的功能,在维持人体内环境稳态和应对外界环境变化中发挥着至关重要的作用。交感神经活动较广泛,当内外环境急剧变化时,或面临危险或挑战时,交感神经激活,引起心率加快、皮肤和内脏血管收缩、血压和血糖升高、肾上腺素释放增多等生理反应,以动员机体各种潜在力量,适应外环境的急剧变化,并迅速应对挑战。然而,持续过度增强的交感神经活动,可引起或促进某些疾病的发生发展。副交感神经包括第3、7、9、10对脑神经和骶部的副交感神经,其中迷走神经是最为重要的副交感神经。人体在放松或休息状态时,迷走神经活动增强,引起心率减慢、血压降低和消化活动增强,促使营养物质的吸收和积蓄能量,从而保护机体,并具有使机体恢复修整意义。

第一节 交感神经与迷走神经的解剖和生理学基础

交感神经和迷走神经相互拮抗、相互协调,共同维持着人体内环境的稳态。当交感神经被激活时,迷走神经活动会受到抑制;而迷走神经活动较强时,交感神经活动则处于抑制状态,这种动态平衡有助于机体适应各种复杂的内外环境变化。

一、交感神经的解剖结构和生理功能

交感神经起源于胸腰段脊髓灰质的侧角,广泛分布于内脏、心血管和腺

体等部位。交感神经的主要功能是调节内脏、心血管和腺体活动，并在紧急情况下迅速调动身体资源以应对挑战。

（一）交感神经的解剖结构

交感神经由脊髓第 1 胸节至第 3 腰节灰质侧角发出，在椎旁神经节和椎前神经节交换神经元，节后纤维组成交感神经，支配靶器官。交感神经的节前纤维较短，节后纤维较长。一个交感神经节前纤维可与多个节后纤维构成联系。支配肾上腺髓质的交感神经节前纤维并不交换神经元，而是直接支配肾上腺髓质，后者相当于交感神经的节后神经元。

椎旁神经节构成交感干，位于脊柱两侧，由节间支将神经节连成链状或串珠状排列。椎旁神经节是有髓的节前纤维和无髓的节后纤维的交换神经元之处。交感神经节与脊神经的数目并不相等，交感干在颈部只有三对神经节，即颈上神经节、颈中神经节和颈下神经节；胸部的交感神经节有 12 对，与脊神经数量对应；腰部有 4～5 对、骶部有 2～3 对神经节。颈下神经节常与第 1 胸交感干神经节结合在一起，被称作星状神经节或颈胸神经节。对交感神经结的初步辨认，可按照交感干的交通支作为标志。

椎前神经节位于腹后壁，贴于脊柱的椎体之前，腹主动脉附近，较大的椎前神经节包括腹腔神经节、肠系膜上神经节、肠系膜下神经节和主动脉肾神经节，这些神经节组成神经丛。例如，腹腔神经丛组成由左右两个腹腔神经节、相关的神经节如肠系膜上神经节和主动脉肾神经节、次级神经丛以及来自内脏大神经、内脏小神经、内脏最小神经、膈神经和迷走神经的纤维所组成，与腹腔神经节相连的次级神经丛主要有膈丛、胃-肠系膜间丛、肠系膜上丛、肠系膜下丛、肝丛、脾丛、肾丛、肾上腺丛、卵巢丛或睾丸丛，调控相应组织器官的活动。

（二）交感神经的生理功能

交感神经节前纤维神经递质为乙酰胆碱，节后纤维的经典递质为去甲肾上腺素，这些经典递质通过与相应的受体结合而发挥作用。支配汗腺的交感神经节后纤维以及支配骨骼肌血管的交感舒血管纤维释放乙酰胆碱。

交感神经末梢还含有血管活性肠肽等多种调质,可调节递质的释放。交感神经的基本功能是调节心肌、平滑肌和腺体等内脏器官的活动,维持内环境的稳态。在紧急情况下,交感神经系统被激活,动员体内各种潜在力量,适应环境的急剧变化。

交感神经调节心血管活动。交感神经兴奋时,末梢释放的去甲肾上腺素通过与心肌的β1受体结合,引起心率加快、心肌收缩力增强、传导加快,导致心排血量增加。去甲肾上腺素对血管的影响取决于血管上的受体类型,与血管的α1受体结合时引起血管收缩,与β2受体结合时引起血管舒张。大多数血管以α1受体为主,交感神经兴奋时主要引起血管收缩,进而引起外周阻力升高。心排血量增加和外周阻力增加共同引起血压升高。交感神经活动是调节血压的重要机制,在心血管活动适应机体内外环境变化过程中尤其重要。然而,病理状态下持续过强的交感神经活动促进高血压等疾病的发生发展。

交感神经调节气道阻力,交感神经末梢释放的去甲肾上腺素与气道平滑肌的β2受体结合时引起气管舒张,管径变大,气道阻力降低。β2受体激动剂促使气管舒张,因此用于解除支气管哮喘时的气道痉挛。

交感神经调节消化活动。交感神经兴奋释放的去甲肾上腺素与消化道的β2受体结合时,抑制胃肠活动和消化腺的分泌,与α1受体结合促使消化道的括约肌收缩,从而减少胃肠道对食物的消化和吸收。这种抑制作用有助于人体在紧急状态下将更多的血液分配给重要的器官和组织。

交感神经调节瞳孔、汗腺和泌尿。交感神经兴奋促使瞳孔变大和汗液分泌,交感神经兴奋还促使膀胱逼尿肌舒张和括约肌收缩从而抑制尿液排放。交感神经对肾脏有重要调节作用,交感神经兴奋不仅使肾血管收缩和肾血流量减少,还促进肾素分泌,进而调控血压和钠水平衡。去除肾交感神经可用于治疗难治性高血压等交感神经过度激活相关疾病。

交感神经对代谢和免疫系统具有重要调节作用。交感神经可以刺激肾上腺髓质释放肾上腺素和去甲肾上腺素等激素,这些激素不仅加强心血管活动,还加强糖酵解和脂肪分解,为机体提供能量。交感神经还抑制胰岛素释放和促进胰高血糖素释放。交感神经活动还影响免疫细胞的活性和分布,从而调节人体的免疫功能。

交感神经是混合神经,以传出神经纤维为主,也含有传入纤维,可将内脏的感觉信号传到中枢,参与反射性调控交感神经活动。交感神经的生理功能并不是孤立的,而是与其他神经系统和内分泌系统相互作用、相互影响的。这种复杂的相互作用关系使得交感神经在人体中的生理功能更加多样化和复杂化。

二、迷走神经的解剖结构和生理功能

迷走神经是第十对脑神经,起源于延髓的迷走神经背核和翼核,主要支配胸腔内脏器官和腹腔内脏器官,调节这些器官的活动。

(一)迷走神经的解剖结构

迷走神经分为节前纤维和节后纤维,节前纤维较长,节后纤维较短。交换神经元的神经节往往位于所支配的器官内或附近。

迷走神经在下行过程中,发出很多分支,支配各组织器官。

(1)颈部的分支:包括喉上神经、颈心支、咽支、耳支和脑膜支。喉上神经主要分支分布于声门裂以上的喉黏膜和环甲肌;颈心支参加心丛的组成;咽支参加咽丛的组成,分布于耳廓后面和外耳道皮肤;脑膜支分布于颅后窝硬脑膜。

(2)胸部的分支:包括喉返神经、支气管支、食管支和胸心支。喉返神经支配除环甲肌之外的喉肌,并分布于声门裂之下的喉黏膜。在甲状腺手术时应注意避免损伤喉返神经;支气管支、食管支和胸心支分别加入肺丛、食管丛和心丛。

(3)腹部的分支:迷走神经下行至膈肌下方时分为前干和后干,并进一步发出众多分支,主要包括胃前支、肝支、胃后支和腹腔支。胃前支和胃后支分布于胃和十二指肠上部;肝支分布于胆道和肝;腹腔支较粗大,分布于肝、脾、胰、小肠、部分大肠等器官。一般认为迷走神经不支配肾脏,目前没有确切实验依据说明肾脏受到迷走神经支配。

迷走神经为混合神经,含有内脏运动纤维、内脏感觉纤维、躯体运动纤维和躯体感觉纤维四种神经纤维。

（1）内脏运动纤维：迷走神经的主要成分，支配胸腔内脏器官和腹腔内脏器官，前者包括心脏、气管和支气管等器官，后者包括胃肠道、肝和胰等消化腺、脾、肾和肾上腺等器官，调节这些器官的活动。

（2）内脏感觉纤维：行走于迷走神经中，将胸腹腔内脏器官的多种感觉信号传到中枢，参与多种反射活动。

（3）躯体运动纤维：通过支配咽喉的骨骼肌，控制咽喉部位肌肉活动，并参与吞咽反射调控。

（4）躯体感觉纤维：传导耳廓、外耳道及胸膜的一般感觉。

（二）迷走神经的生理功能

副交感神经的主要生理意义在于促进消化、积蓄能量、促进机体修整和恢复，具有保护意义。迷走神经属于副交感神经系统的主要部分，迷走神经节前纤维和节后纤维的神经递质均为乙酰胆碱。迷走神经兴奋时，神经末梢释放乙酰胆碱，引起心脏活动减弱、消化活动增强等生理作用。

迷走神经调节心血管活动。迷走神经兴奋时，释放的乙酰胆碱与心肌的 M 受体结合，使心率减慢、传导减慢、心房肌收缩减弱，心排血量减少，进而降低血压。全身绝大多数血管只受交感神经支配，一般认为血管不受迷走神经支配。

迷走神经调节消化活动。迷走神经兴奋释放的乙酰胆碱与消化道和消化腺的 M 受体结合时，消化道的活动增强，消化腺的分泌增加，包括胃液、胰液和胆汁的生成分泌增加，进而促进消化和吸收，有利于积蓄能量。

迷走神经调节胰岛 β 细胞释放胰岛素。迷走神经支配胰岛，释放的乙酰胆碱与胰岛的 M 受体结合，促进胰岛素的释放，并减少胰高血糖素的释放。

第二节　交感神经活动的调控与过度激活机制

交感神经活动主要受中枢控制，交感神经活动的异常主要与中枢的整合机制有关,干预脑内某些调控交感神经活动的核团可改变交感神经活动,或抑制交感神经的过度激活。这里以心血管疾病的交感神经活动调节为例,阐述交感神经活动的调控机制与病理状态下的交感神经过度激活机制。

一、调控交感神经活动的中枢神经通路

交感神经活动主要受中枢控制,中枢多个调节心血管活动的核团在交感神经活动的整合和调控中起重要作用。调控交感神经活动的主要中枢核团包括下丘脑室旁核(PVN)、延髓头端腹外侧区(RVLM)、延髓尾端腹外侧区(CVLM)和孤束核(NTS)等,这些核团不仅调控交感神经活动,而且在血压调节中起重要作用。

脊髓灰质侧角是交感神经节前纤维的胞体所在部位,属于交感神经活动的较低级中枢,可对交感神经活动起初步的整合和调控作用,其传出纤维在神经节与节后神经元构成突触联系,由节后纤维支配心肌、平滑肌和腺体。

PVN 前交感神经元发出的神经纤维不仅直接到达脊髓侧角,还到达 RVLM,再由 RVLM 发出下行纤维到达脊髓侧角,它们与脊髓侧角的交感神经节前神经元构成突触联系,控制交感神经活动和血压。NTS 接受来自内脏的多种感觉信号,将这些信号转送到 PVN 和 RVLM,这一通路与反射性调控交感神经活动和血压有关。CVLM 的神经元对 RVLM 具有抑制作用,降低交感神经活动和血压。迷走神经背核(DMV)与 PVN 和 RVLM 之间存在交互抑制,交感神经活动增强时,迷走神经活动往往减弱。

二、调节交感神经活动的心血管反射

多种心血管反射对交感神经活动起重要调节作用,包括颈动脉窦和主动脉弓压力感受性反射、颈动脉体和主动脉体化学感受性反射、心交感传入反射、兴奋性肾反射(ERR)和脂肪传入反射(AAR)等。

(一)颈动脉窦和主动脉弓压力感受性反射

血压升高引起的压力感受性反射可抑制交感神经活动,进而维持血压

稳态,但该反射在血压长期调控中不起重要作用。高血压病的压力感受性反射的调定点提高,反射的敏感性降低。该反射虽然参与心血管疾病的交感神经调控机制,但可能不是交感神经过度激活的主要机制。

(二)颈动脉体和主动脉体化学感受性反射

颈动脉体和主动脉体化学感受性反射在平常的血压调节中不起重要作用,但在严重创伤、大出血等紧急情况下,交感神经系统被激活,调动体内潜在力量,应对紧急状态。该反射异常,可能也不是高血压和慢性心力衰竭等心血管疾病的交感神经过度激活的主要原因。

(三)心交感传入反射

心室肌的表面浅表部位存在多种化学感受器,可感受腺苷、缓激肽、过氧化氢等化学刺激;心肌内还存在机械感受器,可感受心肌张力的变化。这些来自心脏的化学刺激信号和心肌张力变化信号通过心交感神经内的传入纤维到达心血管中枢,改变心交感神经传出活动。这种由心脏受到化学或机械刺激而反射性地引起交感神经活动增强的刺激,称为心交感传入反射(CSAR)。

在高血压和慢性心力衰竭,CSAR 均显著增强,与脑内调控交感神经和心血管活动的重要核团的调控整合机制紊乱有关,还与心肌的缺血和心肌张力变化引起的传入活动增多有关。下丘脑 PVN 内血管紧张素系统活动增强引起的活性氧(ROS)增多和炎性细胞因子增加,是引起高血压和慢性心力衰竭的交感神经过度激活的重要机制。抑制增强的 CSAR 可降低交感神经活动。

(四)兴奋性肾反射

来自肾脏的化学感受器受到刺激,可通过肾交感神经内的传入纤维将信号传到心血管中枢,反射性地引起交感神经活动增强和血压升高,称为兴奋性肾反射(ERR)。辣椒素刺激肾脏皮质-髓质交界处引起的 ERR 比皮质部和髓质部更强,血管紧张素 II、缓激肽和腺苷也可刺激肾脏引起 ERR。

应用海人酸损毁 PVN 的神经元胞体,可阻断 ERR,表明 PVN 是 ERR 的重要中枢部位之一。PVN 的血管紧张素系统、活性氧和影响因子生成均参与 ERR 的调控。

自发性高血压大鼠(SHR)的 ERR 增强,在高血压早期更加明显。增强的 ERR 涉及高血压的交感神经激活机制。动物实验和临床研究均表明,去除肾神经支配能有效抑制高血压的交感神经活动,并减轻高血压。选择性去除 SHR 双侧肾脏的传入神经纤维以消除 ERR,可降低交感神经活动和血压,并减轻血管重构,说明 ERR 在高血压的交感神经过度激活和高血压形成中起重要作用。

(五)脂肪传入反射

脂肪传入反射(AAR)是一种引起交感神经兴奋的反射,来自脂肪组织的传入神经活动可增加交感神经活动和血压。辣椒素、缓激肽和瘦素均可刺激脂肪组织引起 AAR,引起脂肪的传入活动增多而引起 AAR。下丘脑 PVN 是调控 AAR 的重要中枢部位,PVN 中离子型谷氨酸受体介导 AAR。AAR 的生理作用可能是脂肪增加时,通过 AAR 增强反射性的引起交感神经激活,进而促进脂肪分解和能量消耗,避免超重和体内脂肪过多,维持能量代谢稳态。增强的 AAR 可能是肥胖及相关疾病包括糖尿病、代谢综合征和肥胖型高血压交感神经过度激活的重要机制。

肥胖与高血压密切相关,半数以上的高血压患者与肥胖或超重有关,肥胖患者减轻体重有利于血压控制。肥胖程度严重的患者往往交感神经活动更强,这与 AAR 激活有关。肥胖和肥胖高血压动物模型的 AAR 病理性增强,其脂肪组织的传入活动增强,导致 AAR 增强和交感神经激活,而持续的交感神经过度激活引起高血压,这很可能是肥胖性高血压交感神经过度激活的重要机制,阻断 AAR 可以减轻肥胖性高血压的交感神经活动和高血压。

三、中枢内调控交感神经活动的重要信号分子

脑内多种信号分子参与调控交感神经活动,主要包括血管紧张素系统

组分、活性氧、炎性细胞因子、多种生物活性肽以及一氧化氮等气体信号分子等,它们作为神经递质和调质调节交感神经活动。下面仅介绍几种与交感神经过度激活密切相关的信号分子。

(一)血管紧张素系统

脑内存在血管紧张素(Ang)系统,包括血管紧张素原、AngⅡ、Ang 1-7、血管紧张素转换酶(ACE)、Ang 的 1 型受体(AT1R)和 Ang 的 2 型受体(AT2R),在交感神经活动调节中起重要作用。下丘脑 PVN 是 AngⅡ调控交感神经活动的重要部位。

PVN 内 AngⅡ通过激活 AT1R,激活下游的 NADPH 氧化酶导致 ROS 生成增多,进而引起交感神经活动增强和血压升高。高血压大鼠和慢性心力衰竭大鼠的 PVN 中 AT1R 表达均上调,应用 AT1 受体拮抗剂或 ACE 抑制剂减少 AngⅡ的生成均可抑制交感神经活动。PVN 的 AngⅡ和 AT1R 介导 CSAR 和 ERR 等促使交感神经兴奋地反射,阻断 PVN 的 AT1R 可抑制 CSAR 和 ERR 的反射活动,进而降低交感神经活动。敲减 PVN 中 AT1R 可减轻高血压和阻止交感神经的过度激活,并减轻血管重构。PVN 中 Ang1-7 也参与交感神经活动调节。

(二)ROS

NADPH 氧化酶的激活会促进 ROS 生成,主要是使超氧阴离子生成增加,而超氧阴离子可在超氧化物歧化酶(SOD)作用下转换为过氧化氢,过氧化氢随后在过氧化氢酶的作用下被进一步分解为水和氧气。AngⅡ是促使 NADPH 氧化酶激活的重要信号分子,在高血压或慢性心力衰竭动物模型,AngⅡ作用于 AT1R,激活 NADPH 氧化酶,使超氧阴离子增多,进而引起交感神经活动增强。PVN 中的过氧化氢也促进交感神经激活。

PVN 应用活性氧清除剂降低 ROS 水平或应用 NADPH 氧化酶抑制剂减少 ROS 生成,均可降低慢性心力衰竭和高血压动物模型的交感神经活动水平。在 SHR 大鼠 PVN 进行 SOD1 过表达,可显著减轻高血压、减弱交感神经活动,并减轻高血压的心血管重构。PVN 的 ROS 介导 CSAR 和 ERR

等心血管反射,抑制 PVN 的超氧阴离子生成或清除超氧阴离子可阻断 CSAR 和 ERR,进而减弱交感神经活动。

(三)炎性细胞因子

当 PVN 的炎性细胞因子如肿瘤坏死因子-α(TNF-α)、白介素-1β(IL-1β)和 IL-6 增加时,促使交感神经活动增强。AngⅡ 和 ROS 均可促进炎性细胞因子的生成,而炎性细胞因子的生成过多也加重氧化应激。PVN 的炎性细胞因子也调控 CSAR 和 ERR 等心血管反射,抑制 PVN 的炎性细胞因子生成可减弱 CSAR 和 ERR,并抑制病理状态下的交感神经过度激活。高血压动物模型的 PVN 中炎性细胞因子水平升高,抑制炎性细胞因子生成可减轻交感神经活动和高血压。

(四)下丘脑-垂体-肾上腺皮质轴

缺血性心脏病和高血压大鼠下丘脑 PVN 中 Fra-LI(中枢神经元慢性激活状态的标志物)和促肾上腺皮质激素释放激素(CRH)免疫双标阳性神经元数量明显增加,CRH 释放增多,外周交感神经活动增强,心功能恶化。正常大鼠侧脑室注入 CRH 后,交感神经活动增强,心率加快,血浆去甲肾上腺素水平升高。CRH 拮抗剂使交感神经活动减弱,心率减慢,血中去甲肾上腺素(NE)水平降低。通过微型渗透泵经在慢性心力衰竭大鼠侧脑室给予 CRH 拮抗剂四周后,增强的交感神经活动明显降低,心功能得以改善,提示下丘脑-垂体-肾上腺皮质(HPA)轴的激活可能是加重缺血性心脏病和高血压的重要因素。

第三节 自主神经与心血管疾病

交感神经过度激活在心血管疾病发生机制中起重要作用,促进心血管疾病病程发展和并发症形成。本节主要探讨交感神经与高血压和慢性心力衰竭发生机制的关系,以及迷走神经与心血管疾病的关系。

一、交感神经与高血压

（一）交感神经过度激活是高血压病的重要特征

原发性高血压和多种继发性高血压如肾性高血压和肥胖性高血压患者交感神经活动水平升高，常伴有血浆去甲肾上腺素水平升高。在多种高血压的动物模型如自发性高血压大鼠、肾血管性高血压动物模型、应激性高血压动物模型和肥胖高血压动物模型均存在交感神经的过度激活。临床研究表明，高血压程度越严重的患者，交感神经活动水平和血浆去甲肾上腺素水平越高，病程的发展也越快，容易发生严重并发症和心血管事件。阻止交感神经过度激活，可有效降低血压，减少并发症和心血管事件的发生，是防治高血压的重要策略。

（二）交感神经过度激活在高血压发病中的作用与机制

交感神经活动增强使心率加快、心肌收缩力加强、心排血量增加，使全身大部分血管收缩，外周阻力升高。同时，交感神经活动增强促使肾上腺髓质释放去甲肾上腺素和肾上腺素，进一步加强其心脏兴奋效应和缩血管效应。这种交感神经及肾上腺髓质释放的激素对心脏和血管的共同作用会使血压升高。虽然这是生理调节反应，但是持续的过度交感神经激活所引起的持续血压升高将带来严重的病理生理学变化。

持续的过度交感神经激活会引起高血压加大心室肌的后负荷，心肌需加强收缩力以维持心排血量来满足机体的需求。随着时间的推移，将发生心肌肥厚和心肌缺血，并呈逐步加重趋势，甚至发生心力衰竭危及生命。由于心肌缺血和心室壁的张力增加，心脏的化学感受器和机械感受器的传入活动增加，引起 CSAR 增强，下丘脑 PVN 的血管紧张素系统激活、ROS 和炎性细胞因子增加，导致交感神经活动进一步增强，血压进一步升高，形成恶性循环。打断这一恶性循环有助于抑制过强的交感神经活动，并降低血压。

持续的过度交感神经激活会引起高血压，从而导致血管壁张力增加，进而刺激血管壁内血管平滑肌细胞增殖和迁移等病理过程，血管发生氧化应激、慢性炎症和血管重构,血管的僵硬度增加、血管中膜增厚和血管内径变细。由于很多高血压患者存在肥胖和高血脂,因此高血压会引起动脉粥样硬化。这种高血压引起的动脉硬化或动脉粥样硬化加重心肌缺血,可引起或诱发心绞痛、冠心病、主动脉夹层、主动脉瘤和脑卒中等严重并发症或心血管事件,甚至引起死亡。

交感神经主要支配血管外膜,持续增强的交感神经活动使血管外膜的去甲肾上腺素水平升高。去甲肾上腺素可促使血管外膜成纤维细胞(adventitial fibroblasts, AFs)表型转换,促使其释放细胞外囊泡(extracellular vesicles,EVs)数量增多、EVs 变大和 EVs 中 ACE 水平升高,ACE 引起 AngⅡ水平升高,进而促进血管平滑肌细胞增殖、迁移、氧化应激和炎性细胞因子增多。交感神经过度激活很可能是促使高血压和血管重构的重要机制。

交感神经过度激活对肾脏的影响在高血压发生机制中起重要作用。肾交感神经活动增加引起肾动脉及其分支血管收缩,导致肾小球滤过率减低和肾素分泌增加,进而激活血管紧张素-醛固酮系统。AngⅡ促使血管收缩而增加外周阻力,醛固酮增多导致水钠潴留和血容量增加,均进一步升高血压或加重高血压。

肾脏到脑的传入神经活动在交感神经过度激活中起重要作用,肾和脑的交互作用组成环路联系。高血压状态下,肾脏的传入活动增强,ERR 随之增强,反射性的增强交感神经活动和升高血压,导致的恶性循环将加重高血压的病情,促使心血管事件的发生。打断这一恶性循环通路,有利于减轻高血压病情、减少心血管事件的发生。

(三)抑制交感神经过度激活是防治高血压的重要策略

大量研究表明交感神经过度激活在高血压发生机制中起重要作用,抑制交感神经过度激活是防治高血压的重要策略。干预交感神经活动的方法分为使用抑制交感神经活动的药物疗法和非药物疗法,后者包括以治疗仪器为基础的干预疗法,如颈动脉窦压力感受器刺激术和肾交感神经消融术(RDN)。

RDN 通过去除双侧肾脏的交感神经支配治疗高血压,主要用于难治性高血压的治疗。RDN 不仅消除肾脏的传出神经纤维,而且消除肾脏的传入神经纤维。消除肾脏的传出纤维可阻止高血压病的交感神经过度激活对肾脏的影响,包括减轻肾动脉及其分支的收缩、阻止肾素-血管紧张素-醛固酮系统的过度激活,并减轻水钠潴留,有利于阻止交感神经过度激活和减轻高血压病情。RDN 消除肾脏的传入神经纤维,从而阻断 ERR,防止肾脏传入神经信号引起的交感神经兴奋,并打断恶性循环,使全身交感神经活动减弱和血压降低,进而有利于减轻高血压和血管重构,阻止高血压病程进展和心血管事件发生。动物实验发现,选择性消除高血压动物的肾脏传入神经纤维,可降低血压和减轻血管重构,并减轻血管的氧化应激,提示肾脏传入神经信号在高血压的交感神经激活和病程发生发展中起重要作用。

二、交感神经与慢性心力衰竭

(一)交感神经过度激活是慢性心力衰竭的重要特征

慢性心力衰竭患者常见交感神经过度激活。对于交感神经活动越强的慢性心力衰竭患者而言,病程发展越快,且存活期越短。在多种慢性心力衰竭动物模型中,也可发现交感神经过度激活。干预交感神经活动可有效减轻心力衰竭,改善预后。

(二)交感神经过度激活机制

交感神经系统激活是心力衰竭时最快的适应性反应,在心力衰竭早期,心脏交感神经的激活属于代偿性生理反应。由于心肌收缩力减弱,心排血量降低,体内的压力感受器和化学感受器将缺血缺氧信号传送到中枢,反射性增强交感神经活动,以增强收缩力,提升心排血量。

在心脏存在严重器质性病变情况下,交感神经活动增强,如果并不能有效恢复心排血量,将带来严重危害,心肌收缩增强使心肌耗氧量增加,心肌缺血缺氧会更加严重,使心力衰竭病情恶化。心肌缺血缺氧,心力衰竭的心室扩张刺激信号传入中枢,以及肾脏的神经信号传入并到达中枢,通过增强

CSAR 和 ERR 反射,进一步增强交感神经活动,这种恶性循环会加重慢性心力衰竭患者的病情恶化。

中枢对交感神经活动的控制异常也是慢性心力衰竭时交感神经活动过度激活的重要机制。下丘脑 PVN 的 Ang II 通过 AT1R 介导,激活 NADPH 氧化酶,促使 PVN 中超氧阴离子增多,进而激活 PVN 中的前交感神经元,引起交感神经活动增强。

(三)干预交感神经过度激活的治疗作用

肾上腺素能 β 受体拮抗剂可阻断交感神经对心肌的作用,是用于治疗慢性心力衰竭的常用药物之一。针对交感神经系统的干预疗法包括压力感受器刺激疗法、心脏交感神经去神经支配疗法和 RDN 等,其中 RDN 治疗慢性心力衰竭有较好疗效,能降低交感神经活动、改善心功能和心肌重构。

三、迷走神经与心血管疾病

迷走神经节后纤维末梢释放乙酰胆碱,应用乙酰胆碱可模拟缺血预适应和后适应的心肌缺血/再灌注保护。心肌缺血与迷走神经张力显著降低有关,缺血性心脏病患者中,约有 3/4 的患者迷走神经活动减弱,约有 1/3 患者的心迷走神经活动在心肌缺血急性期进一步减弱。迷走神经活动减弱,可早于并伴随缺血性心脏病的发生与发展,患者预后与缺血后迷走活动的恢复程度相关。迷走活动较弱的患者发生心肌梗死后,生存时间也较短。迷走神经功能短期明显减退,往往是急性心功能失代偿的前兆,迷走神经活性降低和心率增加可能预示心力衰竭患者的高死亡率。这些研究结果提示迷走神经活动在某些心血管疾病发生与发展中起重要作用。

迷走神经刺激(VNS)是用于增强迷走神经活动的治疗方法,在部分动物实验和小规模临床研究中显示出具有减轻心力衰竭病情的作用,但临床试验结论并不完全一致,可能与实验设计的局限性、刺激仪器及刺激参数包括刺激频率、强度和持续时间、植入电极的位置等差异有关,使用器械装置干预患者迷走神经活动的有效性和安全性均有待于进一步研究。迷走神经刺激能增强迷走神经活动,改善心血管疾病的作用机制,可能与其能减弱交感神经活动、抑制细胞凋亡和炎症有关。

第四节　自主神经与糖尿病

胰岛素抵抗和高血糖是 2 型糖尿病（T2DM）的基本特征，伴有自主神经功能异常，包括交感神经激活和迷走神经损伤。这些自主神经异常在糖尿病发生与发展中起重要作用。

一、交感神经与 T2DM

（一）交感神经活动过度激活是 T2DM 的重要特征

肥胖和 T2DM 患者的交感神经活动明显增强，血浆去甲肾上腺素水平显著增高，这种交感神经活动增强现象在 T2DM 发病早期就可观察到，说明交感神经激活参与 T2DM 的发生与发展。在 T2DM 患者的非糖尿病子代中，交感神经活动水平和胰岛素水平也相对较高，且交感神经活动水平与胰岛素水平正相关。在 T2DM 动物模型中，同样可以观察到交感神经激活现象，交感神经活动水平可用作预测胰岛素抵抗发生的潜在指标。

（二）交感神经活动过度激活会促进 T2DM 的发生与发展

交感神经活动促进糖酵解和脂肪分解，交感神经过度激活增加肝脏的糖异生，血浆脂肪酸水平增加，并导致胰岛素抵抗。持续的交感神经过度激活所导致的代谢异常，是促发 T2DM 等代谢性疾病的重要机制。

交感神经作用于胰岛 β 细胞表面的 α 肾上腺素能受体，直接抑制胰岛素的分泌。T2DM 早期，胰岛 β 细胞可代偿性地增加胰岛素分泌以弥补其不足，这时胰岛素水平可能升高，但随着时间的推移，胰岛 β 细胞的功能会逐步衰竭，胰岛素分泌下降。

过度交感神经激活对肝脏、骨骼肌和脂肪组织的代谢有较大影响。交感神经促进肝脏糖异生和糖原分解，使葡萄糖生成增加；抑制骨骼肌等细胞对葡萄糖的摄取和利用；促进脂肪组织的脂肪分解。交感神经过度激活还可促使肾上腺髓质释放肾上腺素和去甲肾上腺素增多，进一步加重代谢紊乱。持续增强的交感神经活动作用于肾脏，可引起肾素-血管紧张素系统激活，并促使葡萄糖协同转运蛋白2（SGLT-2）表达上调。SGLT-2表达于近球小管上皮细胞，是肾小管滤过的葡萄糖重吸收的主要转运体。SGLT-2抑制剂作为新型口服降糖药，主要通过抑制肾脏近球小管对葡萄糖的重吸收，促进尿糖排泄而降低血糖水平。

交感神经活动的过度增强破坏糖脂代谢平衡，导致葡萄糖的摄取、利用和储存受损，引起高血糖、高胰岛素血症和胰岛素抵抗，促使T2DM发病。

（三）RDN和血管神经消融（EDN）治疗T2DM的机制

由于交感神经过度激活在T2DM发生与发展中起重要作用，而RDN可降低交感神经活动，进而消除引起T2DM发病的重要因素，达到治疗T2DM的目的。研究发现，RDN导致糖异生和肝脏葡萄糖生成减少，改善糖代谢，并减轻胰岛素抵抗。RDN还能抑制近球小管上皮细胞的SGLT-2高表达，减少葡萄糖的重吸收，使尿糖增多，进而降低血糖。虽然多数基于导管射频消融的RDN能有效改善血糖水平和胰岛素抵抗，但也有研究不支持其有效性，所以这还有待于进一步研究。

EDN治疗T2DM是在RDN治疗T2DM的基础上发展起来的新疗法，将射频消融部位由肾动脉转移到腹腔干，通过消融支配肝脏、胰腺、胃肠道等内脏器官的交感神经直接影响这些器官的代谢而发挥治疗作用。初步研究支持EDN治疗T2DM的安全性和有效性。在EDN术后，T2DM患者的糖化血红蛋白水平和稳态模型胰岛素抵抗指数（HOMA-IR）有明显改善，空腹血糖和餐后血糖降低，患者的胰岛素用量和口服降糖药剂量明显减少，这一新疗法的有效性和安全性需要更大规模的研究和确认。

二、迷走神经与T2DM

（一）迷走神经在T2DM发生与发展中的作用

迷走神经支配胰腺、肝脏和胃肠道等与代谢密切相关的组织器官，调控它们的功能。迷走神经参与 T2DM 的发生与发展。

迷走神经支配胰岛。迷走神经兴奋时,胰岛素释放增多,胰高血糖素释放减少。迷走神经还促进葡萄糖诱导的胰岛素分泌,并促进胰岛的 β 细胞增殖。迷走神经受损时,葡萄糖诱导的胰岛素分泌减少,血浆胰高血糖素水平升高,葡萄糖耐量降低。

迷走神经调节肝脏代谢。肝脏是糖异生主要器官,在维持血糖稳态中起重要作用。切断迷走神经的肝支后,葡萄糖代谢的调节能力减弱。

迷走神经调节胃肠道活动。迷走神经促进消化道活动和消化腺的分泌,促进消化和吸收,积蓄能量。迷走神经中的传入神经纤维可将胃肠道的信号传到中枢,参与饱感的形成并调节摄食行为。

(二)迷走神经损伤与 T2DM

糖尿病的神经病变是糖尿病常见的慢性并发症之一,损伤涉及中枢神经和外周神经,后者更为常见。远端感觉神经病变最为常见,达糖尿病神经病变的半数以上。

T2DM 常伴有自主神经损伤,往往为神经元和神经胶质细胞的不可逆损伤,形成糖尿病的神经病变。自主神经病变很少单独出现,常伴有躯体性神经病变。在有躯体性神经病变的糖尿病患者中,自主神经功能障碍的发病率可高达 40%。糖尿病的自主神经损伤通常为长度依赖性方式发展,迷走神经是最长的自主神经,因而首先受到影响,在糖尿病早期就可出现迷走神经的损伤。

第八章　心力衰竭的神经内分泌机制

心力衰竭,作为各种心血管疾病发展到心功能受损阶段的关键并发症,是临床上一种常见的严重心血管疾病,其发生机制错综复杂,主要涉及交感-肾上腺素能系统的激活、心室的重构、肾素-血管紧张素-醛固酮系统及其他神经内分泌系统的激活。持续的交感-肾上腺素能系统激活是心力衰竭发生与发展的基本机制。中枢神经激素系统的激活与心血管中枢活动的增强紧密相连,这种联系能够显著影响外周交感神经的活动。心血管中枢是指与心血管反射有关的神经元集中的部位,这些神经元并非只局限于中枢神经系统的某一个部位,而是广泛分布在从脊髓至大脑皮质的各个层面,它们之间以及与控制机体其他功能的神经元之间形成了精密的整合网络,确保了心血管活动与机体其他功能活动的协调统一。

神经解剖学研究已证实,脊髓交感节前神经元直接接受来自下丘脑室旁核(periventricular nucleus, PVN)和延髓头端腹外侧区(rostral ventrolateral medulla, RVLM)神经元纤维的投射。心力衰竭发生时,这两个核团内的神经体液因子发生显著改变并影响外周交感神经的放电活动,交感神经活动的增强又能进一步促进慢性心力衰竭的发展,导致病情加重。

先前研究发现心力衰竭早期交感神经系统最先被激活,随之带动肾素-血管紧张素-醛固酮系统、下丘脑-垂体系统、细胞因子和肽类信号系统的激活。最近的研究揭示,在心力衰竭的过程中,PVN区域的核转录因子κB(NF-κB)也发挥了重要作用,参与了交感神经的兴奋作用。

第一节　与心力衰竭发生相关的心血管中枢

心血管系统是机体维持新陈代谢、生命延续的重要系统,其功能受到神经与体液的精细调节。同时,中枢神经系统不断接收并综合心血管系统的反馈信息,生成一系列调控信号,如自主神经和神经激素等,以确保机体内环境的平衡与稳定。

心血管中枢的神经元持续接受来自躯体与内脏各种感受器的传入冲动,或血液和脑脊液中某些物质(如 CO_2)的刺激,从而能够长时间保持一定程度的兴奋状态,并通过有关传出纤维发放一定频率的冲动,控制心血管的活动,使心率、血压均维持在正常范围内。研究表明,大多数心血管疾病都与中枢神经体液因子的改变有关。心血管中枢接受并分析机体的各种外周信号,然后通过神经或体液调节来影响心脏和血管的活动,这种调节机制在心室重塑和心功能损伤中发挥着重要的作用。现已证实,慢性心力衰竭患者交感神经兴奋性增强,压力反射功能和激素分泌异常,这些改变通过抑制机体神经体液因子病理性增高来显著提高患者的存活率。

一、脊髓心血管神经元

在脊髓中,交感节前神经元主要分布在胸段和腰段的灰质中间外侧柱。它们负责支配心脏和血管,是中枢神经系统调节心血管功能并传递信息的最终途径。在脊髓的骶段区域,存在着负责调节血管功能的副交感节前神经元。这些神经元的活动在正常情况下,完全受到高位心血管中枢的精确调控。

二、延髓心血管中枢

延髓被认为是调节心血管活动的基本中枢。延髓心血管中枢在机体的安静状态时会产生节律性的兴奋,这种兴奋会通过心交感神经和交感缩血管神经,引发心血管交感神经持续进行每秒 $1 \sim 2$ 次的放电活动。此外,延髓中含有一些与心血管活动密切相关的重要核团,包括孤束核、迷走背核和疑核、延髓腹外侧区、中缝隐核、极后区等。

(一)孤束核

孤束核(nucleus tractus solitarius,NTS)是脑干内唯一的内脏感觉核,接受多种感受器(如,颈动脉窦和主动脉弓压力感受器、心肺感受器、骨骼肌感受器和内脏感受器)的传入信息,以及来自端脑、下丘脑、小脑、脑干其他区域和脊髓等处与心血管调节有关的核团纤维投射。NTS 发出的纤维有两部分走向,一部分向上行进,将内脏的感觉信息继续传递到背侧丘脑,进而再投射至大脑皮质进行处理;另一部分则与脑干内的运动核、网状结构以及脊髓内与呼吸运动相关的运动核相联系,共同参与并完成内脏的反射活动。NTS 也是一个含有多种递质的心血管整合中枢,能够整合来自多方面的信息,从而调节心血管活动。

(二)迷走背核和疑核

迷走背核(dorsal motor nucleus of vagus,DMV)和疑核(nucleus ambiguus,NA)是心迷走神经节前神经元所在部位,被认为是心迷走中枢。研究表明,它们有纤维投射到心脏。电刺激 NA 可引起心动过缓,损毁 NA 则出现相反效应。

(三)延髓腹外侧区

延髓腹外侧区(ventrolateral medulla,VLM)是一个功能复合体,不仅参与运动、呼吸、疼痛等调节,而且在调节血管运动紧张性活动、维持基础血压中具有重要作用。目前一般将它分为引起交感兴奋、血压升高的头端区,即"加压区"(rostral VLM,RVLM)和引起交感抑制、血压降低的尾端区,即"减压区"(caudal VLM,CVLM)。

RVLM 被认为是中枢内维持交感紧张性和血压稳定的关键部位。由于 RVLM 在维持静息血压水平和整合心血管反射活动中更为重要,所以与心血管活动相关的研究大多集中在头端区。RVLM 有纤维投射到脊髓中间外侧柱(intermediolateral column of spinal cord，IML)并兴奋交感节前神经元。电刺激 RVLM 的神经元能引起血压升高、心率加快、血中儿茶酚胺和血管升压素浓度升高。而局部毁损或用药物阻断该区神经元的活动，则可使动脉血压降至脊休克水平，这表明 RVLM 的心血管神经元对脊髓交感节前神经元施加了持续性的调节影响。组织学方法和电生理研究都证实 VLM 与许多和心血管活动有关的核团紧密联系。VLM 还接受来自前庭核、耳蜗核等的投射，可能与这些核团异常活动时所伴有的内脏、血管反应有关，也可能提示某些细胞参与了上述核团的有关反射。同时，大量研究结果表明，VLM 有纤维投射到高位中枢结构，将外周信息传入高位中枢，共同调节心血管活动和神经内分泌活动。VLM 下行投射纤维在延髓内先折向背内侧，然后下行至交感节前神经元。

CVLM 与 RVLM 首尾相连，CVLM 的神经元通过抑制 RVLM 的神经元活动参与对心血管的调节。刺激该区可抑制交感神经放电和降低动脉血压，而损毁此区将导致高血压的发生发展。局部双侧完全性地破坏 RVLM 能够抵消刺激 CVLM 引起的低血压反应，提示后者对前者的抑制作用也具有紧张性。

中枢神经系统各级结构都参与调节心血管活动，VLM 区在其中起着重要的作用。VLM 可以接受来自外周多种感受器以及中枢某些与心血管调节相关核团的传入信息，在维持基础血管张力、中介压力感受性反射、化学感受性反射、脑缺血反应和躯体交感反应等多种心血管活动中发挥重要作用，且大量形态学和电生理证据证实 VLM 神经元可直接支配和影响交感节前神经元的活动。

(四)中缝隐核

中缝隐核(nucleus raphes obscurus，NRO)主要位于延髓腹侧中线两旁，脑桥尾端与颈段脊髓头端的区域内。NRO 与胸段脊髓 IML 和延髓的儿茶酚胺能神经元、中脑导水管周围灰质的背侧部与腹侧部，以及 NTS、RVLM 等都有纤维投射联系，也有部分下传纤维可兴奋脊髓交感节前神经元。一般认为，NRO 对交感神经有抑制作用，主要通过两种途径实现：一种是通过抑制 RVLM 神经元而实现其抑制交感的作用,这一通路具有紧张性活动,属于拮抗防御警觉反应的交感抑制系统中的一个重要组成部分;另一种是直接下行抑制脊髓交感节前神经元,这一通路无紧张性活动。

(五)极后区

延髓的极后区(area postrema,AP)与血压调节关系密切,该区位于孤束核的腹侧,能接收压力感受器传来的部分信息。电刺激该区可使血压升高,而毁损则导致血压下降。AP 与相邻的 NTS、下丘脑室旁核和视上核之间均有双向纤维联系。大鼠的 AP 有纤维投向 DMV、延髓腹外侧区和脑桥臂旁外侧核。电刺激狗的 AP 可引起心率加快、心排出量增多、外周阻力增高和血压升高,这些小血管效应可通过阻断交感神经节而消除。此外,AP 是室周器官之一,能监视循环血中血管紧张素 II(angiotensin II,Ang II)的浓度,并富含丰富的 Ang II 和血管升压素受体。Ang II 可引起 AP 介导的压力感受性反射重调定,导致血压升高;而血管升压素可易化 AP 介导的压力感受性反射对肾交感神经传出的抑制作用。

三、延髓以上的心血管中枢

在脑干、下丘脑以及大脑等位于延髓以上的部位,均存在与心血管活动紧密相连的神经元。目前普遍认为,最基本的心血管中枢是延髓的腹外侧,位于脑的最下部,与脊髓相连,主要控制呼吸、心跳、消化等;而延髓以上的结构只对延髓心血管中枢起调整作用。很多实验结果表明,在各种心血管反射中,脑干、下丘脑与脊髓作为一个整体来调节心血管功能,外周的传入冲动不仅传递至延髓,同时还与中枢神经系统内的各级神经元建立了广泛的联系。

(一)脑桥

位于中脑和延髓之间的脑桥,通过其白质神经纤维与小脑皮质相连,实现了神经冲动在小脑两个半球间的传递,进而协调身体两侧的肌肉活动。其臂旁核(parabrachial nucleus,PBN)与 NTS 之间有双向纤维联系,并受压力感受性反射活动的影响；PBN 也接受下丘脑、腹侧前脑和大脑皮质的投射纤维。高频电刺激猫 PBN 某些区域，可引起血压升高和心率加快。

（二）中脑

位于脑桥之上的中脑，恰好处于整个脑部的中心位置。作为视觉与听觉的反射中心，中脑调控瞳孔、眼球以及肌肉等各项活动，其导水管周围灰质（periaqueductal gray，PAG）可分为背侧区（dorsal PAG，dPAG）与腹侧区（ventral PAG，vPAG）。dPAG 为防御反应区的一部分，它联系着边缘前脑、下丘脑和 RVLM，在发动防御警觉反应中具有重要作用。而 vPAG 接受下丘脑弓状核（nucleus arcuatus，ARC）的纤维投射，并有纤维投射到低位脑干的 NRO，构成 ARC-vPAG-NRO 系统，即对抗防御警觉反应的交感抑制系统。NRO 通过释放阿片肽、5-羟色胺、γ-氨基丁酸等递质或调质，发挥抑制 RVLM 防御反应相关神经元活动的作用。

（三）下丘脑

下丘脑在丘脑下沟的下方，构成第三脑室的下壁，但其边界并不十分清晰，还向下延伸并与垂体柄紧密相连。其面积虽小，但能够接受很多神经冲动的传导，是内分泌系统和神经系统的传导中心。由下丘脑核团发出的下行传导束到达脑干和脊髓的自主性神经中枢，再通过自主性神经调节内脏活动。通过动物实验观察到，当电刺激作用于下丘脑的防御反应区时，会触发警觉状态，并伴随一系列心血管反应，包括心率上升、心搏增强、骨骼肌血管舒张以及皮肤和内脏血管的收缩，最终导致血压升高，这些反应有助于调整机体以适应当前的生理状态。下丘脑大致可分为四区，即前区、内侧区、外侧区与后区，其中在心血管活动中起着重要调节作用的区域和核团如下。

1. 升压区：位于下丘脑后部和外侧部，以及下丘脑腹外侧核，为交感兴奋区，也称为"防御反应区"。下丘脑后部和外侧部有直接投射到延髓和脊髓的神经元，刺激下丘脑后部可增加交感传出和抑制压力感受性反射引起的心动过缓，引起防御反应，从而适应防御、搏斗或逃跑等行为的需要。

2. 室旁核（paraventricular nucleus，PVN）：该复合体结构位于第三脑

室下丘脑部的上端两侧,与神经内分泌活动及自主性功能紧密相关。通过增强交感传出和释放血管升压素来调节心血管活动。更重要的是,PVN 的神经元不仅接收压力感受性反射的信息,还处理与情绪相关的数据。同时,它与 NTS、DMV、NA 以及胸段脊髓交感神经元之间建立了双向的纤维联系,实现了复杂而精细的调控机制。

3.下丘脑前部:最前端为视前核,从严谨的分类角度来看,它属于前脑的范畴。下丘脑的第三脑室前腹侧(anteroventral third ventricle,AV3V)与血压调节关系密切,其中最为重要的区域是内侧视前核(medial preoptic nucleus,MPN),能够接受来自室周器官、PBN、NTS,以及脑桥和延髓中的儿茶酚胺能纤维投射。AV3V 还参与动脉血压反射,如压力感受性反射和肾脏反射等的调节。下丘脑前部和视前区是压力感受性反射通路的重要组成部分,它们接受来自孤束核有关压力感受性反射信息的投射,并发出纤维兴奋 DMV 的神经元,从而使心迷走神经紧张加强;同时还使延髓吸气神经元活动受抑,解除后者对心迷走中枢的抑制作用,结果也使心迷走神经紧张加强。

(四)大脑

大脑中的特定部位,特别是边缘系统的组成部分,例如颞叶、额叶的眶面、杏仁核和海马等,具有对下丘脑以及脑干其他区域的心血管神经元活动进行调节的能力。这些部位能够根据各种环境刺激或机体的不同功能状态,对心血管活动进行综合性的调整,并引起特定的反应。此外,这些区域还与学习记忆、情绪反应,特别是防御和警觉反应密切相关,并能够整合来自高级中枢的信息。因此,在环境应激引起的高血压病中,这些部位被视为最为关键的中枢区域。

之前普遍认为整个交感神经系统的兴奋或抑制都是同步的。随着研究的不断深入才发现,不同部分的交感和副交感神经活动并非具有统一性。对于某种刺激,不同的交感神经反应和作用方式都是不同的,这种差异使各器官之间的血流合理分配以适应机体的功能活动。在不同生理状态下,中枢神经系统可采用不同的整合形式对心血管活动进行调节。

第二节 中枢肾素-血管紧张素系统与心力衰竭

一、以往对肾素-血管紧张素-醛固酮系统在心力衰竭中作用机制的认识

肾素 - 血管紧张素 - 醛固酮系统（renin-angiotensin-aldosterone system，RAAS）在调控心血管活动中起着重要的作用。当机体出现血容量减少、失血引起的低血压或其他导致心排血量下降的情况时，RAAS 就会被激活。在 RAAS 激活的早期阶段，血管紧张素 II（Ang II）的增加会促使外周血管收缩，同时导致肾脏水钠潴留，这会使中枢系统产生饥渴感，并且倾向于摄取含钠食物。此外，Ang II 还会刺激血管升压素及其下游产物醛固酮（aldosterone，ALDO）的生成，以进一步维持血容量和血压的稳定。为了减轻组织器官的损伤，Ang II 和 ALDO 共同维持着体液的平衡。一旦身体恢复到稳定状态，Ang II 的合成就会停止，整个 RAAS 也会恢复到原来的平静状态。然而，在心力衰竭的情况下，由于心排血量不足，Ang II 和 ALDO 的异常增加会加重心脏的前后负荷，并促进心室肌和血管平滑肌的重塑，最终导致心功能持续减退。

二、心力衰竭时中枢 RAAS 的激活

RAAS 被证实参与了多种应激反应。研究揭示，在心力衰竭的情况下，外周系统的血流动力学或化学因子会发生改变，进而对交感或迷走传入神经纤维的活动产生影响。这些神经纤维通过电信号的形式，将机体的变化信息传递给中枢神经系统。在中枢神经系统的特定区域，如 NTS 和 PVN，会释放大量的儿茶酚胺和胆碱类神经递质，从而引发局部体液因子的变化。RAAS 可能是通过该途径被激活的，最后通过传出神经纤维来上调外周交感神经活动。Deschepper 和 Flaxman 在 1990 年就观察到皮质醇升高可以上调脑血管紧张素原和血管紧张素 1 型受体（angintensin type1-receptor，AT1R）的表达（Deschepper & Flaxman，1990），近期的研究又发现心力衰

竭动物血中皮质醇含量增高,因此推测皮质醇可能是通过血脑屏障后导致中枢 RAAS 激活的一个因素。此外,有研究人员在实验中发现将 ALDO 直接注入正常大鼠的侧脑室后,PVN 上的血管紧张素转换酶(angiotensin-converting enzyme,ACE)和 AT1R 表达增多,因为 ALDO 是 RAAS 中唯一能通过血脑屏障的固醇类激素,由此推测心力衰竭时外周升高的 ALDO 进入中枢后能反向激活 RAAS。目前已经证实外周 RAAS 在肾小球灌注压降低时被激活,但脑血流量的降低是否也能以相同方式激活中枢 RAAS,还有待研究。

(一)中枢血管紧张素在心力衰竭时对交感神经活动的影响

血管紧张素的种类较多,目前发现它在中枢的作用取决于其受体类型及分布。下丘脑室旁核区域的肾素-血管紧张素系统(renin-angiotensin system,RAS)是调控交感神经活动的关键体液因素。其中,作为 RAS 发挥效应的主要靶点,AT1R 扮演着至关重要的角色。相对而言,血管紧张素 2 型受体(AT2R)在此过程中的作用并不显著。已证实 AT1R 是介导血管紧张素作用的最核心受体,可被 Ang II 和 Ang III 激活。大部分的 Ang II 在中枢内极易水解成 Ang III,因此 Ang III 被认为是血管紧张素家族中参与心血管活动调节的主要物质。多项研究证实 AT1R 在中枢的各个神经核团中广泛分布,在不同的部位发挥不同的效应。作为一种 G 蛋白耦联受体,AT1R 在被激活后会促使磷脂酶 C(PLC)的生成量增加,水解膜脂质上的4,5-二磷酸磷脂酰肌醇(PIP2),胞质内钙离子随之增多,导致膜上钾离子通道通透性改变,同时活化胞质内的蛋白激酶 C(PKC),进一步通过 MAPK 蛋白激酶信号转导途径将胞质内信号传递到核内引起转录因子 fos 以及 Jun 基因的表达,最终使激活蛋白-1(AP1)合成增加。在 AP1 的调节作用下,去甲肾上腺素(NE)、酪氨酸羟化酶(TH)、多巴胺 β 羟化酶(D-βH)、去甲肾上腺素载体(NAT)等表达增加并产生相应的生物学效应。

中枢血管紧张素对心力衰竭时交感神经活动有重要影响。经冠脉结扎术诱导的心力衰竭大鼠,其脑室周围器(CVO)、PVN、RVLM 以及 NTS 等心血管整合中枢内的 AT1R 水平均呈现高表达,外周交感神经放电活跃,侧脑室内给予血管紧张素转换酶抑制剂或 AT1R 阻断剂能显著降低交感神经活动,减轻心室重塑并减少左室舒张末期容积;然而在相同时间内,口服相同剂量的同种药物却未见到明显疗效。另外,Wang 等(2008)将脑内血管紧张素原缺陷的转基因大鼠制作成心衰模型,经观察,其交感神经活动及心室重塑现象都较心力衰竭大鼠明显减轻。

目前对于心力衰竭时中枢血管紧张素如何促进交感神经活动的机制还不清楚。有研究在向清醒大鼠侧脑室、PVN 和 RVLM 灌注 AngⅡ后,均观察到 RVLM 区域 Fra-LI 阳性神经元(中枢神经元慢性激活状态的标志物)和 AT1R 数量增加,并伴有外周交感神经放电增强,由此推测 AngⅡ可能作为一种神经递质通过兴奋 PVN、RVLM 核团来促进下游交感神经的活动。另外,有研究者在 NTS 中注入 AngⅡ也观察到交感神经放电增强,由于 NTS 是压力反射活动重要的整合部位,因此该实验结果提示中枢 AngⅡ还可能通过上调压力反射活动来增强交感神经放电。

中枢血管紧张素在心衰中的作用较为复杂,近来发现它与多种体液因子之间存在着交叉反应。Kang 等(2014)在对心力衰竭大鼠进行研究时发现下丘脑-垂体-肾上腺皮质轴(hypothalamic-pituitary-adrenal axis,HPA 轴)被激活,并伴有 PVN 区域血管紧张素原和 AT1R 的高表达,因此推测心力衰竭时 HPA 轴的激活可能是促进中枢血管紧张素作用的一个因素;AngⅡ能诱导依赖 NAD(P)H 氧化酶的超氧化物的形成,这些活性氧簇在 PVN 含量增加,与局部的一氧化氮(NO)相互作用后,降低了 NO 的水平,由于氨基丁酸(GABA)能神经元依赖于 NO 的作用,因此,当 NO 水平下降时,GABA 能神经元的活性也会降低,进而减弱其对外周交感神经的抑制性作用。这一系列反应最终导致了交感神经放电的增加。此外,AngⅡ还被证实能促进中枢内上行的去甲肾上腺素能神经纤维释放 NE,进而激活 PVN 神经元,引起交感神经兴奋性的增强;AngⅡ通过激活局部神经胶质细胞或血管内皮细胞的 NF-κB 来上调炎性细胞因子和前列腺素 E_2 的表达,二者也是促进交感神经活动的因素。

(二)中枢醛固酮在心力衰竭时对交感神经活动的影响

近期越来越多的研究证明,中枢醛固酮(ALDO)升高,能引发外周交感神经活动增强,并促进心力衰竭的发生发展。Francis 等(2004)在心力衰竭大鼠的 PVN 区域发现盐皮质激素受体(MR)表达明显增多,中枢给予 MR阻断剂(螺内酯)后,大鼠的体液潴留及交感神经兴奋性活动均有所下降;通过同样的方法,研究人员又发现中枢使用螺内酯还能降低心力衰竭大鼠的左室重塑,而且越早用药效果越好。

先前的研究发现正常大鼠侧脑室给予 ALDO 可促进下丘脑室旁核区 ACE、AT1R 和 COX-2 的表达,使室旁核 ROS 和血浆中 NE 增多;而侧脑室注射盐皮质激素受体阻断剂 RU28318 可逆转上述反应,该发现提示侧脑室注射 ALDO 可激活脑内肾素-血管紧张素-醛固酮系统、增加脑内 ROS、增强交感神经活动。心衰大鼠口服盐皮质激素受体阻断剂依普利酮可降低炎性细胞因子(pro-inflammatory cytokines,PIC)引起的室旁核神经元的兴奋,同时减少促肾上腺皮质激素释放激素(CRH)阳性神经元的数量,降低室旁核区 COX-2 的含量,改善左心室功能。这提示盐皮质激素受体参与心衰发生发展的过程,阻断该受体对心脏可能具有保护作用。心衰时醛固酮反转录酶 11β-HSD-2mRNA 在室旁核表达减少,而侧脑室注射盐皮质激素受体阻断剂 RU28318 可逆转上述反应,该发现提示 ALDO 及其受体参与心衰发生发展的过程,阻断该受体对心脏可能具有保护作用。

ALDO 在心力衰竭动物的中枢内明显升高,但对其来源仍然不清楚。早期研究表明中枢内的 ALDO 主要来自外周系统,但近来有人发现脑内有促进 ALDO 合成的酶类,能自发地生成 ALDO。ALDO 在中枢的作用主要取决于其受体 MR 的含量及分布。免疫组织化学方法证实 MR 广泛分布于前脑的多个神经核团,其中 PVN 区域的 MR 在心力衰竭时表达明显增加,但没有证据表明该区域 MR 的激活可直接促进下游 RVLM 和 IML 的活化,因此多数观点认为 ALDO 是通过间接途径引起交感神经活动增强的。已有的研究结果显示升高的 ALDO 作用于胞质内 MR,促进苯羟甲胺阻断的钠通道(ENaC)亚基的表达,然后引导这些亚基转移到细胞膜上并组合成完整的钠通道,从而促进钠离子内流和神经细胞内洋地黄类似物(OLC)的释放。OLC 能增强交感神经活动,该效应可同时被地高辛抗体和 AT1R 阻断剂所抑制。此外,在对口渴机制的研究中发现,ALDO 可提高下丘脑等部位 AT1R 的表达,因此它有可能促进中枢血管紧张素对交感神经的兴奋作用。也有人证实中枢内的 ALDO 可诱导依赖 NAD(P)H 氧化酶的超氧化物形成,并激活 NF-κB,增加 PIC 和前列腺素 E₂(PGE₂)的表达,最终使促进交感神经兴奋的体液因素不断增加。

研究揭示,在心力衰竭的情况下,皮质醇会占据下丘脑中的大部分盐皮质激素受体(MR)位点。然而,位于下丘脑室周区域的一小部分 MR 在 11β-羟基类固醇脱氢酶-2(11β-HSD-2)的保护作用下,并未与皮质醇发生结合。鉴于皮质醇与 ALDO 产生的效应相似,有人推测 MR 的活化状态可能是引发各种反应的关键机制,而配体的具体类型则可能并非主导因素。Zhang 等(2006)也证实,抑制 11β-HSD-2 的活性可以增加高血压及心动过速时交感神经的兴奋性,使用 MR 阻断剂或切除肾上腺可以中断这一反应,但使用糖皮质激素受体阻断剂却未产生类似效应。

三、阻断中枢 RAAS 的作用对心力衰竭的影响

虽然对于 RAAS 的中枢阻断药物的研制还未开展,但动物实验已经证明相比于外周系统给药,在中枢内使用 RAAS 的阻断剂无论是对心力衰竭时水钠潴留、交感神经兴奋还是心室重塑,其效果都更为良好,这说明 RAAS 在中枢和外周的作用方式存在些许差异,且其在中枢中的作用可能更加重要,因此对 RAAS 的中枢机制进行更深入的探索非常必要。

第三节　中枢炎性细胞因子与心力衰竭

细胞因子是受到各种生理和病理刺激后,由免疫细胞合成、分泌的一类具有生物活性的低分子量蛋白质或多肽,但近年来研究表明,细胞因子的分泌并不只局限于免疫细胞,而是在中枢神经系统中也有分泌。细胞因子根据其性质可分为炎性细胞因子和抗炎细胞因子。其中常见的炎性细胞因子包括白介素家族的白介素-1(IL-1)、白介素-6(IL-6)以及肿瘤坏死因子-α(TNF-α),抗炎细胞因子包括白介素-4(IL-4)、白介素-10(IL-10)等。

心力衰竭是各类严重心脏疾病共有的一种主要并发症,其发病率及死亡率均呈现逐年升高的趋势。以往学者对于心力衰竭的研究多集中在外周炎性细胞因子对心脏循环的直接毒性作用,即通过介导心肌重构、降低心肌收缩力、使 β 肾上腺素受体失耦联、引起细胞凋亡等来诱导或加重心力衰竭。但目前的研究发现,心力衰竭时脑组织中 PIC 含量增加,HPA 轴激活,外周交感神经活动增强,心功能恶化,从而进一步加速了心力衰竭的发生与发展。

心力衰竭时 PIC 水平(主要包括 TNF-α、IL-1β 和 IL-6)不仅在外周组织中升高,在中枢的含量也明显增加。研究发现心衰大鼠中枢 TNF-α 与交感神经活动增强密切相关,阻断 TNF-α 的作用可明显降低交感神经活动;先前的研究也发现心力衰竭大鼠室旁核 PIC 明显增多,中枢给予 TNF-α 抑制剂(己酮可可碱或依那西普)可降低室旁核、心肌组织和血浆中 PIC 水平,抑制交感神经兴奋,这提示中枢 PIC 参与心力衰竭的发生发展过程。此外,心力衰竭时室旁核区域活化的小胶质细胞增多,Ang II 阳性神经元增加,ROS 和 PGE_2 含量增多。以上发现提示,心力衰竭时室旁核激活的小胶质细胞可释放 PIC,进而引起交感神经兴奋。

一、心力衰竭时中枢炎性细胞因子的来源

心力衰竭时脑组织内细胞因子生成增多可能是由以下两条途径引起:一是外周循环血中的细胞因子进入脑内;二是由神经元和神经胶质细胞产生。

(一)外周血中细胞因子进入脑内

细胞因子在大脑内作为免疫细胞和神经细胞之间的桥梁,发挥着类似于"神经调质"的作用,协调着两者之间的信息交流。心力衰竭时循环血中产生的细胞因子给中枢神经系统提供了一种重要的炎症或损伤信息。细胞因子是一类大分子物质,不易通过血脑屏障,其进入中枢的机制可能有以下几种。①主动转运途径,由载体介导可直接通过血脑屏障或血脑屏障薄弱脑区。目前已有实验证明 TNF-α、IL-1β、IL-6 可直接转运入脑,但载体蛋白

的数量有限且可被这些细胞因子迅速饱和。因此,在炎症反应的急性期这一途径不太可能起到重要作用。②被动转运途径,某些病理情况下,血脑屏障的通透性增加,导致外周细胞因子直接渗入脑内。此外,细胞因子还可经由室周器官途径被动转运入脑。室周器官缺乏血脑屏障,可表达 CD14、toll 样受体,结合细胞因子。③细胞因子通过与外周感觉神经纤维上的细胞因子受体结合将信号传递入脑。目前的研究多集中在迷走神经,以及分布在胸廓和腹部的神经纤维。迷走感觉神经元表达 IL-1β 和前列环素 E_2 (PGE$_2$)的受体,静脉注射 IL-1β 可引起免疫反应激活。④PGE$_2$ 介导的途径,细胞因子通过诱导与血脑屏障组成相关的细胞生成 PGE$_2$,从而发挥作用。早期的研究表明:在发热时脑脊液内 PGE$_2$ 水平升高,同时脑室注入 PGE$_2$ 会引起发热反应。细胞因子在中枢神经系统中有多种信号转导途径,其中由 gp130 介导的 Jak/STAT 途径是其主要转导途径之一。gp130 是一种普遍存在于细胞膜表面的蛋白。细胞因子与受体结合后,诱导 gp130 二聚体的形成,通过信号传导激活 Jak 激酶,之后引起 STAT 蛋白活化,形成二聚体进入核内,从而调节靶基因的表达。上述内容阐明了心力衰竭时外周细胞因子进入中枢的可能途径,把细胞因子的外周作用和中枢作用联系起来,为人们研究心力衰竭开阔了视野。

(二)脑组织产生细胞因子

Kang 等(2006)发现,心力衰竭时下丘脑室旁核区域 Fra 阳性细胞增多,小胶质细胞激活,同时该脑区 TNF-α、IL-1β 和 IL-6 产生增多。但是心肌缺血刺激信号如何传递给大脑并引起心血管中枢兴奋,仍然是需要继续探索的问题。

1. 心肌缺血信号传入脑的机制

心肌梗死后下丘脑炎性细胞因子水平早期升高,这表明神经调节机制可能参与该反应。心脏的交感和迷走神经对机械性和化学性刺激十分敏感,其被激活后能够显著调节心血管反射。心脏损伤或心肌缺血刺激可能会引发心脏交感神经传入冲动增加,进而将这种心血管疼痛信号传入脑,使下丘脑小胶质激活,炎性细胞因子合成增加。由此推测心脏交感神经传入纤维很可能在心肌损伤和下丘脑炎性细胞因子的产生中起到关键作用。Francis 等（2004）发现，用苯酚将心脏交感传入神经阻断后，脑内 TNF-α 和 IL-1β 水平降低，但是血浆中这两种因子并不受到影响。这表明脑内炎性细胞因子不是循环中炎性细胞因子的主要来源。心脏迷走神经对脑内炎性细胞因子的产生几乎没有影响，但是迷走神经的完整性对心肌梗死后心肌组织内炎性细胞因子的合成是必要的。

2. 小胶质细胞激活后分泌细胞因子

小胶质细胞的一个显著特征就是受刺激后迅速激活，研究表明有多种因素能够引发其活化，例如：细胞因子、脂多糖、三磷酸腺苷、诱导型一氧化氮合酶等。活化的小胶质细胞是中枢神经系统固有的免疫效应细胞——抗原呈递细胞（APC）。正常成年脑的小胶质只是静息的小胶质细胞，而并非 APC，小胶质细胞被激活后才具备免疫能力，从而表达与 T-淋巴细胞活化相关的复合刺激分子 CD40 和 B7。激活的小胶质可以释放大量的炎性细胞因子和抗炎细胞因子，以自分泌或旁分泌的方式发挥其免疫调节作用。正常情况下，脑内神经元和神经胶质细胞中炎性细胞因子的合成较少；外周炎症反应和组织损伤刺激可导致脑内小胶质细胞和星形胶质细胞激活，炎性细胞因子的合成和释放增加。

与星形胶质细胞相比，小胶质细胞是脑内炎性细胞因子（TNF-α、IL-1、IL-6）和免疫调节细胞因子（IL-12、IL-18）的主要来源。TNF-α 是一种具有活化巨噬细胞功能的细胞因子，能促进小胶质细胞的细胞溶解及其他炎性细胞因子和抗炎因子的产生。小胶质细胞是 IL-1 的主要来源，此外，在星形胶质、神经元和脑血管的内皮细胞中也有分泌。IL-6 主要由星形胶质和小胶质细胞分泌。研究表明，多种外部刺激或病理状况，如细菌脂多糖的外源性给予、细菌或病毒的感染，以及炎症反应等，均可导致 IL-1 和 IL-6 的水平显著上升。

二、中枢炎性细胞因子对心力衰竭的影响

活性氧簇（reactive oxygen species，ROS）对心力衰竭等多种心血管疾病的发生与发展起着重要作用。心力衰竭时心肌组织内增加的活性氧簇能

够直接影响心肌收缩功能,促进心室重塑。研究发现,下丘脑高水平的活性氧簇是引起外周交感神经兴奋性增强的一个重要因素,阻断中枢活性氧簇的生成可明显降低交感神经活动,进而降低动脉血压。

很多细胞因子具有增强 HPA 轴活动的作用。例如,IL-1 能使 HPA 轴兴奋,从而刺激下丘脑和垂体分别分泌 CRH 和促肾上腺皮质激素(ACTH),静脉注射 IL-1 可刺激下丘脑室旁核表达 CRH。IL-6 也可激活 HPA 轴。此外,研究者还发现炎症反应释放的细胞因子如 IL-1β、IL-6 和 TNF-α 均有诱导 HPA 轴活动的效应。

心力衰竭时循环血中的炎性细胞因子可能通过与下丘脑室旁核区域组成血脑屏障有关的血管周细胞及内皮细胞中的炎性细胞因子受体结合,诱导环氧合酶-2(COX-2)活性增加和 PGE_2 生成增多。PGE_2 可以穿过血脑屏障进入中枢,激活 HPA 轴,引起室旁核区域 CRH 神经元活性增加,传出的神经纤维可促发其他心血管中枢兴奋,最终导致外周交感神经活动增加。而且 PGE_2 进入脑组织还可诱导中枢炎性细胞因子合成增加。实验证明心肌梗死大鼠下丘脑 TNF-α、IL-1β 和 IL-6 水平增加,室旁核神经元和 HPA 轴激活,使外周交感神经活动增加,从而加快了心力衰竭的进程。有研究发现,给予正常大鼠侧脑室 TNF-α,不仅可以激活下丘脑室旁核 CRH 神经元,使 ACTH 和皮质醇生成增加,而且促使交感神经活动明显增强。由目前的研究可推测,脑内炎性细胞因子增多可能通过激活 HPA 轴,使外周交感神经过度激活,导致心功能进一步恶化,从而促进心力衰竭的病理生理进程。

心力衰竭的发生、发展是一个极其复杂的病理过程,受到自主神经系统、神经体液因素及细胞因子等多种因素的影响,脑内炎性细胞因子的增加最终使外周交感神经活动增强,心功能失代偿,促进心力衰竭的发展。因此,减少心力衰竭时脑源性细胞因子的产生将对治疗心力衰竭、改善心力衰竭患者的预后产生深远的影响。

第四节　中枢 NF-κB、氧化应激与心力衰竭

20世纪60年代研究发现心力衰竭早期交感神经系统最先被激活,随之带动肾素-血管紧张素-醛固酮系统、下丘脑-垂体系统、细胞因子和肽类信号系统的激活。多种因素共同作用促使心力衰竭的病情不断加重。因此,多年来交感神经活动对心功能的影响一直是心力衰竭研究的焦点之一。目前,研究揭示了在心力衰竭发生时,PVN 和 RVLM 这两个核团内部的体液因子会发生显著变化,进而对外周交感神经活动产生影响。因此,中枢神经系统成为众多学者关注的焦点。研究揭示,PVN 区域的 NF-κB 在心力衰竭时可能扮演了促使交感神经兴奋的角色。此外,研究人员还发现,NF-κB 能够增强 NAD(P)H 氧化酶的表达水平,进而推测 NF-κB 的激活有助于促进活性氧簇生成。

一、NF-κB 的生物学活性与氧化应激

NF-κB 是 B 细胞内发现的调节基因转录的关键因子之一,参与许多与机体防御功能和炎症反应有关的早期免疫应答基因的调控。NF-κB 家族包括 c-Rel、NF-κB1(p50/p105)、NF-κB2(p52/p100)、RelA(p65)和 RelB5 种亚单位。其中以 p50 和 p65 的作用更为重要,它们几乎存在于所有的组织细胞中,常被作为评估 NF-κB 激活状态的检测指标。静息状态下,p65 与 NF-κB 抑制蛋白单体(IκB)结合,覆盖 p65 蛋白的核定位信号,使 NF-κB 以失活状态存在。细胞内 NF-κB 对环境变化极为敏感,能够被多种因素所激活,包括炎性细胞因子、细菌毒素、氧化剂、神经激素(如 AngⅡ、ALDO 等)以及蛋白激酶 C 激活剂等。当这些因素作用于细胞时,它们会激活胞质中的蛋白激酶,进而引发一系列反应,使得 IκB 发生磷酸化并从 NF-κB 上解离下来。这一过程暴露出 p65 蛋白的核定位信号,使其能够与核内目的基因的启动子或增强子上的特定 κB 位点相结合,从而启动和精确调控目的基因的转录过程。到目前为止,已证实 NF-κB 调控的靶基因产物多为炎症反应

介质,包括炎性细胞因子(TNF-α、IL-1β、IL-6 等)、炎性酶(诱导型还氧合酶等)、黏附分子和受体四大类型。这些转录产物被发现参与了多种心血管疾病的发病过程。

心衰时室旁核 NF-κB 被大量激活并参与增强交感神经活动。中枢 NF-κB 激活是 RAS,PIC,ROS 和交感神经活动增强的枢纽。室旁核 NF-κB 可被中枢过氧化物、PIC 和 RAS 激活;NF-κB 激活后使 PIC 和 RAS 的表达升高,并通过增加 NAD(P)H 氧化酶表达来诱导 ROS 的产生,从而使交感神经活动增强。采取适当方法阻断室旁核 NF-κB 的激活,能更有效地降低心衰与高血压时交感神经的兴奋。

研究显示,中枢超氧化物在心血管疾病发生发展中也发挥着至关重要的作用。神经激素类物质,如血管紧张素、炎性细胞因子等均可刺激下丘脑室旁核 NAD(P)H 氧化酶催化产生超氧化物。同时,细胞线粒体内 NAD(P)H 通路也可产生超氧化物。这些超氧化物是脑内重要的信号分子,在正常生理情况下,机体通过超氧化物生成和抗氧化系统(主要包括酶类、低分子量抗氧化剂、激素类抗氧化剂、DNA 修复系统等)将其维持在一个动态平衡状态。当这种平衡状态被破坏,即超氧化物产生过多,生成的超氧化物未能被抗氧化系统及时清理,就会引起中枢氧化应激,进而对机体产生各种危害。

二、中枢内由 NF-κB 调节的转录产物对心力衰竭时交感神经活动的影响

(一)前列腺素 E_2

COX-2 是 NF-κB 的转录产物之一,在发生应激或炎症反应时大量表达,催化花生四烯酸或其他二十碳不饱和脂肪酸转变为前列腺素 E_2(prostaglandin,PGE_2),从而在机体的相应部位发挥一定效应。研究发现侧脑室内直接灌注 PGE_2 可以引起 PVN 神经元和肾交感神经放电增加;由冠状动脉结扎术诱导的心力衰竭大鼠,COX-2 在 PVN 的表达显著增加,脑脊液内 PGE_2 的含量升高,给予 COX-2 的抑制剂能明显降低交感神经活动。

有学者认为中枢 PGE_2 的作用可能与其受体类型相关,但其具体作用机制至今尚不清楚。目前已发现的能与 PGE_2 结合的受体很多,包括前列腺素 E_2 受体亚型 1-4(prostaglandin E receptor1-4,EP1-4),实验证明前列腺素 E 受体 3(prostaglandin E receptor 3,EP3)被激活后可能导致交感神经活动增强。Ferri 和 Ferguson 在研究中发现 PGE_2 能降低 PVN 区 GABA 能神经元的活动,使该神经元抑制的交感神经活动增强。许多能够激活 NF-κB 的物质,诸如炎性细胞因子、细菌毒素、Ang Ⅱ 以及氧化剂等,均对 PGE_2 的生成具有促进作用。在心力衰竭动物的中枢内,这些物质会持续表达,进而维持 NF-κB 的高活性状态。随之而来的是 COX-2 和 PGE_2 生成增加,进一步加剧了交感神经的活动。

(二)ROS

研究揭示,ROS 在多种心血管疾病的发病和进程中扮演着关键角色,其中就包括心力衰竭。心力衰竭发生时,心肌组织内的 ROS 水平上升,这种现象会直接削弱心肌的收缩功能,进而加速心室的重构过程。下丘脑内高水平的 ROS 是导致外周交感神经兴奋性增强的关键因素之一。通过阻断中枢 ROS 的生成,可以显著减弱交感神经的活动,从而降低动脉血压。此外,NAD(P)H 氧化酶的激活在组织内诱导 ROS 的产生,进一步证实了 ROS 在交感神经兴奋中的作用。NAD(P)H 氧化酶在中枢神经系统中分布广泛。当心力衰竭发生时,该酶被激活并诱导产生超氧化物。这些超氧化物在 PVN 中的含量增加,与局部的 NO 相互作用后导致 NO 水平降低。由于 GABA 能神经元依赖于 NO 的作用,当 NO 水平下降时,GABA 能神经元的活性也随之下降,进而减弱了对外周交感神经的抑制性影响,交感神经的放电活动增加。

Anrather 等(2006)发现 NF-κB 可以增强 NAD(P)H 氧化酶的表达,因此 NF-κB 的激活对于 ROS 的产生具有促进作用。同时,Kang(2011)研究发现,中枢使用 NF-κB 阻断剂 SN50 可以降低心力衰竭时下丘脑室旁核区域 NAD(P)H 氧化酶活性亚单位 gp91^{phox} 和 ROS 的水平,说明心力衰竭时下丘脑室旁核 NF-κB 的激活对活性氧簇的产生有促进作用。

(三)肾素-血管紧张素系统

心血管中枢下丘脑室旁核区域的肾素-血管紧张素系统(renin angiotensin system,RAS)是调节交感神经活动的重要体液因素,在此过程中 AT1R 是 RAS 发挥作用的重要靶点。下丘脑室旁核区域注入 Ang Ⅱ 可明显增强交感神经活动,降低机体压力感受性反射的敏感性,因此中枢RAS 的激活是使机体心血管活动稳态失衡的重要因素。研究发现心力衰竭动物下丘脑室旁核区域的 AT1R 数量显著增加,长期侧脑室给予 AT1R阻断剂不仅使下丘脑室旁核区域 AT1R 表达下降,而且交感神经活动、水钠潴留及左室重构均明显减轻,但是目前对于 RAS 引发的交感兴奋机制尚不了解。

RAS 中的 Ang Ⅱ 是一种 NF-κB 的有效激活剂。离体实验证明心肌纤维细胞和肝细胞的 NF-κB 被激活后,诱导血管紧张素原或 AT1R 的表达,促进 Ang Ⅱ 在心室重构中的作用,但 NF-κB 在中枢内是否也能上调血管紧张素对交感神经的兴奋作用尚不明确。在体实验发现高血压大鼠侧脑室灌注 NF-κB 抑制剂后,AT1R 下降,由 Ang Ⅱ 引起的交感神经放电减少,由此推测中枢 RAS 和 NF-κB 之间存在相互促进作用。Qi 等(2022)研究发现,脑室内连续给予 NF-κB 抑制剂同样能降低心力衰竭大鼠的肾交感神经活动并伴有室旁核 AT1R 表达水平的下降。

(四)PIC

PIC 是 NF-κB 的激活物,也是 NF-κB 调节的转录产物,因此 NF-κB 被认为是心力衰竭时中枢 PIC 持续高水平的主要原因之一。其中,TNF-α 和IL-1β 被证明是心力衰竭时中枢内促进交感神经活动的两个重要物质。研究发现,心力衰竭早期脑组织与心肌内 TNF-α 几乎同步升高,PVN 区域的TNF-α 和 IL-1β 增加更为明显,给予 TNF-α 和 NF-κB 的抑制剂能有效减少脑内 PIC 含量,并显著降低交感神经活动。

PIC 的作用机制与多个因素的激活有关。PIC 可以促进 NAD(P)H 氧化酶依赖的超氧化物的生成,从而引发 ROS 的交感兴奋作用;其次 PIC 是

HPA 轴的激活物质,中枢使用促肾上腺皮质激素释放激素的拮抗剂可以部分阻断 PIC 的交感神经兴奋作用,因此推测 HPA 轴的活动可能参与调节 PIC;同时,研究发现 TNF-α 和 IL-1β 受体在中枢内的分布与其发挥效应的部位并不一致。许多文献报道 PIC 的中枢机制可能是通过血管内皮释放的一种神经活性物质介导的,其中 PGE_2 的特性与其较为吻合。研究人员在大鼠侧脑室内加入 COX-2 的拮抗剂完全阻断了 PIC 的交感神经兴奋作用,由此推测 PGE_2 可能是介导 PIC 作用的重要因素。

三、中枢内 ROS 对心力衰竭时交感神经活动的影响

心力衰竭时常有自主神经功能紊乱的表现,其中以交感神经持续过度兴奋为主要特征。各种病理性因素引起心肌损伤,继而诱发 Ang Ⅱ、炎性细胞因子等神经体液物质进入体循环。这些物质可改变心血管中枢活动,引起心率加快,心排血量增多,同时血管收缩,以维持机体动脉血压和组织灌注。在短期内,这些代偿机制有利于维持机体内环境的稳态,但随着时间的推移,长期神经体液物质活化会使心功能恶化,最终导致心力衰竭。临床上大多使用神经体液物质受体拮抗剂或合成抑制剂,如血管紧张素转换酶抑制剂等进行治疗,虽可改善患者症状,但长期疗效却不尽如人意。

心力衰竭引起交感神经兴奋性增高,下丘脑室旁核炎性细胞因子增加,NAD(P)H 氧化酶活性、超氧化物生成和机体中枢氧化应激水平显著提高。研究显示,将 NAD(P)H 氧化酶抑制剂 APO 注入心力衰竭大鼠下丘脑室旁核,其中枢 ROS 含量显著降低,氧化应激明显减弱,交感神经兴奋性降低,心力衰竭症状明显改善。同时,与对照心力衰竭小鼠相比,$gp91^{phox}$ 基因敲除的心力衰竭小鼠中下丘脑室旁核氧化应激水平降低,心力衰竭症状明显好转。综上所述,下丘脑室旁核神经体液因子异常表达,引起 NAD(P)H 氧化酶催化的 ROS 生成增加,氧化应激水平升高,交感神经兴奋性增加,最终导致心力衰竭。临床试验显示,慢性心力衰竭患者给予咪唑啉受体阻断药莫索尼定缓释片后可以减弱交感神经活动,但与给安慰剂的对照组相比,其死亡率更高。这提示,在心力衰竭早期阶段,交感神经兴奋性增高可能对机体是有益的,因此,进一步研究中枢 NAD(P)H 氧化酶诱导超氧化物生

成、氧化应激水平提高与心力衰竭时交感神经兴奋性增加的关系,对心力衰竭的临床治疗是非常必要的。

四、NF-κB、ROS 的抑制剂

目前已知能够抑制 NF-κB 的有效药物是二硫代氨基甲酸吡咯烷(pyrrolidine dithiocarbamate,PDTC)。研究发现在活性氧簇缺失的情况下,PDTC 仍可以稳定 IκB-α,从而使 NF-κB 失去活性。PDTC 在生理状态下表现出高度的稳定性,且在不同的大鼠模型中,包括过度表达人的肾素和血管紧张素原的转基因大鼠、经历短暂性脑缺血的大鼠、患有变应性脑脊髓炎的大鼠以及脊髓受损的大鼠中均能有效地阻断由 NF-κB 介导的外周和中枢炎症反应。在众多实验中观察到,不论是长期还是短期给予 PDTC,都能显著减少 NF-κB 与 DNA 的结合,同时提高 IκB-α 的水平,并降低 NF-κB 下游产物(例如炎性细胞因子、细胞黏附分子、COX-2 等)的表达水平。

SN50 也是一种降低 NF-κB 作用的抑制剂。它可以渗透到细胞内,并携带能与 p50 亚基相结合的基因序列,在不影响 IκB-α 活性的情况下与细胞核内 NF-κB 的靶基因共同竞争 p50 结合位点,从而发挥抑制 NF-κB 的作用。近期研究表明,水杨酸类药物对 NF-κB 的活性产生显著影响。具体而言,水杨酸钠和阿司匹林均能够增强胞质内 IκB 蛋白 2 的水平,从而有效阻止 NF-κB 进入细胞核。此外,皮质醇也被证实通过类似的机制来调节 NF-κB 的活性。

Tempol 是一种能渗透入细胞膜的模拟超氧化物歧化酶,香荚兰乙酮是 NAD(P)H 氧化酶抑制剂,它们均可以减少 ROS 生成。在高脂饮食的高血压大鼠中枢注入 Tempol 能够显著降低动脉血压和肾交感活动,同时侧脑室注入香荚兰乙酮,也能够显著降低高脂饮食大鼠动脉血压和肾交感活动。

总之,在心力衰竭动物的 PVN 区小细胞神经元中,NF-κB 被显著活化,进而能够调控中枢内的多种体液因素(包括 PGE_2、PIC、Ang II 以及氧化物等)。此外,活性氧簇在心力衰竭时与交感神经兴奋性的增加密切相关,共同促进交感神经活动增强。

第五节　中枢小胶质细胞与心力衰竭

小胶质细胞(microglia)又称小胶质,是中枢神经系统的免疫细胞,约占胶质细胞的5%。通常具有变形运动和吞噬功能。同时,小胶质细胞是中枢神经系统中神经胶质细胞的干细胞,可以分化成其他胶质细胞。小胶质细胞在炎性因素作用下被激活成反应性小胶质细胞,反应性小胶质细胞具有保护神经元的作用,也能分泌炎性细胞因子、补体蛋白等活性物质。免疫组化显示室旁核小胶质细胞激活导致 IL-1β、Ang Ⅱ、过氧化物生成增多。目前认为激活下丘脑室旁核小胶质细胞释放炎性细胞因子在缺血性心力衰竭过程中起到重要作用。心力衰竭是临床上一种常见的心血管综合征,常表现为一个动态的复杂的级联过程,呈进行性发展,使心脏功能不断恶化直至衰竭。心力衰竭使血流动力的功能紊乱,近年来研究表明心力衰竭受许多神经体液因子的控制和影响。一些生物活性小分子如 TNF-α、IL-1、IL-6、INF-γ 等在心力衰竭发病过程中的作用愈来愈受到重视。充血性心力衰竭时下丘脑室旁核小胶质细胞可能通过以下机制被激活并释放 TNF-α、IL-1β 和 IL-6 等炎性细胞因子,提示下丘脑室旁核小胶质细胞激活可能在缺血性心力衰竭过程中起重要作用。

一、小胶质细胞的活化机制

(一)分子机制

小胶质细胞的一个显著特征就是受到刺激后迅速被激活。诱导其活化的因素众多,包括脂多糖、三磷酸腺苷、β-淀粉样前体蛋白(β-APP)、炎性细胞因子、诱导型一氧化氮合酶等。研究表明,小胶质细胞的激活可能与以下几个方面有关:①小胶质细胞有中枢神经系统信号分子(如 ATP、CGRP、Ach 等)的膜受体(例如,β-APP 可直接激活小胶质细胞,诱发其产生 IL-1 从而激活补体系统,补体系统又随着 IL-1 的表达进一步活化小胶质细胞);

②小胶质细胞上的膜通道(例如,钾离子通道可以使小胶质细胞对去极化非常敏感);③细胞内信号传导途径(例如,PTK、PLA2 级联反应途径参与了小胶质细胞的激活);④细胞内转录因子的激活。小胶质细胞的激活还可能与细胞内 NF-κB、环磷酸腺苷反应元件结合蛋白等的活化有关。此外,抑制性神经递质、氧自由基和多种可溶性炎性细胞因子,如 TNF-α、内皮素等,均可诱导小胶质细胞激活,引起细胞因子分泌、一氧化氮合酶表达,导致吞噬活动和趋化作用增强。

(二)炎性细胞因子激活小胶质细胞机制

1.小胶质细胞表面存在 TNF-α 受体,在中枢神经系统免疫炎症反应中发挥重要作用。采用基因敲除小鼠 TNF-α 受体后,动物对兴奋性毒素和脑缺血损害反应加剧,即使给予 TNF-α 也不能对神经元发挥保护作用。此外,这种小鼠脑内小胶质细胞对红藻氨酸刺激的反应性也明显减弱,提示 TNF-α 在小胶质细胞的激活中起着重要作用。

2.集落刺激因子作为小胶质细胞的有丝分裂原,可刺激小胶质细胞增殖、活化。巨噬细胞集落刺激因子可使小胶质细胞 IL-1、IL-6 和 NO 的释放增加,放大小胶质细胞的毒性作用,从而进一步活化小胶质细胞。脑缺血时,反应性星形细胞分泌粒细胞-巨噬细胞集落刺激因子增加、刺激小胶质细胞活化增殖。

3.在 IL-3 诱导小鼠自身免疫性脑脊髓炎的实验中发现,IL-3 可活化中枢神经系统中的小胶质细胞,而活化的小胶质细胞和巨噬细胞也可产生 IL-3。

4.IFN 主要由淋巴细胞产生,是较强的小胶质细胞激动剂,可促进补体 C1q、C3 和 C4,以及 ROS 和 NO 产生,增加 TNF-α 的释放,诱导神经胶质细胞增生。在 IFN-γ 转基因鼠中,可观察到皮质小胶质细胞 MHC Ⅱ类分子 mRNA 增加,小胶质细胞活化和神经胶质细胞增生。

5.激活小胶质细胞的因素多样,不同的信息分子调控小胶质细胞活化的不同方面,并由此决定小胶质细胞的活化特征,包括在细胞大小、数量、分子水平、免疫显性、细胞因子和生长因子的活化表现。与小胶质细胞活化有关的其他因素包括氧自由基、超氧化物、非甾体抗炎药、抗白细胞药、人工合成的多肽和抗生素以及温度等。心力衰竭时循环中炎性细胞因子 TNF-α、IL-1β、IL-6 长时间增高，COX-2、PGE$_2$ 含量增加，而许多炎性细胞因子参与小胶质细胞激活。表明心力衰竭可能引起小胶质细胞激活，进而加重心力衰竭。以上提示小胶质细胞在下丘脑室旁核神经系统的激活与心力衰竭之间建立了关联，这种关联的分子机制有待于进一步阐明。

二、小胶质细胞的作用

缺血性心力衰竭时下丘脑室旁核小胶质细胞激活并分泌炎性细胞因子（如 TNF-α、IL-1β 和 IL-6 等）、类花生酸类物质、ROS、NO 及过氧化物等物质。经脑室内给药阻断小胶质细胞激活后可以降低交感神经兴奋，减少循环血中炎性细胞因子水平，阻止左室重构的发生。提示小胶质细胞激活在缺血性心力衰竭中起着重要作用。同时有研究证实细胞因子能反过来激活小胶质细胞，从而在体内形成一个正反馈环路，使细胞因子不断增加。

三、小胶质细胞活化对心衰的影响

心力衰竭患者外周血液循环中炎性细胞因子显著增加。虽然炎性细胞因子不能穿过血脑屏障，但其可以激活中枢 NF-κB 使 PVN 微血管表达 COX-2。血脑屏障上皮细胞 COX-2 催化产生 PGE$_2$。PGE$_2$ 的作用如下：① PGE$_2$ 在下丘脑通过引起 γ-氨基丁酸能神经元超极化，抑制 PVN 自律性和神经内分泌，从而提高 HPA 轴活性，导致交感神经性血压升高、心率加快和循环中去甲肾上腺素增加；②心力衰竭时 PGE$_2$ 进入脑组织引起致炎性细胞因子合成并激活下丘脑室旁核小胶质细胞，而小胶质细胞也可产生炎性细胞因子，激活下丘脑室旁核神经元和 HPA 轴。

此外，过去普遍认为中枢神经系统是免疫豁免器官，但后续研究揭示，激活的 T 淋巴细胞能够附着在脑毛细血管内皮细胞的表面，这些细胞通过分泌内皮糖苷酶来降解基膜，并以变形的方式穿越内皮细胞，进而侵入脑内。这一过程可能触发脑内的炎症反应，例如，T 淋巴细胞能够分泌强效的小胶质细胞激动剂，如 IFN-γ 和 TNF-α 等。

　　综上所述,多种因素引起的心力衰竭均可导致炎性细胞因子合成增加,炎性细胞因子通过某些方式转变后穿过血脑屏障进入下丘脑室旁核激活小胶质细胞,反应性小胶质细胞反过来分泌炎性细胞因子,激活 HPA 轴,从而加重心力衰竭。由此可见小胶质细胞与心力衰竭之间可以相互作用形成正反馈环路,但它们之间某些特定的调控作用以及具体的作用机制尚不清楚,仍需要更深入地研究。此外,小胶质细胞及其相关的炎症反应在心力衰竭形成过程中起着重要的作用,对其进一步研究有助于揭示心力衰竭发病的真正机制,为心力衰竭的临床治疗提供理论依据。目前正在积极研究小胶质细胞的抑制剂,应用典型的 PLA2 途径(PLA2/MAPK/AA/COX-2)抑制剂和加强细胞内环磷酸鸟苷信号转导等途径抑制激活小胶质细胞介导的炎症反应,可能为治疗心力衰竭开辟新的途径。

第九章　交感神经-肾上腺素能系统与心力衰竭

　　交感神经与肾上腺髓质，以及它们所合成分泌的儿茶酚胺（如肾上腺素、去甲肾上腺素等），共同构成了交感神经-肾上腺素能系统（sympathetic adrenergic system，SAS）。尽管肾上腺髓质被视为内分泌腺，它实际上在结构和功能上紧密地与交感神经相连，可以被看作是交感神经传出通路的一部分。因此，肾上腺髓质的分泌活动受到交感神经的调控，两者在生理过程中相互协调，共同发挥作用。交感神经以及由其合成的肾上腺素、去甲肾上腺素在心血管系统的神经和体液调节中扮演着举足轻重的角色。20 世纪 60 年代有学者提出儿茶酚胺在特定条件下可能引发心肌缺血和坏死的假设，自此以来，科研人员对各种心血管系统疾病，特别是心力衰竭患者的交感-肾上腺素能系统功能状态进行了深入研究。研究结果表明，交感-肾上腺素能系统的持续激活是心力衰竭发生与发展的核心机制。

第一节　交感-肾上腺素能系统与心血管系统

一、交感神经

　　交感神经（sympathetic nerve）和副交感神经（parasympathetic nerve）协同构成了机体的自主神经系统（autonomic nervous system），这一系统遍布于内脏、心血管以及腺体之中，发挥着调节内脏活动的重要作用。机体要保持生命活动的正常进行，就要保证包括心血管系统在内的全身各器官系统功能活动正常进行。机体可以依靠神经和体液调节两种方式来调节器官的功能,使其能够有效地适应内部和外部环境的变化。心血管活动的神经调节是通过多种心血管反射来实现的,这些反射包括压力感受性反射、由心肺感受器引发的心血管反射,以及颈动脉体和主动脉体的化学感受性反射等。在这个过程中,心肌和血管平滑肌都受交感神经的支配。交感神经作为心血管反射传出途径的重要部分,对心血管活动的调节发挥着至关重要的作用。

(一)心交感神经的结构特征

心肌和血管平滑肌都接受交感神经的支配。心交感神经包括心交感传入神经和心交感传出神经,但习惯上仅指其传出部分。

心交感神经的传入纤维广泛分布于各心腔,这些纤维经星状神经节,再经过上胸背神经根进入脊髓。这些纤维通过与心脏感觉器的联系而发挥作用。压力感受器和化学感受器,其作用在于感受压力的变化和心肌缺血等所致的生化改变,并由此影响着心交感传出神经的功能活动。

支配心脏的传出神经有心交感神经和心迷走神经,安静时心迷走紧张对心脏的作用要比心交感紧张更占优势。心交感传出神经由节前和节后两个神经元组成。节前神经元起自脊髓胸段 T1~T5 灰质侧角的中间外侧柱,其轴突组成节前纤维到达位于椎旁或椎前的星状神经节、颈上及颈中神经节交换神经元,轴突末梢释放的递质为乙酰胆碱,后者能激活节后神经元膜上的 N 型胆碱能受体。节后神经元位于星状神经节或颈交感神经节内,节后纤维较长,到达心脏附近后与心迷走神经的节前神经纤维组成心脏神经丛,形成分支分别以心上神经、心中神经和心下神经分布于窦房结、房室交界、房室束、心房肌和心室肌。交感神经广泛分布于心外膜表层,并随着冠状动脉深入心肌组织,沿着心肌细胞的长轴有序排列,最终在心内膜处结束。心交感神经分左右两支,并存在差异支配现象。右侧心交感神经支配窦房结、右心房及左心室前壁,左侧心交感神经支配左心房、房室交界及心室后壁。在功能上,当右侧心交感神经处于兴奋状态时,其主要效应是引起心率加快;而左侧心交感神经兴奋时,则主要以增强心肌的收缩能力为主。

(二)心交感神经的作用

在生命演化的过程中,交感神经是早期进化的产物。它在维持心排血量、动脉血压和心室充盈压等方面具有重要作用,还可以调节血容量的不足,为运动及其他应急状态提供防御反应,提供对血压的调节,确保机体重要器官系统的功能处于相对稳定状态。

心交感神经是通过节后末梢释放的神经递质去甲肾上腺素作用于心脏的肾上腺素能受体而起作用的。心交感神经兴奋可引起心率加快、心肌收缩力加强、房室传导加速,即产生正性变时作用(positive chronotropic action)、正性变力作用(positive inotropic action)和正性变传导作用(positive dromotropic action)。心交感神经主要通过心肌细胞膜上的 β 肾上腺素能受体对心肌产生效应。其机制主要是由于去甲肾上腺素激活了心肌细胞膜上的 $\beta1$、$\beta2$ 肾上腺素能受体(分别简称 $\beta1$、$\beta2$ 受体)引起的,激活的受体经由 G 蛋白-AC-cAMP 通路触发蛋白激酶 A(PKA)的活化。随后,活化的 PKA 诱导心肌细胞中的多种功能蛋白发生磷酸化,从而推动窦房结 P 细胞的 If 通道以及 L 型钙通道开放,使 L 型钙电流和 If 电流增强,4 期自动去极化速度加快,窦房结自律性提高,心率加快,产生正性变时作用;同时,NE 使 K^+ 外流加快,动作电位时程及不应期缩短,与心率加快相适应;激动心肌细胞膜和肌质网上的钙泵和 ryanodine 受体(RYR),分别促进细胞外 Ca^{2+} 内流和肌质网 Ca^{2+} 的释放,使心肌细胞动作电位 2 期 Ca^{2+} 内流量和肌质网 Ca^{2+} 的释放量增加,肌浆 Ca^{2+} 浓度增加,心肌收缩力加强;促进糖原分解,提供心肌活动所需的能量,因此产生正性变力作用;房室交界区细胞的 L 型钙电流得到增强,进而提升了 0 期去极化的速度和幅度,这导致房室传导速度加快,构成了正性变传导作用的核心机制。此外,去甲肾上腺素可以降低肌钙蛋白 C(TnC)与 Ca^{2+} 的亲和力,促进舒张期 TnC 与 Ca^{2+} 的解离;肌质网钙泵活动增强对肌浆中 Ca^{2+} 回收加速,刺激 Na^+-Ca^{2+} 交换,使细胞内 Ca^{2+} 外排加快,均可加速心肌舒张,有利于心室充盈。交感神经兴奋使得心率加快,心肌收缩力加强,心排血量明显增加。

（三）交感神经的血管分布及作用

除真毛细血管外，其他所有血管的血管壁都有平滑肌分布，并且体内绝大多数血管平滑肌都接受自主神经的支配，支配血管平滑肌的神经纤维主要分为缩血管神经纤维和舒血管神经纤维，统称为血管运动神经纤维。缩血管神经纤维都是交感神经纤维，人体内多数血管仅接受交感神经的单一神经支配。支配血管平滑肌的交感神经节前神经元位于脊髓胸、腰段的中间外侧柱内，其末梢释放乙酰胆碱；节后神经元位于椎旁和椎前神经节内，其末梢释放去甲肾上腺素。体内几乎所有血管都接受交感缩血管纤维的支配，但在不同部位的血管中，缩血管纤维分布的密度不同，因此其作用就有强弱之分。在冠脉血管和脑血管中的分布最少，在骨骼肌和内脏的血管中的分布稍多，而在皮肤的血管中，缩血管纤维分布最密。在同一器官中，动脉中的缩血管纤维密度高于静脉，并且以微动脉中的密度最高，而毛细血管前括约肌中一般没有神经纤维分布。人体内有一部分血管除接受交感缩血管神经纤维的支配外，还接受舒血管神经纤维的支配，其血管效应与缩血管神经纤维作用相反。

交感神经的末梢部分释放去甲肾上腺素，这种物质会通过与血管内的肾上腺素能受体相互作用来发挥作用。血管对去甲肾上腺素的反应，是根据肾上腺素能受体在血管平滑肌上的分布情况决定的，它所支配的血管平滑肌细胞上有 α 和 β2 两类肾上腺素能受体，并且大多数血管平滑肌的肾上腺素能受体为 α 肾上腺素能受体，因此去甲肾上腺素与 α 受体结合后，可使多数血管平滑肌收缩、外周阻力增加、血压升高；而与 β2 受体结合后，则使血管平滑肌舒张，但是去甲肾上腺素与 β2 受体结合的能力较弱。因此，交感神经兴奋时主要引起缩血管效应。

二、肾上腺素能系统

在参与心血管活动调节的体液因素中，去甲肾上腺素（norepinephrine，NE 或 noradrenaline，NA）、肾上腺素（epinephrine，E，或 adrenaline，AD）和多巴胺在化学结构上都含有儿茶酚（catechol）的结构，即含邻苯二酚结构的胺类（见图 9-1），因此将它们统称为儿茶酚胺（catecholamines，CAs）。儿茶酚胺是人体内体液调节系统中的重要生物活性物质。

体内去甲肾上腺素的生物合成主要在去甲肾上腺素能神经末梢进行（见图 9-2）。去甲肾上腺素能神经从血液由 Na^+ 依赖性载体转运摄取酪氨酸（tyrosine）进入神经元后，在胞质内经酪氨酸羟化酶（tyrosine hydroxylase，TH）催化生成多巴，再经多巴脱羧酶（DOPA decarboxylase，DDC）催化生成多巴胺（dopamine，DA），DA 进入囊泡中由其中的多

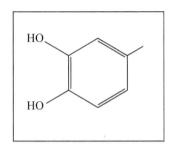

图 9-1　邻苯二酚结构示意

巴胺 β-羟化酶（dopamineβ-hydroxylase，DβH）催化，转化为 NA 并与 ATP 和嗜铬颗粒蛋白以结合的形式贮存于囊泡中。当神经纤维传来的动作电位抵达神经末梢时，突触前膜去极化引起电压门控 Ca^{2+} 通道开放，细胞外 Ca^{2+} 内流，使神经末梢内 Ca^{2+} 浓度升高，启动去甲肾上腺素的胞裂外排方式，递质呈量子式释放进入突触间隙发挥作用。在肾上腺髓质嗜铬细胞和肾上腺素能神经元中，去甲肾上腺素继续由苯乙醇胺氮位甲基转位酶（phenylethanolamine-N-methyl transferase，PNMT）催化生成肾上腺素。上述参与 NA 合成的酶中，TH 的活性相对低下，其反应速率较为缓慢且对底物具有高度的专一性。当胞质中的 DA 或游离 NA 浓度上升时，该酶会受到反馈性抑制；相反，若这些物质浓度降低，则对该酶的抑制作用会减弱，从而使其催化作用得到增强。因此，TH 在整个合成过程中扮演了限速酶的角色，其活性可被甲基酪氨酸（metyrosine）所抑制。

神经末梢释放的大部分去甲肾上腺素由神经元再摄取，一小部分由神经元以外的组织，如血管平滑肌细胞和血管内皮细胞所摄取，以防止并消除去甲肾上腺素持续作用于效应器产生不良后果。去甲肾上腺素作用的消除主要由突触前膜 NE 转运体（NE transporter，NET）将其再摄取进入神经末梢内，这种摄取称为摄取 1（uptake 1），是一种主动的转运机制，其摄取量为释放量的 75%～95%，摄取进入神经末梢的去甲肾上腺素尚可进一步被囊泡摄取贮存，以供再次释放；部分未进入囊泡的去甲肾上腺素可被胞质中

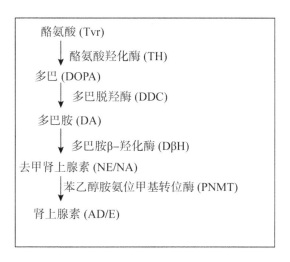

图 9-2　儿茶酚胺生物合成过程示意

线粒体膜上的单胺氧化酶（monoamine oxidase，MAO）转化成代谢产物释放进入血液循环。非神经组织，例如心肌和平滑肌，同样能够吸收去甲肾上腺素，这一过程被称为摄取 2（uptake2）。在这些组织摄取去甲肾上腺素后，细胞内的儿茶酚-O-甲基转移酶（COMT）和单胺氧化酶（MAO）会迅速将其分解。此外，还有一小部分去甲肾上腺素会从突触间隙扩散至血液中，随后在肝、肾等组织中被 COMT 和 MAO 分解失活。这一过程使神经末梢释放的去甲肾上腺素的作用及时终止。

体内作用于心脏和血管的去甲肾上腺素和肾上腺素，部分来自血液循环，部分来自支配它们的肾上腺素能交感神经分泌。循环血液中的肾上腺素和去甲肾上腺素主要由肾上腺髓质合成与分泌。肾上腺素能神经末梢释放的去甲肾上腺素也有一小部分进入血液循环。去甲肾上腺素水平主要反映交感神经系统的整体兴奋水平，而血液中肾上腺素的水平主要与肾上腺髓质分泌活动有关。由肾上腺髓质分泌的髓质激素中，肾上腺素约占80％，而去甲肾上腺素仅约 20％。它们在调节心血管系统活动方面都起到了重要的作用。

（一）肾上腺素能纤维

在中枢神经系统，以 NE 为递质的神经元被称为去甲肾上腺素能神经元(noradrenergic neuron),其胞体绝大多数位于低位脑干。以 AD 为递质的神经元称为肾上腺素能神经元(adrenergic neuron),其胞体主要分布在延髓。在外周神经系统,多数交感节后纤维(除支配汗腺和骨骼肌血管的交感胆碱能纤维外)释放的递质是 NE,以 NE 为递质的神经纤维称为肾上腺素能纤维(adrenergic fiber)。张云芳等(2000)研究发现,肾上腺素能纤维主要为交感神经节后纤维,其在心肌内的分布状况、分布密度与心肌的功能密切相关。肾上腺素能纤维散在分布于心房肌和心室肌内,分布比较均匀,没有明显的缺失区,可以反映心肌功能状态良好。同时发现,右侧心房肌与心室肌内的肾上腺素能纤维比左侧心房肌与心室肌内的丰富。心房肌内的肾上腺素能纤维分布密度都高于心室肌。但如此差异分布的机制尚待进一步探讨。

(二)肾上腺素能受体

自从 20 世纪初受体这一名词被正式提出以来,人们对受体进行了广泛而深入的研究。受体(receptor)是指位于细胞膜上或细胞内能与某些化学物质(如递质、调质、激素等)特异结合并诱发特定生物学效应的特殊生物分子,而能与受体发生特异性结合的信号物质称为配体,其中能与受体特异结合,并且结合后可以产生特定效应的化学物质,称为受体的激动剂(agonist);能与受体特异性地结合,但结合之后并不直接产生生理效应,而是通过占据受体位置来阻止激动剂产生作用的化学物质,被称为受体的拮抗剂(antagonist)或阻断剂(blocker)。激动剂和拮抗剂都属于配体的范畴,但在大多数情况下,配体主要指的是激动剂。

随着分子生物学理论和技术的迅猛发展,为人们深入研究受体及其生物学特性提供了更为广阔的天地。研究发现,可以从以下几个方面对受体的特性进行理解:第一,受体与配体结合具有特异性,这是受体最基本的特点。特定的受体只能与某种特定的配体结合,并且受体结合部位与配体的结构具有专一性,激动剂与受体结合后能够产生特定的生物学效应,才可以保证信号传导的正确性。配体和受体分子空间结构的互补性是特异性结合的主要原因,但是特异性结合并不是绝对的,而是相对的。特异性除了可以理解为一种受体只能与一种配体结合之外,还可以认为在同一细胞或不同类型的细胞中,同一配体可能有两种或两种以上的不同受体;同一配体与不同类型受体结合还会产生不同的细胞反应,例如肾上腺素作用于血管上的 α 受体会引起血管平滑肌收缩,作用于小肠上的 α 受体则引起小肠平滑肌的舒张。第二,受体与配体之间具有高度的亲和力。受体对其配体的亲和力很高,在生理状态下,内源性配体浓度很低,多在纳摩尔(nmol/L)甚至皮摩尔(pmol/L)水平,但是它们可以发挥重要的生理作用。第三,配体与受体结合具有饱和性。受体在生物体内的数量是有限的,当配体到达一定浓度以后,即使继续增加,它与受体的结合量也不会再改变。第四,配体与受体的结合是可逆的。从配体-受体复合物中解离出来的配体和受体本身并没有发生改变。第五,受体呈区域性分布。受体在生物体不同组织或同一组织的不同区域的分布密度各不相同。第六,受体在体内具有内源性配体并且受体与配体结合后有特定的生理活性。生物体内存在各种受体的内源性配体,如内源性递质、激素等,但是,受体不仅可以与内源性配体起反应,还可以对进入体内的外源性配体,如药物等发生反应,它们与受体结合后,可以形成配体-受体复合物,从而传递信号引起一系列的生理、生化效应。例如,肾上腺素能受体不仅可以对交感神经末梢释放的去甲肾上腺素以及肾上腺髓质分泌入血的肾上腺素等内源性配体起反应,而且对进入体内的药物如异丙肾上腺素也可以产生相应的作用。

受体可以位于细胞膜上,也可以位于细胞内。位于细胞膜上的受体称为膜受体,是带有糖链的跨膜蛋白质分子。与递质结合的受体一般为膜受体,且主要分布于突触后膜上。肾上腺素能受体就分布于细胞膜上。

目前认为,受体可以按以下三条标准来进行分类:其一,受体能与配体发生特异性结合;其二,与配体结合后可以产生相应的信号传导过程和明确的生物学效应;其三,有明确的基因结构和染色体定位。

同时认为受体主要有两方面的功能:一是能够识别并特异性地结合到特异的信号分子(配体);二是把识别和接收的信号准确无误地放大并传递到细胞内,启动一系列细胞内信号级联反应,最后导致特定的细胞生物学效应。要使细胞间的信号转换为细胞内信号,受体的两个功能缺一不可。但是在机体内受体要发挥其正常的生理作用,还要受到各种因素的调节。

膜受体的数量和与递质结合的亲和力在不同的生理或病理情况下均可发生改变,称为受体的调节。当递质释放不足时,受体的数量将逐渐增加,亲和力也逐渐升高,称为受体的上调(up regulation);反之,当递质分泌过多时,则受体的数量和亲和力均下降,称为受体的下调(down regulation)。有些膜受体的上调可通过膜的流动性将暂时储存于胞内膜结构上的受体蛋白表达于细胞膜上而实现;而有些膜受体的下调则可通过受体蛋白的内吞入胞,即受体的内化(internalization),以减少膜上受体的数量而实现,这称之为受体数量的相对减少;受体的下调还有受体数的绝对减少,这可能是由于基因转录生成受体的 mRNA 减少或稳定性降低所造成;另外,体内除了对受体数量的调节外,还存在对其功能的调节,例如,有些膜受体的下调是由于受体蛋白发生磷酸化而使其反应性降低所致。心力衰竭时,体内肾上腺素能受体就是分别经受体的数量和功能两种方式受到调节的。受体与激动剂结合后,受体介导的反应迅速减退,使之不再与效应酶发生耦联,该现象称作脱敏(desensitization)。只影响自身受体的称同源性脱敏,还影响到其他受体的称异源性脱敏。引起受体脱敏的机制主要是受体-G 蛋白脱耦联。G 蛋白耦联受体激酶(GRK)在与激动剂结合的受体上发挥作用,通过磷酸化过程来抑制受体与 G 蛋白的相互作用,进而引发脱敏现象,这种脱敏大多属于同源性脱敏。此外,受体的效应酶 PKA 和 PKC 也能够直接使受体发生磷酸化,从而导致受体脱耦联,这种脱耦联多数为异源性脱敏。还有,若受体发生了隐没或内化,受体从肌纤维膜转到细胞溶质间隙中,降低了质膜上受体的结合位点同样也可以使受体脱敏。心肌 β 受体介导的 Gs-AC-PKA 信号转导通路就存在脱敏现象。其脱敏过程始于由 PKA、GRK 或 β 受体激酶(β-ARK)催化的 β-AR 磷酸化,被磷酸化的 β 受体在与 β-抑制蛋白(β-arrestin)结合后从细胞膜转移到细胞质。导致受体解耦联(β3 除外),降低 β 肾上腺素受体的敏感性。此后,受体被降解或重新返回到细胞膜,其生理意义在于促使受体迅速恢复对激动剂的反应性。

在探索受体的过程中,研究者们发现受体并非单一物质。实际上,同一种神经递质可以激活受体并引起多种不同的生物学效应。为了区分这种对同一种递质产生不同反应的现象,阿尔奎斯特(Ahlquist)教授在1948年首次提出受体亚型的概念。据目前所知,每一种受体都有多种亚型(subtype)。例如,肾上腺素能受体可以分为α受体和β受体两种类型。进一步细分,α受体可以分为α1和α2受体亚型,而β受体则可以分为β1、β2和β3受体亚型。这些受体亚型的存在,意味着一种神经递质可以选择性地与多种效应器细胞结合,从而触发多种多样的生物学效应。

肾上腺素和去甲肾上腺素对心血管活动的调节,是通过与相应的受体结合来实现的。能与NE或AD结合的受体称为肾上腺素能受体(adrenergic receptor,AR),根据拟交感药物在血管的不同反应,首先把AR分为α型肾上腺素能受体(简称α受体)和β型肾上腺素能受体(简称β受体)两种亚型。肾上腺素能受体是一种介导儿茶酚胺作用的组织受体,它是一种蛋白质耦联受体,广泛分布于中枢和周围神经系统。在外周神经系统中,大多数交感神经节后纤维末梢所支配的效应器细胞膜上普遍存在肾上腺素能受体。然而,在特定的效应器细胞上,并不总是同时存在两种类型的受体。有时候,某些细胞上只存在α受体,而其他细胞上只存在β受体。还有的情况是,一些细胞上同时具备这两种受体。例如,心肌主要存在β受体;而血管平滑肌则有α和β两种受体。在皮肤、肾、胃肠的血管平滑肌中,α受体占据主导地位,而在骨骼肌和肝脏的血管平滑肌中,β受体则更为主要。肾上腺素能受体在介导儿茶酚胺效应方面发挥着至关重要的作用,对于心血管功能的调节尤为关键。然而,肾上腺素能受体激动后所产生的效应相当复杂。尽管血液中的肾上腺素和去甲肾上腺素对心脏和血管的作用存在许多相似之处,但它们并不完全相同。这主要是因为它们对不同的肾上腺素能受体具有不同的结合能力,所以产生的效应各不相同。一般而言,当NE与α1受体结合时,它在平滑肌上主要产生兴奋性作用,导致如血管、子宫、虹膜辐射状肌等的收缩。然而,也存在一些抑制性效应,例如当受体被激活时,小肠平滑肌会舒张。相比之下,当NE与β2受体结合时,它在平滑肌上产生的主要是抑制性作用,使得血管、子宫、小肠、支气管等舒张。但值得注意的是,当NE与心肌的β受体结合时,它产生的却是兴奋性作用。在生物体内,NE对α受体的作用相对较强,而对β受体的作用较弱,因此主要表现为缩血管效应。在临床上,NE 也被作为升压药来使用。血液中的肾上腺素与 α 受体、β 受体的作用都很强,并且对 β 受体的作用更加突出,因此在临床上常将肾上腺素作为强心药来使用。

肾上腺素和去甲肾上腺素水平的高低很大程度上反映心脏交感神经的兴奋状态。它们主要通过作用于 β1、β2、α 受体对心血管系统发挥作用,对维持心肌的正常生存和功能至关重要。

1994 年 8 月,国际药理联合会受体命名与药物分会根据 AR 与其配体结合特性及功能等差异,将 AR 分为 α 亚型和 β 亚型两大类。它们均属于 G 蛋白耦联 7 次跨膜受体(G protein-coupled receptors,GPCRs)超家族成员。生理配体为肾上腺素(AD)和去甲肾上腺素(NE)。

1.α 肾上腺素能受体

α 肾上腺素能受体(简称 α 受体)根据特异性激动剂和阻断剂不同可分为 α1 和 α2 受体两种亚型。

(1)α1 肾上腺素能受体

随着药理学和分子生物学技术的进步,α1 肾上腺素能受体(α1-adrenoceptor,α1-AR)因其重要的生理生化和药理学效应,日益引起人们的关注。

1)α1-AR 的表达和分布

根据该受体与激动剂和阻断剂亲和力的不同,首先鉴定出 2 种 α1-AR 亚型(α1A-AR 和 α1B-AR)。此后应用 cDNA 分子克隆技术,目前至少已经克隆出人类 3 种 α1-AR 亚型,它们分别是 α1A-AR(既往命名为 α1a,α1c-AR)、α1B-AR 和 α1D-AR。尽管三种 α1-AR 亚型在人类体内都有表达,但三种亚型在体内分布和表达不尽相同。采用 cDNA 克隆技术,以"重组药理学"技术为基础,研究发现组成人类 α1A-AR、α1B-AR 和 α1D-AR 的氨基酸残基数量分别为 466、519 和 572 个;相应的基因分别定位于第 8 号、第 5 号和第 20 号染色体上,并分别被命名为 ADRA1A 基因、ADRA1B 基因和 ADRA1D 基因。α1-AR 广泛分布在大多数组织器官中。α1A 亚型 mRNA 主要表达于人的心脏、肝脏和大脑皮质;α1B 亚型在人的脾脏和肾脏中表达最为丰富;α1D 亚型则主要表达在人的主动脉和大脑皮质组织中。但是受体 mRNA 水平不一定与蛋白质水平一致,3 种受体亚型在中枢神经系统中均有高度表达;在心肌中也有表达,但其密度约为 β-AR 的一半,且以 α1A-AR 为主。我国学者的研究确定大鼠心脏 α1A、α1B 与 α1D-AR 的分布比例约为 25∶45∶30。此外,三种 α1-AR 亚型在细胞内的分布位置也存在差异。通过免疫荧光染色技术的研究发现,α1B-AR 主要集中在细胞膜的外表面;α1A-AR 主要位于细胞内部,但在成纤维细胞和血管平滑肌细胞的表面也有一定的分布;而 α1D-AR 则主要分布在细胞内部以及靠近细胞核的区域。

2)α1-AR 的信号转导途径

α1-AR 属 G 蛋白耦联 7 次跨膜受体超家族成员。它可激活细胞内多种信号转导途径,其中磷酸肌醇-钙信号系统与二酰基甘油-蛋白激酶 C 信号系统是目前研究最清楚的,在心肌 α1 受体介导的信号转导途径是通过 Gq/11蛋白激活磷脂酶 C(PLC),使质膜上的磷脂酰肌醇 4,5-二磷酸(PIP2)分解为 IP3 和 DG。IP3 使线粒体和肌质网 Ca^{2+} 释放增多,并使细胞外 Ca^{2+} 进入细胞内,DG 则与 Ca^{2+} 结合激活蛋白激酶 C(PKC),PKC 磷酸化特异性靶蛋白,二者最终使心肌细胞内 Ca^{2+} 浓度大幅度升高,介导心肌 α1 受体的正性变力效应。三种 α1-AR 亚型中,α1A、α1B 亚型介导的以上效应相似,而 α1D-AR 在其中几乎不发挥作用。关于 α1D-AR 的信号转导机制目前尚缺乏系统的研究。

同时,在 α1-AR 介导的以上信号转导途径中,激活 α1-AR 产生的 PKC 还具有磷酸化核转录因子 c-fos、c-myc 和 c-jun 等,以及某些酶、活化的载体和细胞表面受体(包括 β1、β2-AR)等的作用。α1-AR 还可以通过 PKC 的激活介导 cAMP 增加。除了可以激活 PLC,PKC 之外,α1-AR 还能活化磷脂酶 D(PLD)、磷脂酶 A2(PLA2)及 Ca^{2+} 通道,抑制 K^+ 通道,并影响 Na^+-H^+ 及 Na^+-Ca^{2+} 交换等。此外,α1-AR 介导的信号转导途径中除了经典的磷酸肌醇-钙信号系统与二酰基甘油-蛋白激酶 C 信号系统外,还包括磷脂酶 A2-花生四烯酸信号系统,酪氨酸激酶磷酸化系统与腺苷酸环化酶—cAMP 信号系统等。因此,激活 α1-AR 可以产生广泛的生物学效应,包括调节心率、心肌收缩力、收缩期与舒张期的室壁张力,调节血管的顺应性等。

另外，α1-AR 还存在与 β1-AR 的交互作用。β1-AR 激活后通过兴奋性 G 蛋白（Gs）提高 AC 活性，使 cAMP 含量增加。而 α1-AR 激活后亦可使 cAMP 含量增加。儿茶酚胺在作用于正常心脏时，必然同时激活 α1 与 β 受体。α1A 受体激活时能增强 β 受体的正性肌力效应，而 α1B 受体激活时则起抑制作用，虽然在受体数量上 α1A 仅为 α1B 的 1/3，但对 β 受体的正性肌力作用的影响远强于 α1B。在 *α1A-AR* 基因已敲除的小鼠体内，*α1A-AR* 缺失导致心脏 β-AR 下调，β 受体的正性肌力作用减弱。

3）α1-AR 的生物学功能及心力衰竭时的改变

使用 β-AR 阻断剂后，给予肾上腺素心肌还可以产生正性变力作用，该作用不受利血平的影响。给予 α1-AR 阻断剂酚妥拉明后，正性变力作用消失，证实心脏中存在 α1-AR。心肌 α1-AR 兴奋介导其正性变力与变时效应。α1-AR 兴奋可以使心肌收缩力加强，心率加快，并使收缩期延长，但不加速心肌舒张。在正常情况下，心脏 α1-AR 对心肌活性的影响并不重要。但是，在心力衰竭早期和中期，心脏 α1-AR 密度增加，介导的效应在衰竭中心肌增强。α1-AR 通过多条途径导致心室重塑。心脏 α1-AR 激活在心肌细胞生长中发挥作用，介导心肌细胞蛋白质的合成，直接或间接诱导心肌肥厚的发生，其中以 α1A 亚型效率最高，而 α1D 亚型几乎不参与。α1-AR 还可以刺激丝裂原活化蛋白激酶（MAPK）的级联反应，MAPK 通路与细胞分化、增生有关，参与大量转录因子、细胞周期调节蛋白、原癌基因的表达与调控，最终导致心室重塑和心肌肥厚。α1-AR 也可依赖 Ca^{2+} 内流增加和生长因子等相关调节物质产生心肌肥厚。此外，心肌肥厚还需要 Gq、P21ras 及 Raf 信号转导通路的参与。

内源性儿茶酚胺所引起的外周血管收缩反应主要由 α1-肾上腺素受体介导，参与外周血压的调节。α1A-AR 与 α1B-AR 均参与了血压的调控，其中 α1A-AR 对维持动脉血压，调节全身血压起着关键作用。

交感神经兴奋释放的去甲肾上腺素和肾上腺髓质释放的肾上腺素先兴奋 β1-AR，出现快速而持续的正性变力作用。随后兴奋 α1-AR 产生缓慢而持久的心肌收缩力，使交感-肾上腺素能系统的调节作用更趋完善。

（2）α2 肾上腺素能受体

20 世纪 70 年代,研究发现给予外源性去甲肾上腺素可以抑制肾上腺素能神经释放去甲肾上腺素,推测突触前膜也存在 α 受体,该受体激活后可抑制递质释放,实现负反馈控制,并将该受体称为 α2 受体（α2-adrenoceptor,α2-AR）。后来将所有位于突触前膜的受体称作突触前受体（presynaptic receptor）或自身受体（autoreceptor）。

1）α2-AR 的表达和分布

不仅突触前膜存在 α2 受体,突触后膜也有 α2 受体,突触后膜上的 α2 受体位于突触间隙外的后膜上,故称之为突触外 α2 受体。与之相对应的 α1 受体则被称作突触内 α1 受体。交感神经兴奋释放的去甲肾上腺素主要激活突触间隙内的 α1 受体,α2 受体则主要由外源性或血液循环中的去甲肾上腺素所激活。

α2-肾上腺素受体包括 α2A-AR、α2B-AR 和 α2C-AR 三个亚型,它们分别是含有 450、450 和 461 个氨基酸残基的膜蛋白,由 7 个跨膜单位组成,其基因分别位于第 10、第 2 与第 4 对染色体上,故将基因命名为 *α2-C10*、*α2-C2* 和 *α2-C4* 基因。α2 受体的三种亚型在不同的组织分布和表达不完全相同。α2A-AR 亚型广泛分布在神经系统及外周组织,α2B-AR 亚型主要在外周,α2C-AR 亚型则主要表达在中枢神经系统。

2）α2-AR 的信号转导与生物学功能

α2-AR 的生物学效应主要由百日咳毒素敏感的 Gi/Go 蛋白介导。α2-AR 耦联抑制性 G 蛋白（Gi）,通过 Gi 介导腺苷酸环化酶（AC）的抑制效应。

α2-AR 的主要生物学功能是实现对多数肾上腺素能神经元的突触前抑制。此外,α2-AR 在调节交感神经系统以及中枢神经系统去甲肾上腺素能神经元释放神经递质的过程中扮演着至关重要的角色。释放后的去甲肾上腺素能够反过来作用于突触前的 α2 受体,从而抑制其自身的额外释放,这种机制被称为去甲肾上腺素能神经元递质释放的突触前调控,其中 α2A-AR 亚型发挥了主导作用。例如,α2A-AR 激动剂可乐定（clonidine）和胍法辛等通过中枢及外周途径作用于心血管系统,可以对高血压进行治疗。其作用机制就是通过激活中枢神经元的突触前 α2 受体,抑制交感神经释放去甲肾上腺素,减弱交感神经对外周血管、心脏、肾脏的作用,通过舒张外周血管平滑肌而实现扩张血管,达到降低血压的目的。有时,突触前受体也能易化递质释放。例如,交感神经末梢的突触前血管紧张素受体激活后,可以易化前膜去甲肾上腺素的释放。

α2 受体参与外周血压的调控,应用基因打靶技术敲除 α2A-AR 基因后,α2-AR 激动剂诱发低血压的作用被消除,而 α2B-AR 或 α2C-AR 的基因敲除都不能引起基础平均血压和基础心率的明显改变,但在使用选择性 α2-AR 激动剂刺激 α2B-AR 基因敲除小鼠时,初始升压效应消除,并随之出现明显的低血压反应,提示 α2A-AR 和 α2B-AR 亚型在血压调控方面的作用有差别,但是对 α2C-AR 基因敲除小鼠用 α2-AR 激动剂时,与野生型小鼠相比,心血管反应无差异,因此 α2C-AR 亚型可能不参与外周血压的调控。

α2A-AR 和 α2C-AR 亚型可以通过调节交感神经系统,影响心脏的结构与功能。在同时敲除 α2A-AR 和 α2C-AR 基因的小鼠,使用高、低频刺激4 个月后出现心肌肥厚,如只敲除 α2A-AR 或 α2C-AR 基因的小鼠则未出现心肌肥厚。另外,与野生型或只敲除 α2A-AR 或 α2C-AR 基因的小鼠相比,同时敲除 α2A-AR 和 α2C-AR 基因的小鼠,左室最大收缩功能下降。

α2 受体在冠状动脉循环中具有一定的作用:交感神经兴奋对冠脉血管的直接作用是 NE 激活 α1 受体引起冠脉收缩,NE 也可以提高心肌代谢水平,激活冠脉血管的 β2 受体或激活 α2 受体介导的内皮舒张因子即 NO 释放增加,间接引起冠脉血管舒张,得以对抗交感神经兴奋所致的冠脉血管收缩。

2.β肾上腺素能受体

20 世纪六七十年代研究人员根据受体药理学特性的不同,把 β-AR 分为 β1 和 β2 两个亚型。随着药理学方法和分子克隆技术的进步,1989 年研究人员分离到了人类第 3 种 β 受体,即 β3 受体。之后不断有学者提出,包括人在内的多种生物还可能存在对心脏产生激动效应的第 4 种 β 受体:β4-AR。

β肾上腺素能受体广泛参与包括生长控制、细胞生存、代谢调节、肌肉收缩和细胞死亡等在内的多种生理功能。β 受体兴奋后可以发挥广泛的生物学效应,而且 β 受体可能是决定心肌收缩频率与收缩强度最重要的调节机制。应激时,由肾上腺分泌的儿茶酚胺作用于心脏中的 β 肾上腺素受体,可强有力地增强心肌收缩力(正性肌力作用)及加快心率,增加的心排血量使身体能更有效地调动其应激效能。目前认为,心肌细胞膜上的 β 受体有 β1-AR、β2-AR、β3-AR 和 β4-AR 四个亚型,其中 β1 受体占受体总数的 $65\%\sim80\%$,β2 和 β3 受体仅占 $20\%\sim35\%$。故在非衰竭心肌中,主要由 β1 受体起调节心肌收缩的作用。β3-AR 在心脏中的表达水平很低,因此对其在心脏中的重要性大多持怀疑态度。

(1)β1 肾上腺素能受体

1987 年,研究者第一次得到了人类 β1 肾上腺素能受体(β1-adrenoceptor, β1-AR)的 cDNA 克隆。人类 β1-AR 蛋白由 477 个氨基酸残基组成,*β1-AR* 基因位于 10q24-q26,全长 DNA 中无内含子,属于 G 蛋白耦联受体超家族成员,存在一个细胞外糖基化的 N 端和一个细胞内 C 端,并通过 7 次跨膜形成 3 个细胞外环和 3 个细胞内环。在人类心脏中 β1、β2-AR 共存于心肌细胞上,但是二者分布密度并不相同,β1 肾上腺素受体是主要的受体,β1/β2 比率在左右心室分别为 $70\%\sim80\%$:$30\%\sim20\%$,左右心房中比率分别为 $50\%\sim70\%$:$40\%\sim30\%$。心血管系统的主要神经递质是去甲肾上腺素,β1-AR 与它的亲和力较 β2-AR 高 $40\sim60$ 倍,正常心脏在调节心率和心肌收缩力等方面的效应主要由 β1-AR 所介导。

1)β1 受体的生物学功能及信号转导通路

β1 受体兴奋可以产生正性变时、变力和变传导作用。经典观点认为 β1 受体兴奋与经典的激动性 G 蛋白(Gs)-腺苷酸环化酶(AC)-蛋白激酶 A(PKA)信号转导途径相耦联。受体兴奋后耦联 Gs 蛋白激活 AC,活化的 AC 可以提升细胞内第二信使 cAMP 的水平,并激活 PKA。PKA 可以催化多种功能蛋白磷酸化,产生其生物学效应。PKA 一方面通过磷酸化细胞膜的 L-型钙离子通道,增加收缩期心肌细胞外的 Ca^{2+} 内流,增加肌浆网 Ca^{2+} 的释放,同时提高收缩蛋白的钙敏感性,使心肌收缩力增强、心率加快;在舒张期 PKA 还可以磷酸化受磷蛋白(phospholamban)和肌钙蛋白(troponin)等,其中受磷蛋白磷酸化后使肌浆网 Ca^{2+}-ATP 酶(钙泵)的活性增加,提高

舒张期肌浆网对 Ca^{2+} 的摄取;而由肌钙蛋白 T(troponin T,TnT)、肌钙蛋白 I(troponin I,TnI)和肌钙蛋白 C(troponin C,TnC)3 个亚单位组成的肌钙蛋白复合物,虽然静息时,TnT 与 TnI 分别与原肌球蛋白和肌动蛋白紧密相连,将原肌球蛋白保持在遮盖肌动蛋白上 Ca^{2+} 结合位点的位置上,TnC 具有 Ca^{2+} 结合位点,每分子 TnC 可结合 4 个 Ca^{2+}。但是如果胞质内 Ca^{2+} 浓度升高时将促进 TnC 与 Ca^{2+} 结合,使肌钙蛋白发生构象变化,这种变构将导致 TnI 与肌动蛋白的结合减弱,同时暴露出肌动蛋白上的 Ca^{2+} 结合位点,引发肌肉收缩。β1 受体兴奋后,在舒张期 PKA 磷酸化受磷蛋白的同时,肌钙蛋白中的 TnI 也发生磷酸化,从而出现与 Ca^{2+} 浓度升高时相反的变化,TnC 对 Ca^{2+} 的亲和力降低,进一步加速了心肌的舒张。

此外,β 受体也可刺激丝裂原活化蛋白激酶(MAPK)的级联反应,与有丝分裂有关。

2)β1 受体与心力衰竭

β-AR 是心肌细胞表面最重要的受体,与其特异性配体儿茶酚胺类物质结合后,对心脏产生正性变时、正性变力和正性变传导作用的主要是 β1 受体亚型。同时,β1-AR 也是机体对心脏功能进行神经-体液调节的主要受体,心力衰竭时心肌的受体系统发生了明显的改变。心力衰竭时交感神经激活,去甲肾上腺素大量积聚,持续刺激心肌 β 受体,使心室 β 受体密度降低,β 受体对激动剂刺激反应性下降,这一现象被称作"β 受体系统的下调"。心力衰竭时,随着交感神经持续激活,继之出现 β1-AR 下调、β2-AR 功能性脱耦联、β3-AR 持续上调,导致心功能的进行性恶化。β1-AR 的下调是心力衰竭时心肌细胞对儿茶酚胺的正性肌力反应大大减弱的一个很重要的原因。

心肌 β1-AR 的下调包括受体脱敏、密度下调、内化及受体后信号转导异常等。心力衰竭时交感神经激活释放大量 NE,NE 水平持续增高导致心肌 β1-AR 去敏感,β1 受体 mRNA 的表达及蛋白水平均下降,使心功能进一步恶化,是心力衰竭的重要特征。心肌 β1-AR 的下调程度与心功能减退程度、心力衰竭预后明显相关,所以 β1-AR 密度可以作为监测心力衰竭进程的标志,并可提示心力衰竭的治疗方向。

　　研究还发现,当去甲肾上腺素作用于心脏时,β1 受体信号通路在心肌细胞内有促进细胞凋亡的作用。

　　此外,心力衰竭还与 β1-AR 受体自身抗体有关。1989 年,有学者首次提出扩张型心肌病(dilated cardiomyopathy,DCM)患者血清中有抗 β1 肾上腺素受体自身抗体(anti β1-AR autoantibody)存在。根据以往的研究发现,抗 β1-AR 自身抗体在高水平时能够激动 β1-AR,引发正性变时效应,这会改变心肌细胞的能量代谢,从而损害心肌细胞,增加心脏的负荷,诱导左心室肥大和扩张,最终可能导致心功能恶化。

　　(2)β2 肾上腺素能受体

　　1986 年,莱夫科维茨(Lefkowitz)的实验室首先获得了人类 β2-AR 的 cDNA 克隆,同年狄克逊(Dixon)通过克隆人 β2-AR 的 cDNA 推导出 β2-AR 的一级结构和相应基因,人类 β2-AR 是一条由 413 个氨基酸组成的多肽链,分为胞外域、跨膜域和胞内域三个功能区,β2-AR 的基因位于 5q32-q34,它是 G 蛋白耦联受体超家族的一个成员,跨膜 7 次并且胞外域和胞内域均包括三个环。

　　1)β2 受体的信号转导机制

　　β2-AR 和 β1-AR 均为 Gs 蛋白耦联,受体的兴奋引起第二信使 cAMP 的升高。内源性儿茶酚胺如肾上腺素、去甲肾上腺素兴奋 β1-AR、β2-AR 可以引起心脏正性变时、变力作用。但是 β2 受体兴奋后经 Gs-AC-PKA 信号转导途径产生的改变仅局限于受体邻近的区域,呈转导的高度局域化(localization),因此不能扩散到远离活化受体的其他部位。而且 β2 受体除与 Gs 蛋白耦联外,还与抑制性 G 蛋白 G12 和 G13 耦联。β2 受体兴奋后,β2-AR 与 Gs 的亲和力迅速下降而与 Gi 亲和力增加,使 Gs 介导的反应迅速受到抑制。从亚细胞水平看,β1-AR 位于膜小腔(caveolae),而 β2-AR 分布在膜包被窝(coated pits),或许这种分布部位的不同为 β2-AR/Gi 耦联提供了空间构象上的可行性。β2-AR 与 Gs 和 Gi 混杂耦联的内在机制尚不完全清楚。但是无论是在生理还是病理状况下,β2-AR/Gi 耦联抑制了由 β2-AR/Gs 介导的正性肌力作用和正性松弛作用。1997 年,研究发现 β2-AR 在磷酸化和内化的过程中,会发生 G 蛋白的耦联转换,即由同 Gs 蛋白的耦联变换为同 Gi 蛋白的耦联。这些新发现为更好地解释心脏上多种 β-AR 并存的意义提供帮助。另有学者提出 β2-AR 同时与 Gs 蛋白和 Gi 蛋白耦联，只有在 Gi 蛋白被抑制的情况下，β2-AR 与 Gs 蛋白的耦联才能表现出来。用百日咳毒素(Pertussis Toxin，PTX)阻断 Gi 蛋白之后，β2-AR 介导的生物学效应显著增强，表现为心肌收缩效应增强、舒张加速、舒张期缩短、Ca^{2+}内流增加、动作电位升高。因此，β2-AR 与抑制性 G 蛋白的耦联在很大程度上决定了 β 受体亚型在心脏钙调控、收缩力、环磷酸腺苷水平和蛋白磷酸化上的不同作用。β2-AR 与 Gs 和 Gi 的混杂耦联是其特有生物效应的结构和功能基础。同时，β2-AR 信号转导局域化的主要原因可能也在于 β2-AR 的混杂 G 蛋白耦联。另外，β2 受体激活所引起的细胞内 Ca^{2+} 和收缩力的增加与细胞内腺苷酸环化酶的增加和胞质蛋白磷酸化有明显的脱节。这也主要是因为抑制性 G 蛋白所激活的蛋白脱磷酸酶，能够将 β2 受体所诱导的 Gs-AC-PKA 的作用限制在细胞质膜上。这种局部化效应使得共用的第二信使环磷酸腺苷在面对不同 β 受体亚型激活时，能够有选择性地执行特定的功能。

2) β2 受体与心力衰竭

心力衰竭时心肌收缩力降低是由于 β1 受体下调，同时 β3 受体上调的结果，导致 β2-AR 相对异常增多。β1/β2-AR 比值由正常值 80：20 变为 60：40。心力衰竭时随着交感神经持续激活，出现了 β2-AR 功能性脱耦联，使激活腺苷酸环化酶的能力降低，但是 β2-AR 的 mRNA 和蛋白质水平是无变化的。1994 年，研究证实，儿茶酚胺(catecholamine，CA)对 β2-AR 的慢性持续刺激能引起 Gi 表达增高。心力衰竭时，Gi 增加、Gs 减少、Gs/Gi 比值下降，此变化可能早于 β 受体密度的改变。心力衰竭患者血浆 CAs 水平上升，Gi 表达显著增高，抑制了 β2-AR/Gs 介导的正性肌力作用，因而尽管衰竭心脏 β2-AR 密度没有下调，但心脏对其介导的正性反应仍然降低。近年的研究还发现，当去甲肾上腺素作用于心脏时，与 β1 受体促凋亡作用相反，β2 受体信号通路在心肌细胞中有对抗细胞凋亡的作用。

在生理状态下，β2-AR 介导的 CAs 效应通常并不显得特别重要，但是在蛙的心脏中除外。然而，在心脏衰竭和心肌梗死后的病情发展中，β2-AR

的作用可能变得尤为关键。最近的临床研究报道显示,非选择性的 β2 阻断剂能够降低心肌梗死后猝死的发生率,而选择性的 β1 阻断剂则无法达到同样的效果。

（3）β3 肾上腺素能受体

1989 年研究人员在脂肪细胞中分离到了人类第 3 种 β 受体基因,发现 β3-AR 介导脂肪分解、促进能量代谢及产热效应。1998 年,Gauthier 等 (1998)用 PCR 方法在外科心脏手术和心脏移植中活检得到人的心室标本, 首次在人心室活组织中发现了 β3-AR 受体的转录,检测到了 β3-AR 的存 在,并完全排除了脂肪细胞来源的可能。β3-AR 是由 408 个氨基酸组成的 蛋白多肽,相对分子质量为 42281。人的 *β3-AR* 基因位于 8p11-p12 染色体 上,β3-AR 是药物、激素、神经递质的膜局限受体。

随着对 β3-AR 的研究深入,研究人员为了明确 β3-AR 药理学特性, 1989 年,有学者提出了目前所公认的判定 β3-AR 的 4 条标准:①能够被 β3- AR 的选择性激动剂激动;②可被部分 β1-AR、β2-AR 的拮抗剂(即非常规部 分激动剂)在较高的浓度时激动;③不能被常规的对 β1-AR、β2-AR 具有高 亲和力的拮抗剂阻断;④能被 β3-AR 的选择性拮抗剂阻断。

近期研究表明在人类心脏除了存在 β1-AR、β2-AR 亚型表达外,心脏和 血管均有 β3-AR 亚型的功能性表达。但是已经得到的数据表明 β3-AR 在 心脏的表达量相对于 β1-AR 和 β2-AR 来讲微乎其微,如猪心脏的 β3-AR 仅 占到心脏 β-AR 总量的 0.25%,人正常情况下心房中 β-AR 的三种亚型中 β1-AR 和 β2-AR 的表达量分别为 $60\% \sim 70\%$ 和 $30\% \sim 40\%$,心室中 β1-AR 和 β2-AR 的表达量则为 $70\% \sim 80\%$ 及 $20\% \sim 30\%$,而 β3-AR 的表达量相 对较少,为 $0.5\% \sim 3.0\%$。心脏如此微量的 β3-AR,在调节心脏的功能中起 何种作用,尚需要进一步研究。研究发现,在心脏衰竭过程中 β3-AR 表达 上调,其上调程度和心力衰竭的严重程度呈正相关,比非心力衰竭心脏高 $2 \sim 7$ 倍,β2-AR 表达量变化不大,但受体活性会发生变化。另外,研究人员 观察到,β3-AR 具有一定的血管调节作用。在 *β1/β2* 基因双敲除小鼠体内 可以出现代偿性 β3-AR 反应现象,与野生型小鼠相比,使用 β3-AR 激动剂 CL316243 能够诱导出非常显著的低血压反应,揭示出 β3-AR 也是血管调节机制中非常重要的一个环节。

1)β3 受体的信号转导途径

β3-AR 是 G 蛋白耦联受体，它由 7 个跨膜区及连接这些跨膜区的 4 个细胞外功能区和 4 个细胞内功能区所组成，与 β1-AR、β2-AR 有 49％～51％的同源性，也可被儿茶酚胺激活。β3-AR 第三个细胞内环即 C-Ⅲ 环对 G 蛋白耦联起决定性作用，也是儿茶酚胺与 β3-AR 的连接位点。

目前认为 β3-AR 是介导心肌负性变力效应及血管平滑肌舒张作用的抑制性受体，并且得到了研究者的证实。一方面，β3-AR 介导负性肌力的作用可能是保护心肌免受过量儿茶酚胺刺激；另一方面，它在心肌电生理和心肌重塑过程中也起到一定的作用，对心脏可能起到保护作用。

关于 β3-AR 介导负性变力效应的机制目前尚不清楚，并且说法不一。大多数学者认为，β3-AR 介导负性肌力作用是通过 β3-AR-Gi-eNOS-NO-cGMP 途径介导的。研究发现，β3-AR 能刺激诱导 NO 的依赖性负性肌力；有学者推测 β3-AR 的信号通路可能是通过 Gi 蛋白-NO-cGMP 通路介导，心脏 β3-AR 兴奋可耦联 Gi，激活 NO 途径，继而激活可溶的鸟苷酸环化酶（GC），增加细胞内环磷酸鸟苷（cyclic guanosine monophosphate，cGMP）浓度，参与 NO 介导的负性肌力作用。同时，β3-AR 作用于 Gi 蛋白，由 Gi 蛋白通过某种机制开放 K^+ 通道，K^+ 的外流造成细胞超极化，L-型 Ca^{2+} 通道的通透性降低，Ca^{2+} 内流和释放减少，因而出现了动作电位的幅度降低、复极加速和心肌收缩力降低。特别在心力衰竭时，受体表达增加，可使心功能进一步恶化。有研究认为 β3-AR 通过激活内皮型一氧化氮合酶（eNOS）产生 NO，增加细胞内环磷酸鸟苷（cGMP）的含量。一方面，激活蛋白激酶（PKG）有助于磷酸化 L 型钙通道，减少细胞内 Ca^{2+} 内流；另一方面，它可以降低 cAMP 水平，从而抑制心肌收缩功能。近年的研究也指出，其他一氧化氮合酶亚型，如神经元型一氧化氮合酶（neuronal nitric oxide synthase，nNOS），参与了 β3-AR 负性肌力作用。例如，研究发现，在 nNOS 基因敲除的大鼠及应用 nNOS 特异性阻断剂 S-甲基-L-硫代瓜氨酸后，β3-AR 对心室肌细胞的收缩和 Ca^{2+} 内流抑制作用会被逆转。研究发现 β3-AR 激动剂介导的家兔心脏负性肌力作用与肌膜 L-型钙电流的抑制有关；研究发现激动

家兔心肌细胞 β3-AR 可以导致 Na^+/K^+ 泵活性增加，Na^+/K^+ 泵活性增加使细胞内 Na^+ 浓度下降，减少了由 Na^+/Ca^{2+} 交换途径进入细胞内的 Ca^{2+} 使肌浆网（SR）Ca^{2+} 储备减少，下次收缩时释放的游离钙浓度降低，因而发挥负性肌力作用。

2）β3 受体与心力衰竭

β3-AR 参与儿茶酚胺的作用，在心力衰竭进展中起到的作用尚无定论。心力衰竭时 β3-AR 的基因表达、蛋白水平均上调，其作用亦增强，与心力衰竭的发生发展关系重大。在正常的心脏，左室心肌细胞的 β3-AR 的 mRNA 表达量最低，但在充血性心力衰竭时，左室心肌细胞的 β3-AR 的 mRNA 表达量明显增加 73%，而且这一增高同心力衰竭时心脏的抑制反应呈正相关。

与 β1-AR 和 β2-AR 相比，β3-AR 对内源性儿茶酚胺的亲和性较低，通常需要较高浓度的儿茶酚胺才能激活。因此，在交感神经长期激活的情况下，由 β1-AR 和 β2-AR 介导的反应可能会减弱，而由 β3-AR 介导的反应则可能被保留下来。有学者认为，由于 β3-AR 的相对不易减敏，因此在心力衰竭患者的心功能损伤进展中，它所介导的负性变力效应同 β1-AR 减敏和 β2-AR 解耦联相互协调，一起发挥作用。最近研究证实了这一推测。也有研究证明交感神经释放的主要神经递质去甲肾上腺素与 β3-AR 有很高的亲和力（不似 β2-AR）。因此，在心力衰竭时 β3-AR 代偿性上调可能是为了阻止 β1/β2-AR 的过分刺激，防止心肌细胞进一步损伤的一种补救途径。但心力衰竭进展至晚期，这种代偿机制会失衡，β3-AR 持续增多将会引起放大效应，产生持续的负性肌力作用最终导致心功能的进行性恶化，并且在循环儿茶酚胺增加时，这种作用更明显。

由于 β3-AR 在心脏的表达量要远低于 β1-AR 和 β2-AR，所以 β3-AR 是否在心力衰竭进展中起到关键作用，能否将其作为心力衰竭治疗的新靶点，这些问题目前都还需要做进一步研究。

（4）β4 肾上腺素能受体

20 世纪 70 年代初，研究人员在对 β1-AR 和 β2-AR 的部分激动剂的研究中发现了一类药物如 pindolol、eyanopindolol 等，它们是对 β1-AR、β2-AR

具有高亲和力的阻滞剂,但是在使用到数百倍于其拮抗心脏 β1-AR、β2-AR 所需浓度的剂量时,却引起显著的心脏激动效应。有学者提出哺乳动物心脏中尚存在第四种 β-AR,即 β4-AR,在早期这种肾上腺素能受体多被称为心脏的非典型 β-AR。

最近的研究揭示,当大鼠的心房和心室中的 β4-AR 被激活后,它与 β1-AR 和 β2-AR 相似,具有缩短心肌细胞动作电位时程和延长动作电位平台期的效应。然而,这种激活同时也可能诱发心律失常。因此,β4-AR 极有可能与 Gs 蛋白-腺苷酸环化酶相耦联。这一推测在人的心房、心室得到了证实:β4-AR 与 β1-AR、β2-AR 相似,介导心脏正性变时、变力和舒张效应,通过 Gs 蛋白-腺苷酸环化酶途径,升高心肌细胞内的 cAMP 浓度,可能通过 PKA 以磷酸化受磷蛋白、肌钙蛋白和 L-型 Ca^{2+} 通道,引起正性变时、变力效应。但与 β1-AR 不同,β4-AR 激动不能缩短动作电位的不应期,提示 β1-AR 和 β4-AR 造成心律失常的机制存在差异。

虽然 β1-AR、β2-AR 和 β4-AR 均与 Gs 蛋白-腺苷酸环化酶耦联,但在长期服用 β-AR 拮抗剂的患者,仅有 β2-AR 的反应性增高,而 β1-AR 和 β4-AR 所介导的正性变力作用不发生任何变化,其原因目前还不明确。与 β3-AR 不易发生减敏不同,β4-AR 在激动剂长时间刺激下会发生一定程度的减敏。尽管大部分学者都认为心脏上存在 β4-AR,但是其基因尚未得到克隆,这有待于进一步证实。

3. 突触前膜受体对肾上腺素能神经纤维递质释放的影响

突触前膜和突触后膜上分布着不同类型的受体,这些受体不仅在解剖结构上存在差异,而且同一种受体在不同位置对药物的亲和力、敏感性和生理功能也有所不同。突触前膜上的受体主要参与调节神经递质的释放,可以促进(正反馈)或抑制(负反馈)神经递质的释放,调节突触间隙中神经递质的浓度,从而影响效应器的突触后效应。目前已经发现在交感神经末梢的突触前膜上有很多不同的突触前受体,多种激素和物质可以与这些突触前受体发生特异性结合,对神经冲动引起的去甲肾上腺素的释放进行精细的调节。

在生理情况下,负反馈调节是交感神经末梢去甲肾上腺素释放的主要调节方式。交感神经的突触前膜上有突触前 β2-AR，在突触间隙中去甲肾上腺素低于一定浓度时，β2-AR 兴奋增加去甲肾上腺素的释放；当达到一定浓度时，刺激突触前膜上的 α2-AR 减少去甲肾上腺素的释放。此外，交感神经的突触前膜上还有突触前血管紧张素受体、多巴胺受体、M 受体、腺苷受体、前列腺素受体、5-羟色胺受体和组织胺受体等，均可调节神经末梢去甲肾上腺素的释放，并且具有重要的病理生理学和治疗学的意义。例如，心力衰竭时，血管紧张素和去甲肾上腺素水平升高，治疗中使用血管紧张素转换酶抑制剂（ACEI）和血管紧张素受体拮抗剂，可以减少血管紧张素在突触前神经末梢的可获得性，从而减少去甲肾上腺素的释放。同样，在心力衰竭患者的心脏中，可能存在神经元以外的肾上腺素释放，又可以通过刺激突触前 β2-AR 而有利于去甲肾上腺素的释放。另外，在不同情况下刺激突触前多巴胺受体、M 受体、腺苷受体、前列腺素受体、5-羟色胺受体和组织胺受体使之兴奋，均可反馈性抑制神经末梢去甲肾上腺素的释放。

第二节　交感神经-肾上腺素能系统与心力衰竭

随着分子生物学领域的不断进步，尤其是在最近十年对心力衰竭的发生机制进行了深入的探索和研究。这一过程中，逐渐认识到，心力衰竭并非一种静止不变的状态，而是一个持续进行、不断发展的过程。自从学者于 1960 年提出在一定的条件下儿茶酚胺可能引起心肌缺血和坏死的假说以来，人们持续对各种心血管系统疾病进行了深入研究，特别是对心力衰竭患者的交感-肾上腺素能系统功能状态进行了认真探究。心力衰竭发生发展的实质是交感—肾上腺素能系统（sympatheticadrenergic system，SAS）激活、心室重塑、血流动力学改变和肾素-血管紧张素-醛固酮系统及其他神经内分泌系统激活。持续的交感-肾上腺素能系统激活是心力衰竭发生发展的基本机制。

一、心力衰竭时交感神经的改变

自主神经调节失衡是心力衰竭发生和发展的重要因素之一。在心力衰竭的情况下,不仅交感神经活动被激活,而且副交感神经的功能也相对减弱。在疾病的早期阶段,交感神经的活性增强,而迷走神经的活性降低。随着心力衰竭的进展,交感和迷走神经都会受到损害,其中迷走神经的损害更为严重。这种自主神经功能的紊乱最终导致了交感神经的过度激活,从而加剧了心力衰竭的症状。

研究表明,心力衰竭各个阶段,从心力衰竭无症状阶段开始均有神经内分泌的激活,其中交感神经-肾上腺素能神经系统在心力衰竭的病理生理过程中占据着重要的地位。从左心室功能障碍的研究(the studies of left ventricular dysfunction, SOLVD)实验中观察到,心力衰竭早期,在左室功能轻度受损但心力衰竭症状尚未出现之前就开始出现了血浆 NE 升高,交感神经激活。研究也表明,心力衰竭早期交感神经系统首先被激活,肾交感神经传出放电作为一个能够很好反映交感兴奋的电生理指标,心力衰竭时检测到肾交感神经传出放电增多,并有血浆中去甲肾上腺素浓度的增加。交感神经兴奋性增强是心力衰竭时机体的重要适应机制之一。心力衰竭早期由于初始的心肌损害引起心肌结构和功能的变化,导致心脏泵血功能下降,从而激活交感神经以增强心肌收缩力、提高心率、增加心排血量并降低左室舒张末压,改善心力衰竭的症状,为心力衰竭的适应性代偿机制;但随着心力衰竭的进展,持续、过度的交感神经兴奋将对患者产生许多不利影响,心功能逐渐恶化,肾上腺素能交感神经活动增强和肾上腺髓质儿茶酚胺释放增加,对心肌产生直接的毒性作用,造成心肌损伤;下调 β 受体密度,对 CA 的敏感性降低;使心率增快,心肌收缩力增强,心脏做功增加,心肌耗氧量增加;出现动静脉收缩,水钠潴留,增加了心脏的前后负荷,使室壁张力增加,冠状动脉灌注压降低;由于周围小动脉长期处于收缩状态从而导致周围器官灌注不足,加重组织缺血、缺氧。过度的交感神经兴奋还可激活体内其他的神经体液系统,如肾素-血管紧张素系统等,对血管张力和水钠潴留产生强大的影响。

交感神经在心血管活动的调节中具有重要的作用。但是,直到 1946 年,研究才证实哺乳动物的交感神经及其效应器内存在的神经递质为去甲肾上腺素。心力衰竭时交感神经持续激活,大量的去甲肾上腺素释放进入血液循环中,可促进心力衰竭恶化,甚至引起猝死。循环中的 NE 是交感神经末梢释放的主要神经递质。早期研究表明,进展性心力衰竭患者,NE 循环浓度明显提高,24 小时尿 NE 升高,提示交感神经激活。研究还证实对 β 肾上腺素能神经刺激存在变时性和变力性反应的减低,并且减低的程度与血浆中去甲肾上腺素浓度呈负相关。试验发现 NE 可呈时间依赖性诱导猫左心室肥厚及基质纤维化,增加Ⅰ、Ⅲ型胶原 mRNA 的表达。

SOLVD 试验进行的一项亚组临床研究显示,心力衰竭患者左心室射血分数(LVEF)下降与血浆 NE 水平升高之间存在显著的负相关。这一观察结果表明,心力衰竭期间 LVEF 的降低是交感神经激活的潜在机制之一。还有研究证实,血浆 NE 浓度的升高与左心室功能不全、肺毛细血管楔压呈正相关与心排血指数呈负相关。心力衰竭早期,血浆 NE 浓度升高,但是血浆肾上腺素浓度正常,证实血浆 NE 浓度升高是肾上腺素能神经系统分泌的,并非来源于肾上腺。研究者通过静脉注射小剂量放射性标记的 NE 直接测定 NE 的组织清除率,减去其血浆清除量,从而计算出神经接头处释放 NE 的"净"溢出量,完美地证明了心力衰竭时 NE 清除率降低,溢出量增高,并且其溢出量占全部增高的血浆 NE 含量的一半以上。研究表明,心力衰竭患者的交感神经活动较正常人明显升高,而这种活性水平的增高与左心室每搏做功指数和每搏输出量呈现出正相关,同时,血浆中 NE 的浓度与直接测量的交感神经活动水平也显示出明显的正相关。因此,血浆 NE 浓度可作为衡量机体总交感神经活动水平的指标。另外,V-HeFT Ⅱ试验表明血浆 NE 水平与存活率呈负相关,与病死率呈正相关。亦有研究报道,血浆 NE>600 ng/mL 者较低于此水平者预后差。所以,血浆 NE 浓度还可以作为判断心力衰竭预后的指标,其增高的程度与心力衰竭的严重性呈正相关,NE 水平愈高,预后愈差。

另外,心力衰竭时交感-肾上腺素能系统激活。肾上腺素能神经活性升高是有器官特异性的,即心肾选择性。心力衰竭时心脏与肾脏的 NE 生成量升高 206%～504%,而肺脏的生成量维持正常。除了器官特异性外,NE 的产生还有腔室特异性,由肺动脉高压引起的右心衰竭与单纯右心衰竭,其腔室 NE 的生成量是不同的。肾上腺素能神经活性升高的器官特异性和腔室特异性可能与肾上腺素能神经纤维的突触前调控有关。

近年来,针对严重心力衰竭患者的研究发现,随着心肌经历的缺血、损伤、坏死及重构过程,同一心脏区域内的自主神经,特别是交感神经,亦遭受了一定程度的损伤、坏死和重构。心脏交感神经出现形态学和功能学两种类型的重构。心肌损伤灶周围常有十分密集的交感神经再生,还存在交感神经的去支配现象,例如心肌梗死后,梗死中心区常发生交感神经的去支配现象,当心肌细胞出现交感神经去支配状态时,表现为心肌局部 NE 摄取的减少。但心肌梗死周围区域的心肌却常出现活跃的交感神经再生、出现交感神经高支配(hyperinnervation)。交感神经高支配现象出现时,心肌局部 NE 摄取量增加,其所支配的心肌组织对儿茶酚胺的敏感性也会增强。

心力衰竭时过度的交感神经兴奋会对患者产生许多不利影响,为了消除它的不利影响,研究观察了心区交感神经阻滞对心脏的作用,发现心区交感神经阻滞对心脏具有保护作用。心区交感神经阻滞是一种通过上胸段硬膜外阻滞(TEA)技术实现的治疗方法。具体操作为在胸椎 3~4 或 4~5 棘突间隙进行穿刺,将导管置入硬膜外隙。随后,通过该导管间断性推注适量的利多卡因或罗哌卡因等药物,以阻断胸 1~5 交感神经的传导。研究表明,心区交感神经阻滞能够直接作用于支配心脏的交感神经节前纤维,减少节后纤维释放的儿茶酚胺,进而抑制交感神经系统的过度激活,对重度心力衰竭患者展现出显著的治疗效果。

持续的交感神经激活会导致大量 NE 的释放,这些物质的直接生物学效应,能引起心室结构和功能的变化,进而引发心室重塑。心室重塑是加剧心力衰竭和引起死亡风险增加的主要原因。交感神经的长期兴奋会导致心肌细胞上的 β 受体敏感性降低,从而减弱心肌收缩力。此外,这种长期的兴奋还会阻碍钙、钾等离子的正常运输,损害心肌收缩的协调性,增加心律不齐的风险。心肌缺血、组织坏死和代偿性心室扩张形成了一个恶性循环,最终将引发心功能的全面衰竭。因此,在心力衰竭的情况下,交感神经的长期激活是这一恶性循环的关键因素。循证医学的研究已经证实,使用 β 受体阻滞剂来对抗交感活性,可以显著改善心力衰竭患者的预后,并降低死亡率。

（一）心脏交感神经末梢去甲肾上腺素代谢的改变

心脏交感神经末梢所释放的 NE 仅占循环 NE 量的 $2\%\sim3\%$。心肌组织中 NE 含量以贮存于心脏交感神经突触中为主,还包括释放到心肌间质中的 NE,NE 水平受交感神经合成、激活后释放量和交感神经再摄取(reuptake)NE 功能正常与否等因素影响。

生理情况下,心脏交感神经兴奋时,其末梢以胞裂外排(即出胞释放)的方式引起 NE 的大量释放,该方式释放依赖于胞外 Ca^{2+} 的存在和突触前膜上电压门控 Ca^{2+} 通道的开放,并伴有神经肽 Y(NPY)的释放。如前所述,NE 发挥其生理作用之后,NE 经各种方式进行转运,及时终止其作用:首先是神经末梢以摄取 1(uptake1)载体快速摄取突触间隙的大部分 NE 重新回到神经末梢,这种转运方式是一种依赖于跨膜 Na^+ 梯度的主动转运,因而是间接耗能的;其次,各种突触前受体对 NE 释放的负反馈抑制也发挥了重要作用。生理情况下,α2-AR 介导的负反馈抑制起着主导作用。但是,心肌缺血心力衰竭时由于高能磷酸化合物耗竭和无氧酵解,很快出现细胞外高钾和酸中毒,这两种因素都能抑制心脏交感神经传出冲动而减少 NE 的胞裂外排,终止其作用。

研究发现,心力衰竭时,患者或动物循环血液 NE 和 AD 浓度明显升高的同时,心肌的 NE 和 NPY 含量却明显减少,提示神经末梢的递质释放消耗增多。究其原因,一方面可能是交感神经对 NE 再摄取减少,使其释放增加;类似地,心力衰竭患者由酪氨酸形成心肌 NE 储存释放也减少。心力衰竭时,由于交感-肾上腺素能途径的激活,中枢神经系统的肾上腺素能冲动传出加强,加速外周神经末梢释放 NE,外周组织摄取和代谢加快,能量消耗也增大。另一方面,衰竭心肌长期处于交感刺激下,由于转换加速,NE 生物合成减少或神经元的再摄取减少,最终导致心肌递质贮备、能量的耗竭,交感神经末梢被破坏。

在心力衰竭的情况下,交感神经末梢可能因为能量耗竭而无法正常通过胞吐作用释放 NE。在正常生理条件下,交感神经末梢将 NE 储存在囊泡中,这一储存过程依赖于由 H^+-ATP 酶产生的跨膜钙离子梯度。然而,在心力衰竭时,由于交感神经末梢的能量代谢出现问题,由于轴突内的 MAO 无法高效降解 NE,导致轴浆内 NE 浓度上升,进而引发 NE 从囊泡向轴浆的泄漏。同时,uptake1 载体的转运方向和动力学特性依赖于跨膜 Na^+ 梯度。在心力衰竭的情况下,细胞内酸中毒,H^+-Na^+ 交换增多,进一步提升了细胞内 Na^+ 浓度。这一变化触发了 uptake1 载体的逆向转运机制,通过该载体,NE 以非胞裂外排的方式从轴浆逆向转运并释放至突触间隙。

非胞裂外排与神经冲动引起的胞裂外排完全不同,它是以载体介导的,具有以下几个主要特点:①由交感神经末梢能量耗竭所触发;②完全不依赖于交感神经冲动;③与胞外 Ca^{2+} 浓度、Ca^{2+} 通道状态以及蛋白激酶 C 活性完全无关;④不受突触前受体调节;⑤被 uptake1 载体阻断剂、H^+-Na^+ 交换阻滞剂和组织胺 H_3 受体激动剂等抑制;⑥胞外高钾、酸中毒及代谢产物积聚等对其几乎没有影响;⑦不伴有神经肽 Y 的释放。

在人体和动物研究中均已证实了心脏 NE 转运体(NE transporter, NET)表达和活性的改变参与心力衰竭的发生发展。研究发现,心力衰竭时,交感神经激活,心脏释放 NE 明显增加,心脏交感神经末梢 NE 再摄取功能显著减退,NET 密度减少约 50%。研究显示 NET 表达和活性的降低发生在心力衰竭早期。研究人员采用放射配体和 RT-PCR 技术检测主动脉缩窄大鼠心力衰竭时 NE 再摄取功能和 NET mRNA 水平,结果显示再摄取功能下降,而 mRNA 表达水平无变化,认为 NET 蛋白减少可能是转录后异常的结果。NET 对 NE 的再摄取功能减退,可以造成突触间隙 NE 水平显著而持续地增高,导致对突触后肾上腺素能受体的过度刺激。使心肌肾上腺素能受体信号转导通路出现异常,使心肌 $β1$-AR 密度下调或出现脱敏现象,进而可以介导心肌肥厚、心肌细胞凋亡等。

(二)动脉压力感受性反射的改变

在心血管系统中,包括心房、心室、动脉和静脉的壁内分布着许多的传入神经末梢。这些神经末梢能够检测管腔内的压力变化以及管壁的被动扩张,从而作为压力感受器来监控动脉血压。在正常情况下,当动脉血压上升或脉压增大时,这些压力感受器会发送更多的传入冲动,通过心血管中枢的复杂整合作用,将会增加心迷走神经对心血管系统的抑制效应,从而抑制或平衡心交感神经和交感缩血管神经的兴奋。但是压力感受性反射变化介导的交感神经调节作用在重度心力衰竭时几乎消失,轻度心力衰竭时也明显减弱。心力衰竭时,压力感受器的敏感性降低和(或)脉压减小,致使压力感受性反射障碍,不能正常发挥其兴奋迷走神经,抑制交感神经的作用,结果导致交感神经活动增加。心力衰竭时压力感受器敏感性降低的证据就是交感神经对直立倾斜试验、静脉滴注硝普钠试验及身体下部负压试验时造成的动脉压下降的反射性反应降低,而且对滴注升压药后引起的对交感神经兴奋的反射性抑制作用减弱。研究人员在狗冠状动脉结扎模型上研究发现动脉压力感受性反射敏感性与病死率呈显著相关。另有研究证实动脉压力感受性反射功能与心力衰竭的预后密切相关。研究人员对一组心力衰竭患者进行了临床观察,发现这些患者的压力感受性反射作用减弱,同时交感神经活动却有所增加。这表明在心力衰竭的情况下,压力感受器本应通过兴奋迷走神经并抑制交感神经来维持心脏平衡的功能出现异常,导致交感神经活动的不适当增加在心力衰竭的早期阶段就已出现,这是压力感受器敏感性降低的严重后果。心力衰竭时,交感神经激活,大量 NE 释放进入血液循环,持续升高的 NE 可加重心室负荷,增加血流动力学障碍,并增快心率,增大心肌能量消耗,导致心动过速、心肌肥厚、缺血及心肌细胞凋亡等不良后果。

(三)心肺感受器反射的钝化

在心房、心室和肺循环大血管壁内部,存在众多被称为心肺感受器的感受器。在正常情况下,当心房、心室或肺循环大血管内的压力上升或血容量增加,进而引起心脏或血管壁的牵张时,这些机械或压力感受器会产生兴奋反应。使冲动沿着心迷走神经传入,反射性抑制或对抗心交感和交感缩血管紧张。但是心力衰竭时,因中心静脉压升高和心肺容量增大,使容量感受器下调和心肺感受器的传入抑制作用减弱,甚至消失,不足以对抗交感张力增加,就成为肾上腺素能活性增加的原因之一。研究人员注意到,在高输出量心力衰竭患者中,动脉牵张感受器的活动受到抑制,导致心房顺应性降低。研究人员在他们的研究中观察到,在狗出现明显的心力衰竭之前,心肺反射的调节功能就已经开始减弱。此外,他们还证实,在心腔扩大和交感神经活动增强之前,心肺反射的减弱现象就已经存在。其机制可能是心力衰竭时心肺感受器结构、功能发生改变,含有机械压力感受器神经末梢的血管结构异常,感受器中生化紊乱,循环中神经激素异常,中枢神经的缺陷整合作用受损,或反射传出途径异常等等。有学者研究了高排血量心力衰竭狗左心房压力感受器末梢的结构,显微检查可见其分支结构异常改变。在低排血量心力衰竭动物压力感受器的研究中,可见到压力感受器末梢 Na^+/K^+-ATP 酶的活性明显增强。据此推测,由于钠泵活性增强,钠泵出细胞外就增多,压力感受器膜外处于超极化状态,从而其敏感性降低。但是一项研究发现心力衰竭者进行心脏移植后,动脉压力感受器的调节功能会很快恢复正常。这项研究结果提示,如果单用压力感受器结构异常来解释 CHF 时的压力感受器功能异常似乎是不能令人信服的,所以还存在其他影响因素,但需要进一步研究证实。

二、心力衰竭时肾上腺素能系统的改变

心力衰竭时,由于交感-肾上腺素能系统的持续激活,导致中枢及外周交感神经系统的兴奋性增强。这一变化进一步促使大量 NE 释放进入血液循环,并刺激肾上腺髓质分泌更多的儿茶酚胺进入血液,最终导致血液中儿茶酚胺的水平上升。其中血液中 NE 水平主要反映交感神经系统的整体兴奋水平,而肾上腺素的水平主要与肾上腺髓质分泌活动有关。儿茶酚胺的分泌受到多种因素影响,其中交感神经的兴奋性是影响儿茶酚胺分泌的关键因素之一,而肾上腺髓质的合成与分泌能力以及其对交感刺激的敏感性也是影响儿茶酚胺分泌的重要因素。这些因素共同构成评价交感-肾上腺素能系统机能的重要指标。在心力衰竭的情况下,心肌收缩功能受损,导致心肌细胞对正常肾上腺素能调控的反应减弱。

(一)肾上腺素能纤维的改变

动物实验模型和人类衰竭心肌的研究表明,心力衰竭时肾上腺素能神

经的分布在整个心肌是不均匀的。某些心肌含有丰富的神经分布,而有的部位则明显缺乏或没有神经末梢。这种分布的不均匀性,使有神经分布的心肌与稀少或无神经支配的心肌收缩、舒张不同步,血流动力学不协调,心肌电活动不均匀,不同区域心肌的不应期和传导速度不一致,增加了折返的潜在危险,引起心律失常,并且进一步引起心功能的恶化。研究人员发现,交感神经在心肌内的激活是不均匀的,这导致相邻的心肌细胞在收缩和舒张时的协调性下降。这种不协调增加了心脏的工作负担,并降低了心肌的工作效率,进而促使心力衰竭的症状加剧。

(二)肾上腺素能受体及其信号转导的改变

交感神经末梢释放的儿茶酚胺,通过激活心脏的肾上腺素能受体起作用。心力衰竭时患者对 β 肾上腺素能激动剂的反应降低。心力衰竭时过度的交感神经活化,耗竭了心肌肾上腺素能受体,并触发心肌的适应性保护调控机制,使其 β 受体和受体传导途径对内源性儿茶酚胺产生减敏、脱敏,甚至不应,表现为受体密度的下调和对儿茶酚胺的生物学介导作用降低,其作用可能在于保护心肌,防止儿茶酚胺过度刺激对心肌细胞带来的损害。

在心力衰竭患者中,心肌 β 肾上腺素能受体的密度与冠状静脉窦血液中 NE 的浓度负相关,提示 β 受体的下调与交感神经的活性增加有关。20世纪 80 年代时,研究报道心力衰竭时心脏肾上腺素能受体密度减少,而且受体减少程度与心力衰竭严重程度相关。在终末期心力衰竭患者进行心脏移植时,得到的心脏显示心肌对 Ca^{2+} 有正常的收缩反应,但是对 β 肾上腺素能激动剂的反应显著降低。心力衰竭时心脏肾上腺素能受体及其信号转导存在明显改变,因此使心脏肾上腺素能途径对儿茶酚胺的刺激反应能力下降。在心功能衰竭早期,交感神经兴奋,儿茶酚胺释放增多,循环中 NE 水平升高通过激活心肌 β1-AR、β2-AR 加强心肌收缩力,然而过度刺激可改变心肌功能。随着心力衰竭的进展,交感神经系统的活性增加,持续的 NE 刺激,导致心肌细胞对肾上腺素受体的正性肌力反应减低,即 β1-AR、β2-AR 的作用下调,其实质是通过 cAMP 依赖的 G 蛋白耦联受体激酶 GRK2 或 β 肾上腺素能受体激酶 βARK1 等的数量和活力的提高,使肾上腺素受体磷酸化,即导致 β 受体脱敏和隐没。β1-AR、β2-AR 的脱敏直接导致细胞内 cAMP 产生减少,使得儿茶酚胺等将其激活后的正性肌力作用减弱。心肌 β 受体下调,β 受体密度降低,使 β1-AR 介导的正性肌力减弱。主要表现为心脏 β1-AR 密度下调,受体与 G 蛋白-腺苷酸环化酶功能性脱耦联,Gs 蛋白降低,Gi 蛋白上调且活性增加,Gs/Gi 的比值降低,AC 活性降低及 cAMP 减少,最终导致 cAMP/cGMP 比值下降,同时有 cAMP 依赖的基因表达改变。cAMP/cGMP 比值的高低可反映心肌 β 受体动态变化以及心功能的好坏,因此它可以作为慢性充血性心力衰竭患者预后判断的一项重要指标。β 受体密度下调,其原因可能是心力衰竭时,过度的交感神经活化长期作用于心脏 AR,影响受体转录与翻译,使受体合成下降,受体降解加速。

尽管心力衰竭时心脏 β1-AR 密度下调,但是 β2-AR 密度并不下调。β2-AR 的 mRNA 和蛋白水平是无变化的,只是 β2/β1 的比值相对增大。β1/β2-AR 比值由正常的 80:20 变为 60:40。出现该现象的原因可能是内源性儿茶酚胺、去甲肾上腺素对 β1-AR 的选择性比 β2-AR 强 10 ~ 60 倍,且 β1-AR 主要局限于突触间隙附近,处于持续的高去甲肾上腺素浓度之内,所以心力衰竭时肾上腺素能神经激活对 β2-AR 影响较小。

心力衰竭时心肌收缩力降低,一方面主要是由于 β1-AR 下调,此时为了对抗 β1-AR 介导的心血管效应,β2-AR 可能发挥着主要的心脏调控作用;另一方面具有负性变力效应的 β3-AR 上调在其中所起的作用也不容忽视。

目前,主流观点认为 β3-AR 所介导的负性肌力效应,实际上是交感神经系统为了平衡其激发的正性肌力作用而采取的负反馈机制。简而言之,β3-AR 与 β1-AR、β2-AR 在功能上相互制衡。在正常情况下,甚至在心力衰竭的早期阶段,β3-AR 的作用主要体现在防止儿茶酚胺激活 β1-AR、β2-AR,从而防止心肌发生过度收缩。此外,β3-AR 的激活还会产生 NO,这一物质不仅有助于舒张外周血管,还能代偿收缩功能障碍,增强舒张期心肌的松弛程度,即提高心肌舒张的储备能力。通过这些机制,β3-AR 可以降低心肌的耗氧量,从而减少心肌损伤的风险。β1-AR、β2-AR 在儿茶酚胺对心脏的作用中占主要地位,β3-AR 处于保护心脏的地位。但在心力衰竭时,β1-

AR、β2-AR 下调或脱敏,而 β3-AR 兴奋,使 β3-AR 及 Gi 均增加,诱导型一氧化氮合酶表达增加促进内源 NO 产生,在心力衰竭的病理过程中,β3-AR 的负性肌力作用显著增强,而 β1-AR、β2-AR 的正性肌力作用则相对减弱。这种受体活性的变化可能导致心肌收缩功能的失衡,进而加重心肌的病理损伤。

总之,β 受体数目的下调是机体的一种保护性反应,充血性心力衰竭发生时,由于 SNS 和 RAS 的激活,血液中的 NE 和 AD 浓度明显增高。这种情况下,儿茶酚胺的反应性会增强。长期大剂量的儿茶酚胺刺激心肌的 β 受体,进而导致 β 受体的数目减少,心功能恶化,形成恶性循环。因此,临床上治疗心功能不全应当以保护心肌 β 受体、促使 β 受体上调,从而改善心功能为治疗目的。

在哺乳动物心肌细胞上表达的肾上腺素受体除 β1、β2 受体外,还有 α1 受体,未见 α2 受体的表达,而在冠脉血管上有 β2、α1 和 α2 受体的表达。儿茶酚胺对心肌的正性肌力作用主要是由 β 受体介导,但近年的研究表明,单独激活 α1 受体同样能引起心肌收缩力增强。充血性心力衰竭时,β 受体数目明显减少,其正性肌力作用也随之减弱,而 α1 受体数目或密度增多或不变。α1 与 β 受体的比率增加有利于维持心肌收缩力。此外,交感神经系统慢性激活也可上调血管壁平滑肌细胞 α1 受体的亲和力,改变外周动脉血管张力,增加心脏的前后负荷,促进心力衰竭的发展。

另外,研究发现与心血管疾病相关的五种主要受体:β1、β2、α1-肾上腺素能、M2-乙酰胆碱能和 AT1 受体,均可能与心力衰竭的发生和发展存在关联。推测免疫学机制参与了心力衰竭的病理生理过程。但是参与机理仍待进一步探讨和验证。

综上所述,心力衰竭时,心脏的肾上腺素能受体及其通路活性发生改变,主要有受体密度下调、受体失敏、受体磷酸化和受体与 G 蛋白脱耦联等,受体的下调对局部浓度增高的去甲肾上腺素刺激起到了缓冲作用,但是这种变化只发生于衰竭的腔室。从心脏的肾上腺素能受体的变化来看,β1 受体下调是最主要的。肾上腺素能受体的变化多与肾上腺素能神经活性的增高有关。

三、肾上腺素能系统与心肌细胞坏死和凋亡

尽管生理状态下肾上腺素、去甲肾上腺素具有正性变时作用、正性变力作用，但是大剂量时可影响心肌的代谢过程，影响心肌的正性变力、变速作用，加重心肌损害。肾上腺素、去甲肾上腺素对心肌具有直接毒性作用；对动物进行肾上腺素、去甲肾上腺素注射或直接刺激心脏交感神经末梢，均能引发心肌细胞死亡；采用能够分解肾上腺素的药物可以避免这种心肌损伤，而使用模拟交感作用的药物则可能加剧坏死区域。此外，肾上腺素能受体的阻断剂能够减少心肌梗死的面积。其机制可能与儿茶酚胺兴奋心肌 α 和 β 受体，特别是心肌 α 受体（以 α1 受体为主），通过第二信使 cAMP、cGMP、IP3、DG 等提高心肌细胞内 Ca^{2+} 浓度，使得心肌细胞内 Ca^{2+} 超载，因而加重心肌损害。同时，它们的正性变力、正性变时以及外周缩血管作用使心肌耗氧量增高，心肌相对缺氧，间接地加重缺血心肌的损伤也是不可忽视的。另外，目前研究认为，心肌细胞的能量代谢异常是导致心力衰竭发生和病情发展的关键因素之一。尽管生理状态下去甲肾上腺素具有促进糖原分解，提供心肌活动所需的能量，产生正性变力的作用，但是心力衰竭时肾上腺素、去甲肾上腺素却可以加速其中糖原的无氧酵解，使得心肌细胞中乳酸增加，引起心肌中糖的氧化代谢水平降低，脂肪酸氧化增加，心肌能量来源中脂肪酸氧化的比重增加，糖的氧化代谢供能比重相对下降。因此，心肌产生 ATP 的效率下降 $16\% \sim 26\%$，ATP 水解释放的自由能减少，导致心肌能量严重缺乏甚至耗竭，加重心肌病变；与此同时，心肌能量代谢障碍还可以引起冠脉血管细小动脉损伤及痉挛，导致心肌微循环障碍，同样加重心肌损伤。

肾上腺素和去甲肾上腺素具有诱导心肌细胞凋亡作用。体外研究显示，NE 能够通过不同的受体类型影响心肌细胞的行为。当 NE 浓度较低时，它主要通过 α 受体促进心肌细胞肥大；然而，当 NE 浓度增加时，它主要通过 β 受体诱导心肌细胞死亡。心肌细胞肥大使得它们更脆弱，更容易发生凋亡，从而导致心肌细胞数量的减少。随着凋亡的心肌细胞量增加，心肌细胞中的总蛋白含量以及蛋白质的合成速率都会下降。因此，NE 引起的心

肌细胞增大在低浓度下随着剂量的增加而升高,在中高浓度下则随着剂量的增加而降低,而凋亡率则随着 NE 浓度的增加而持续上升。然而,NE 作用于心肌细胞的具体机制还需进一步研究。

四、肾上腺素能系统与心肌肥厚

心力衰竭时患者心室结构会发生改变,影响其心肌收缩力及其储备功能,当心率加快时心肌收缩力并不能随之加强,反而下降。随着对心力衰竭病理及病理生理机制认识的加深,人们也发现是心室重塑而非血流动力学紊乱决定心力衰竭的预后。而充血性心力衰竭时神经内分泌的种种"代偿"机制,尤其是交感神经系统和肾素-血管紧张素系统(RAS)的过度激活对心室重塑发挥了非常重要的推动作用,可导致心功能进行性恶化并形成恶性循环。心室重塑的主要特征是通过单个心肌细胞的肥大使心肌质量增加,在临床上表现为心室腔扩大,室壁肥厚和心室腔几何形状的改变。心室重塑开始于心肌细胞肥大,继之心腔扩大,并且出现心肌细胞外基质胶质网的量及组成的变化。

心肌肥厚(myocardial hypertrophy)是一种多因素参与调节的复杂的动态过程,是心肌细胞对多种病理刺激的一种适应性反应。初期的心肌肥厚有一定的代偿意义,但持续性心肌肥厚最终可导致扩张型心肌病、心力衰竭和猝死。交感-肾上腺素能系统与心肌肥厚密切相关。体内外研究证实,包括儿茶酚胺在内的多种化学和机械刺激均可导致心肌细胞肥大。儿茶酚胺不仅会导致血流动力学负荷的增加,而且更重要的是,它本身会直接诱发心肌肥厚的发生。有文献支持,NE 能够促进心肌细胞蛋白质的合成,进而诱发心肌细胞肥大和肌凝蛋白亚型的转变。动物实验结果也显示,亚升压剂量的 NE 能够导致动物心肌细胞肥大,这一发现暗示了儿茶酚胺在促进心肌细胞肥大方面,除了与血流动力学效应有关外,其对心肌的直接作用同样至关重要。NE 的这种诱导作用是通过 α1 及 β 受体介导的。

在心血管系统压力负荷持续性增加时,心交感节后纤维大量释放 NE,继之往往又出现代偿性心肌肥厚。心力衰竭时心脏 α1-AR 在介导心肌收缩效应中可能不起主要作用,但在心肌肥厚发生的病理生理机制中发挥重要作用。研究表明儿茶酚胺不仅有重要的血流动力学作用,而且还能直接作用于心肌,激活 α1-AR 诱导心肌细胞 *c-fos* 和 *c-myc* 等原癌基因表达,刺激包括心房钠尿肽、α 骨骼肌肌动蛋白、β-肌球蛋白重链等胚胎基因再表达,引起在兴奋-收缩耦联中起重要作用的几种基因的相互下调,如肌质网钙 ATP 酶(SERCA2a),并且刺激成纤维细胞 DNA 和蛋白质合成,与心肌细胞肥大有着密切的关系。

β 受体在 NE 的促心肌细胞肥大的作用中可能更为重要。最近的研究表明,激活 β1 受体可以上调细胞因子如白介素 1β(IL-1β)、肿瘤坏死因子-α(TNF-α)和心肌营养素-1(cardiotrophin-1,CT-1)的表达,进而可以诱导出独具特征性的心肌肥厚。美国的两个研究组分别对建立的心脏特异性过度表达 β1 受体、β2 受体的转基因小鼠进行研究,表明早期心肌收缩性和心率的增加程度明显高于对照动物。但是这些小鼠最终均会出现心肌肥厚、间质纤维化和心力衰竭。这些表现证明长期的 β 受体激活可导致心肌形态和功能异常,因而衰竭心肌 β 受体功能减退可被视为心脏的自我保护性变化,保护心肌细胞免受过量或长期刺激而导致的生理功能紊乱。

研究人员用敲除多巴胺-β-羟化酶(dopamine beta-hydroxylase)基因,体内完全缺乏内源性 NE 和肾上腺素的小鼠研究 NE 对心肌肥厚的影响。观察到敲除小鼠腺苷酸环化酶(AC)基因后,心肌肥厚相关信号传导途径 ERK(extracellularly regulated kinase)、JNK(c-jun-NH2-terminal kinase)及 p38 MAPK 完全抑制,心肌肥厚程度显著减弱。内源性 NE 在心肌肥厚的发展中发挥着极为重要的作用。另有实验观察到,容量和压力超负荷大鼠心肌 NE 含量均下降,且与心肌肥厚程度呈相反变化,推测心肌 NE 含量的减少可能对减轻心肌肥厚发挥有益的作用。

五、心力衰竭时交感-肾上腺素能系统与各种体液因素的相互影响

在心力衰竭初期,心肌受损会引发一系列内源性神经内分泌和细胞因子的激活,包括去甲肾上腺素、血管紧张素 II、醛固酮、内皮素以及肿瘤坏死因子等。这些物质在心力衰竭患者体内循环或组织中的含量会有所上升。

其中,交感神经系统的过度激活对于心力衰竭的发展有着至关重要的作用。同时,这些内源性物质对交感-肾上腺素系统的调节作用也受到了越来越多的关注。心功能不全时,交感神经系统的激活在初期能够维持动脉血压并保障重要器官的血流灌注,起到一定的代偿效果。然而,若长期且过度激活,不仅会对血流动力学产生不良影响,导致恶化,还会独立于血流动力学直接对心肌产生毒性作用,进而引发心室重塑,最终加剧心力衰竭的恶化和进展。

(一)肾素-血管紧张素系统与交感-肾上腺素能系统的相互影响

交感-肾上腺素能系统(SAS)与肾素-血管紧张素系统(RAS)之间存在着紧密的相互关联。它们之间的相互作用方式多种多样,其中包括增加中枢性交感神经冲动的释放、刺激交感神经节以及激活肾上腺髓质等。在中枢神经系统的层面上,血管紧张素能够激活心血管中枢的血管舒缩区域,并调节压力感受器的敏感性。而在外周组织中,它则可以增强交感神经末梢和肾上腺髓质 NE 的释放,从而进一步影响机体的生理功能。也有研究表明,去甲肾上腺素通过 $\alpha1$-AR 可使大鼠神经元的血管紧张素 II(Ang II)AT1 受体表达减少;Ang II 也影响儿茶酚胺的功能,它对肾上腺素能受体的效应通常表现为正协同作用,对 $\alpha1$-AR 的表达也有促进作用。心力衰竭患者左心室 $\beta1$-AR 下调的同时,AT1 受体密度也显著下降,两者呈显著正相关;交感神经系统则通过对肾脏和心血管组织的 $\beta2$ 肾上腺素能受体的作用而促进肾素的生成,与 RAS 形成正反馈调节。

在心力衰竭中,交感神经系统的激活与心脏局部的 RAS 的激活紧密相连。在心力衰竭初期,RAS 的激活能够协同交感神经系统,通过提升有效循环血量等手段来进行心功能代偿。然而,随着心力衰竭的进展,这种代偿作用将转变为有害影响。具体来说,RAS 的激活会导致外周血管收缩,进而减少组织器官的血流灌注;同时,还会引发心肌细胞及心肌间质细胞代谢改变,导致心室肌发生重构,并影响心脏的舒缩功能。此外,心脏的 RAS 激活还可能引发冠状血管的收缩,诱发缺血性损伤,并通过促进心脏内交感神经末梢儿茶酚胺的释放,增强心肌收缩力,进而促进心肌肥厚。RAS 的激活还会使血浆中的醛固酮水平升高,从而增加肾脏对水和钠的重吸收,导致水钠潴留,进一步加重心力衰竭的病情。近年来,研究发现 AngⅡ对心肌具有细胞毒性作用,这种作用由 AT1 受体介导。AngⅡ可能导致心肌细胞坏死,其机制可能与钙超载有关。国外学者还发现,给予实验动物外源性的 AngⅡ可以促进血管组织交感神经末梢的 NE 释放,并能调节交感神经反射。NE 的释放率随着 AngⅡ浓度的增加而增高,可能是由于交感神经递质的释放不仅受到交感神经冲动频率和强度的影响,同时还受到节后神经末梢突触前 AngⅡ受体活化的调控。当 AngⅡ作用于交感神经末梢突触前膜的 AngⅡ受体时,它会通过正反馈机制促进交感 NE 的分泌。

在心力衰竭的情况下,由于肾脏的血液灌注量和灌注压力下降,交感神经系统的激活以及血液中儿茶酚胺水平升高,导致肾脏球旁器细胞合成、分泌和释放肾素增加,这激活了 RAS,进而导致血管收缩、水钠潴留以及血容量增加;这些生理反应在维持血压和确保重要器官血液供应方面起到了关键的代偿作用。RAS 激活,心肌血管紧张素转换酶(ACE)活性增加,AngⅡ受体密度增加,并且心肌细胞间液中 AngⅡ含量较血管腔内高 100 倍。AngⅡ具有显著的血管收缩作用,能够增强心血管系统对儿茶酚胺的敏感性,对血管内皮功能造成损害,并促进心肌细胞的增殖、肥大和凋亡,最终引起心室重塑。因此,过度表达的 AngⅡ是心力衰竭发生发展的首要因素之一。此外,心脏局部的旁/自分泌的血管紧张素Ⅰ(AngⅠ)亦在心肌肥厚中起到重要作用。而血管的 RAS,能够通过刺激交感神经末梢释放 NE,进而触发血管平滑肌的收缩反应,并促进血管平滑肌细胞的生长与增殖过程。与此相平行,心力衰竭时,肾交感神经活性的增高会抑制肾脏对钠的排泄,导致水钠潴留。同时,这种活性增高还会刺激肾素的分泌,提升局部 RAS 的活动水平。此外,肾交感神经活性的增高还会削弱 NO 对血管张力的调节作用,引起静脉收缩,在它们的共同作用下使循环充血,最终随着血浆儿茶酚胺浓度极度增高而引发心肌坏死。

(二)细胞因子对心力衰竭时交感-肾上腺素能系统的影响

心力衰竭过程中,交感神经-肾上腺素能系统慢性激活。研究揭示,β肾上腺素能受体的慢性激活能够刺激心肌产生炎性细胞因子,如 IL-1β 和 TNF-α,这说明肾上腺素能系统的激活与炎症反应之间存在着密切的联系。研究发现,静脉注射去甲肾上腺素后,大鼠心肌 IL-1 和 IL-6 的 mRNA 表达呈时间依赖性增加,并且使用 α1、β 受体阻滞剂后,上述作用被延缓或阻滞。研究证实,在心力衰竭的治疗过程中,使用 β 受体阻滞剂能够显著改善细胞功能并增强细胞介导的免疫反应,这种治疗方法不仅抑制了自身抗体的产生,还能有效逆转由交感神经激活引起的自然杀伤细胞、抑制性 T 细胞以及细胞毒性细胞的变化。此外,β 受体阻滞剂还能促进丝裂原的增殖和 IL-2 的表达,从而有助于左心室功能的显著改善,提示交感神经系统可能通过调节细胞因子来实现其对心脏的毒性影响。研究人员研究了心肌梗死后大鼠使用 β 受体阻滞剂的情况,结果发现,这种治疗显著降低了心肌组织中 TNF-α 和 IL-1β 的水平,并且伴随着心脏功能的改善。据此,他们认为 β 受体阻滞剂这类交感神经系统抑制剂对改善心脏功能的作用,至少在一定程度上是通过降低炎性细胞因子的表达来实现的。最近的研究表明,激活 β1 受体可以上调细胞因子如 IL-1β、TNF-α 和心肌营养素(cardiotrophin-1,CT-1)的表达,进而诱导出独具特征性的心肌肥厚。同时也有实验证明,炎性细胞因子 TNF-α、IL-1 和 IL-2 对心脏有抑制作用,急性心肌梗死期间心功能越差,细胞因子 IL-2 和 IL-6 水平越高,在心力衰竭的某些阶段,应用一些细胞因子抗体能够减轻细胞因子对心脏的抑制作用。

交感神经系统和细胞因子在心力衰竭中的作用是直接通过心肌细胞 cAMP,还是通过增加心率、心肌缺血与肥厚、自由基的产生或 cAMP 依赖的 Ca^{2+} 超载的间接作用,仍需进一步研究。

(三)心力衰竭时内皮素及其他体液因素对交感-肾上腺素能系统的影响

许多体液因素在心力衰竭状态下对交感神经活动起促进作用。神经内分泌细胞因子系统的持续、长期激活会推动心室的重塑过程,进而加剧心肌受损和心功能衰退;这种心功能的恶化又会反过来再次激活神经内分泌因子系统,从而形成一个恶性的循环链。

心力衰竭时,多种内源性的神经内分泌和细胞因子被激活,患者循环或组织水平的去甲肾上腺素、血管紧张素Ⅱ、醛固酮、内皮素、肿瘤坏死因子、5-羟色胺和前列腺素等均有升高,它们在机体发生心力衰竭的过程中通过不同的分泌、代谢途径,影响交感神经的活动。

内皮素(ET)是由血管内皮细胞释放的一种含有 21 个氨基酸的血管活性肽,是目前所知最强力的血管收缩因子。在正常生理状态下,血液中的内皮素浓度较低,因此它对血管功能和交感神经张力的调节作用不明显。然而,在心力衰竭的情况下,心脏肌肉组织和血浆中的内皮素 ET-1 水平都会上升。研究人员表示已经观察到扩张型心力衰竭患者的血浆 ET 水平与他们的心力衰竭严重程度之间存在正相关关系。除了导致血管强烈收缩外,增加的血浆 ET 水平还能增强血管对 NE 和血清素等缩血管物质的敏感性,这表明血浆 ET 浓度与交感神经系统的活跃程度呈正相关。

ET 对心肌还有正性变时和变力作用,心脏局部的旁/自分泌的 ET 亦在诱导心肌和血管平滑肌肥厚、胚胎型基因的再表达、间质纤维化及心肌细胞的损伤中都具有重要的作用。此外,从判断预后来看,血浆内皮素 ET-1 水平已经被确认为预测心力衰竭死亡率的独立因子。

目前以上各体液因素的具体作用机制尚不明确,在交感神经元中,NE 的释放受到负反馈或正反馈调节机制的调控。推测可能是心力衰竭时,这些调节机制的正常功能受损,导致无法通过作用于交感神经突触前膜上的特定受体来正常抑制或增强 NE 的释放。简言之,原本应该调节 NE 释放的机制出现了问题,使得这些调节因子无法发挥其应有的作用,使交感神经活动的稳态失衡,导致心力衰竭时心脏交感活动没有被抑制,反而使其传出活动增强,NE 的释放增加,进而使心血管系统的活动不能维持正常,出现心力衰竭。这些表明各种体液因素的改变对心力衰竭的病理生理过程和治疗均有重要意义。

另有研究表明 β1 肾上腺素能受体基因多态性与心力衰竭相关。*β1-AR* 基因多态性可能与心力衰竭的易感性相关。研究发现 Gly49-β1 肾上腺素能受体对儿茶酚胺刺激更敏感、更迅速且更大程度地发生受体下调。β1 肾上腺素能受体下调被认为是一种自身保护机制,因此就更容易理解具有

Gly49-β1 肾上腺素能受体的心力衰竭患者预后较好。

综上所述,在心力衰竭的情况下,交感神经系统活动增加,导致肾上腺素和去甲肾上腺素的释放量增加。这些激素通过激活肾上腺素受体,参与心力衰竭进展中的病理生理机制,促进心肌重塑,加剧心肌损伤,并加快心力衰竭的恶化。此过程的持续进行会不断刺激交感神经系统,形成恶性的循环反馈。正因如此,在心力衰竭治疗中,有效降低交感神经-肾上腺素系统的活动显得尤为关键。目前,β 受体阻滞剂已在临床上得到广泛应用,它的使用可以从以下几个方面改善心力衰竭的临床症状和预后:使用 β 受体阻滞剂可以有效地降低心率,进而减少心肌的能量消耗,并改善心肌在舒张期的弛张性、充盈性以及顺应性;此外,它还能有效缓解因 SNS 过度活跃导致的冠脉痉挛,从而改善心肌的缺血和缺氧状况;β 受体阻滞剂也能抑制交感神经过度兴奋,防止心肌细胞内钙离子过载,进而避免高浓度的 NE 对心肌细胞造成的损伤。

此外,β 受体阻滞剂还能防止由于 SNS 过度激活而引发室性心律失常,并阻断由 β1 受体介导的心肌细胞凋亡过程;它还可以直接或间接地抑制在心力衰竭过程中 RAS 的过度激活,从而避免过量的血管紧张素 II 对心肌造成损害。同时,β 受体阻滞剂还可以逐渐上调 β1 受体的密度,进而避免高密度的 NE 对 β1 受体的反馈抑制,有助于恢复 β1 受体的正常功能。

除此之外,β 受体阻滞剂还能通过阻断 β1、β2 受体来减少 ET-1 的生成,这有助于避免由 ET-1 作用引发的高血压和动脉粥样硬化等心血管疾病,从而有助于防止心力衰竭的进一步恶化。总的来说,β 受体阻滞剂在心血管疾病的治疗中发挥着重要的作用。

第十章　高血压的神经内分泌机制

高血压是全球致残和致死的主要危险因素,能增加心力衰竭、肾功能衰竭、脑卒中、冠心病以及阿尔茨海默病等重大疾病的发生风险,且一旦发病就需永久服药。据世界卫生组织统计,全球每年大约有 1080 万人因高血压而死亡,死亡率随着年龄的增加而升高,且近些年发病年龄趋于年轻化。2017 年,美国高血压协会/美国心脏病协会(AHA/ACC)联合发布了《2017 美国高血压指南》,该指南将高血压定义为≥130/80 mmHg,代替以往 140/90 mmHg 的高血压标准。这将意味着有更大一部分人会被诊断患有高血压。同时,最新版《中国心血管健康与疾病报告 2022 概要》指出,目前我国心血管疾病患者人数为 3.3 亿,高血压患者人数为 2.9 亿,使得高血压成为中国乃至世界的一种流传广泛的流行病。虽然我国对高血压也进行了大量的研究,但增长趋势并没有减退,尽管临床已有种类繁多的降压药物,但治疗情况却不容乐观。因此,明确高血压的发生机制并提出有效的治疗手段,已经成为当今中国乃至世界的严峻课题。

第一节　高血压的发生机制

血压调控是人体最复杂的生理机制之一,由肾、内分泌、心血管、神经等多个系统构成,并且涉及多种因素(包括环境、适应、内分泌、遗传、解剖、体液、血流动力学以及神经等)的相互作用,因此高血压的发生机制也比较复杂。本部分将通过外周组织作用、交感神经系统过度活跃的作用、神经递质的作用和内分泌激素的作用对高血压的发生机制进行阐述。

一、外周组织作用

众所周知,影响动脉血压的主要因素有如下几个:心脏搏出量、主动脉与大动脉的弹性贮器作用、循环血量与血管容量的比例以及外周阻力。①在电化学方面,由于遗传因素,原发性高血压患者血小板胞质中的 Ca^{2+} 均明显高于正常对照组,而红细胞和白细胞中的 Na^+ 和 K^+ 改变均在高血压患者及其子女中表现得更为明显,原发性高血压患者由于遗传因素使红细胞膜 Na^+-K^+ 协同转运受到抑制从而使逆向转运活动增强,使得细胞内 Na^+ 浓度升高,阻碍了 Na^+/Ca^{2+} 的交换,从而增加了细胞内的 Ca^{2+} 浓度,血管平滑肌肌源性控制异常。②肾素-血管紧张素-醛固酮系统(RAAS)被激活对调节血压,维持水盐平衡以及心血管功能稳态具有重要的作用,肾素是由肾近球细胞合成的一种蛋白酶,能够将血管紧张素原水解成为具有较强缩血管作用的物质 $Ang\,II$,它可以与细胞膜上的 AT1R 结合并激活多种信号通路,释放多种细胞因子,使得外周阻力增加,醛固酮释放增多,外周血管收缩,保钠保水,增加细胞外液,刺激交感神经末梢,促进 NE 释放,正反馈增加肾交感神经活动。③有研究表明,血液中的危险因子如尿酸、胆红素、甘油三酯、血糖、低密度脂蛋白以及胆固醇等会阻碍内皮细胞的修复,缺损的内皮细胞对于抵抗高血压时的收缩血管作用减弱,释放舒血管物质的能力降低,收缩血管与舒张血管作用失平衡,因此不能及时做出调控;与此同时,低密度脂蛋白等会从损伤的内皮细胞处进入组织,引起炎性反应以及氧化应激,与炎性细胞因子等一起形成脂质条纹和纤维斑块,进而造成动脉粥样硬化,降低血管的弹性贮器作用,增加外周阻力,导致血压上升。④高血压患者的最大特征和表现为外周阻力不断增大,舒张血管的功能下降。该现象除了与内皮细胞分泌的舒张血管物质减少有关外,血管平滑肌的收缩力增大也占主要作用。血管平滑肌的收缩异常主要原因可能是血管平滑肌细胞膜上的钙离子泵、钠离子泵以及钾离子泵活动出现异常,使得原发性高血压动物细胞内的钙离子浓度升高,肌浆网调节钙泵的磷酸化蛋白出现异常,血管平滑肌收缩蛋白对钙离子较为敏感,该现象被称作血管平滑肌的钙增敏作用。除此之外,胰岛素抵抗等也是高血压发病的外周机制之一。

二、交感神经系统过度活跃的作用

最初认为,中枢神经系统(central nervous system,CNS)在血压调节中的作用仅限于压力反应和化学反应,这种反应被认为仅涉及短期血压调节,在长期控制血压方面没有任何作用。因此,CNS 在调节血压和原发性高血压的发生机制中的作用在很大程度上被忽视。近年来,交感神经系统(sympathetic nervous system,SNS)过度活动常被视为是原发性高血压的主要发生机制。随着原发性高血压患者血压不断上升,增加的交感神经致终末器官损伤。一些 SNS 活动增强的患者通过使用抑制交感神经药物治疗能够降低血压。有研究表明,至少有 50% 的原发性高血压患者具有这种神经源性的原发性高血压。那么哪些因素或机制导致这种过度活化的交感神经系统,以及它们如何长期导致全身血管阻力增加?

在初始血压升高的状态下,过度升高的血压会激活控制 SNS 并提高血压的中枢神经网络活动。随着时间的推移,反复接触压力源导致重新调整了中枢交感神经活动的频率。在重新编程状态下,持续或新的应激物产生增加的交感神经驱动,这会导致血管收缩增加,或者心排血量、血容量增加,导致血管阻力增加。如果持续增加血管阻力,则会导致血管重塑和高血压。交感神经系统和副交感神经系统为自主神经系统(ANS)的两个分支。交感神经系统和副交感神经系统都影响心脏的活动,并且也作用于循环系统。自主神经系统的部分位于外周(神经节和神经)与脑和脊髓(CNS)。自主神经系统中的脑和脊髓是接收和整合来自躯体、视觉和感觉系统的传入的神经网络。脑和脊髓的作用是产生一种向自主神经系统和内分泌系统应答并随时控制血压的模式。神经系统中部分交感神经活动受生理和心理这两种刺激而产生应答。

控制交感神经系统的最佳通路是通过系统应激控制血压和体液稳态。大脑通过两种不同模式接收有关血压和细胞外液信息:压力感受器的直接作用和体液信号的间接作用。静脉和动脉血管系统中的机械感受器感知血压和血容量的变化,传入神经信号传导至孤束核,触发了中枢的调节反应。

相比之下,体液信号作用于缺乏血脑屏障的两个前脑区域:穹窿下器官(subfornicalorgan,SFO)和终板血管器(organum vasculosum of lamina terminalis,OVLT)。穹窿下器官含有血管紧张素Ⅱ受体,终板血管器包括检测细胞外溶质浓度(主要是钠)的渗透压感受器。穹窿下器官和终板血管器以及视前正中核的过程信息与血容量、血压和细胞外渗透压的状态有关(见图 10-1)。后脑结构(孤束核和臂旁核)与下丘脑、杏仁核和终板前部的结构相连。室旁核是下丘脑的一个关键区域,它接受来自后脑的上行输入和来自穹窿下器官、终板血管器和视前中核的下行输入。因此,室旁核作为用于处理信息的一个关键整合节点可保持体液和心血管稳态。从室旁核突出的交感神经运动前神经元直接支配脊髓的中间外侧细胞柱或间接通过延髓头端腹外侧区,包含交感神经轴突的节前细胞体的脊髓中间外侧细胞柱离开脑和脊髓,也是交感神经系统的最终途径(见图 10-1)。

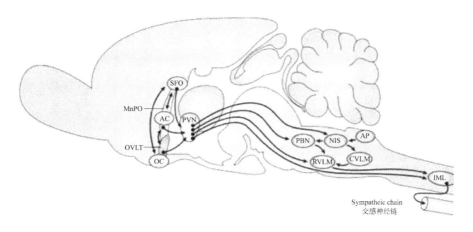

图 10-1 部分神经网络控制交感神经张力和血压

注:神经通路从延髓结构到脊髓被生理压力源激活引起血容量和血压下降。位于薄层终端的结构,如穹窿下器官(SFO),中位视前核(MnPO),终板血管器(OVLT)和下丘脑室旁核(PVN)与高血压反应中的神经可塑性有关。SFO 是血管紧张素Ⅱ(AngⅡ)和细胞的主要前脑靶标,在 OVLT 中作为渗透压感受器。MnPO 位于血脑屏障内,接收来自 SFO 和 OVLT 的输入,处理有关细胞内液、细胞外液和血压状态的信息。SFO、MnPO 和 OVLT 为 PVN 提供输入。反过来,PVN 整合其他来源的输入信息直接通过

延髓头端腹外侧区(RVLM)影响脊髓中间外侧细胞柱(IML)的神经节前交感神经元。与心血管控制有关的一些其他领域：后区(AP)，尾侧腹外侧区域髓质(CVLM)，孤束核(NTS)和臂旁核(PBN)，均直接或间接影响 RVLM 中的活动。AC，前连合；OC，视交叉。

三、神经递质的作用

(一)神经肽(NPY)

神经肽在外周神经和中枢神经系统内普遍存在。在中枢神经系统中，室旁核或侧脑室神经肽水平升高，可导致去甲肾上腺素分泌减少，外周交感神经活动、心率及血压下降；外周神经肽与 NE 共同储存在交感神经末梢，当神经元受到刺激时，二者同时释放以调控血管系统。已有研究表明神经肽能明显增强 AngⅡ或 NE 诱导的血管收缩反应。神经肽通过与 Y1 受体的相互作用，使其下游的 Gi 蛋白被激活，从而引起 PLC 活化。神经肽还可通过激活 R 型 Ca^{2+} 通道，与活化的 PLC 协同作用，从而提高胞内 Ca^{2+} 浓度，增强平滑肌的收缩功能。此外，神经肽能抑制腺苷酸环化酶，从而阻碍促血管活性物质如 P 物质、乙酰胆碱和血管活性肠肽(VIP)等的释放。高血压状态下，神经肽水平变化引起舒血管因子与缩血管因子失平衡，神经肽显著增高，伴随着神经降压素(NT)水平低下，NT 无法拮抗神经肽，导致血压进一步升高。

(二)儿茶酚胺(CA)

儿茶酚胺是交感神经主要的神经递质，在心血管系统、神经系统、内分泌系统、肾脏等组织系统的生理活动中发挥着重要的调节作用。交感神经兴奋性增高，释放的儿茶酚胺类物质作用于心脏，可引起心律失常、心肌收缩功能增强和心排血量增加，从而促进高血压的发生发展。儿茶酚胺主要由去甲肾上腺素(NE)和肾上腺素(E)组成。交感神经纤维末梢释放的NE，一方面可以作用于血管平滑肌，与其上的 α 受体结合产生收缩反应，使外周阻力小动脉收缩痉挛；另一方面可与心肌细胞膜上的 β 肾上腺素能受体结合，引起心率加快、心肌收缩力增强、房室传导速度加快等，进而引起血压升高。研究显示，NE 在外周血中的含量可反映交感神经的兴奋状态，高血压时 NE 在外周及中枢系统内均有升高。解剖学研究已证实，去甲肾上腺素能神经纤维上行到室旁核中神经元，高血压时这种上行神经元活动明显增强，其末梢释放的 NE 在室旁核中水平升高，导致外周交感神经活动增强。临床上早已发现，外周给予肾上腺素能受体阻断剂可以抑制交感神经兴奋，从而达到治疗高血压等心血管疾病的目的。

(三)谷氨酸和 γ-氨基丁酸

谷氨酸(Glu)在室旁核中是一个主要的兴奋性神经递质，γ-氨基丁酸(GABA)是一个主要的抑制性神经递质。高血压大鼠室旁核兴奋性神经递质谷氨酸增多，而抑制性神经递质 γ-氨基丁酸水平降低，即兴奋性与抑制性神经递质失平衡。由此推断，PVN 中神经递质失平衡可能参与高血压的发生发展。

四、内分泌激素的作用

根据作用范围，心血管系统功能的体液调节可分为全身性激素调节与局部性激素调节。近年来研究发现多种内分泌激素在高血压的神经内分泌机制中发挥重要作用。瘦素是一种重要的代谢调节因子，由白色脂肪组织合成并分泌，主要作用于下丘脑的瘦素受体，控制能量稳态。研究表明，随着身体脂肪含量的增加，瘦素水平也会上升，进而提高患高血压的概率。瘦素还可通过增强肾交感神经活动，促进钠的重吸收，引起高血压及肾脏损害；此外，瘦素可通过下调一氧化氮合酶的表达影响血管内皮的舒张功能，或者通过调节醛固酮分泌引起血压上升。胰岛素与瘦素类似，具有兴奋中枢交感神经的作用。研究表明，胰岛素分泌功能与内皮依赖性血管舒张功能相关，血液中胰岛素水平持续过高，会导致内皮素大量释放，从而损害 NO 介导的血管内皮舒张功能，使血管收缩，血压升高。褪黑素是一种由松果体合成并释放的内源性神经激素，具有降低血压的功效，研究发现其能保护线粒体功能，消除多种自由基，提高抗氧化能力，并通过 NF-κB 等途径激活氧化酶，以减轻高血压引起的血管内皮氧化损伤，达到降压的目的。

第二节　下丘脑室旁核与高血压

过去主要集中在外周对高血压进行研究,最近的研究表明,中枢调控在高血压的发生发展中发挥着重要作用。其中,下丘脑室旁核(hypothalamic paraventricular nucleus,PVN)在心血管的调节活动中起着关键作用,通过对交感神经节前神经元的直接支配,参与调节外周交感神经活动,并与高血压的发生发展密切相关。我们和国内外一些研究团队的实验证据表明,室旁核中活性氧簇(reactive oxygen species,ROS)、神经递质(neurotransmitter,NT)、炎性细胞因子(proinflammatory cytokines,PIC)、核因子κB(nuclear factor κB,NF-κB),以及肾素-血管紧张素系统(renin-angiotensin system,RAS)参与了高血压的病理生理过程。

一、下丘脑室旁核炎性细胞因子(PIC)与高血压

在生理情况下,中枢及外周 PIC 保持在一个较低水平状态,而在各种心血管疾病中的炎性细胞因子,如 IL-6、IL-1β 以及 TNF-α 均明显增加,并对疾病的痊愈有重要的影响。近年来研究表明,高血压时中枢神经系统 PIC 也显著升高,并在高血压的发生发展中扮演重要角色,因而越来越受到人们的广泛关注。研究表明,高血压时中枢也有氧化应激反应和明显的炎症以及免疫细胞浸润。现在中枢 PIC 的作用机制还未全部探索清楚,但有研究报道其与激活多种因素相关。将 IL-1β 和 TNF-α 注入穹窿下器可显著激活外周交感神经活动。正常大鼠中枢给予 TNF-α 后,可通过升高外周血液中 NE 水平而增强交感神经活动;自发性高血压大鼠(spontaneously hypertensive rats,SHR)室旁核 TNF-α、IL-1β、IL-6 和单核细胞趋化蛋白-1(monocyte chemoattractant protein-1,MCP-1)表达增高,抗炎细胞因子白细胞介素 10(interleukin-10,IL-10)表达降低,血浆中 IL-1β、IL-6 水平也升高;经室旁核连续 4 周慢性给予 IL-1β 抑制剂 Gevokizumab 后发现 SHR 大鼠室旁核 IL-1β 表达降低,外周交感神经活动减弱。与此同时,我们还观察

到盐敏感性高血压大鼠 PVN 中 PIC 表达增加,并且连续 4 周下丘脑室旁核给予 PIC 抑制剂依那西普或己酮可可碱干预处理盐敏感性高血压大鼠,发现 PVN 中炎性细胞因子降低。结合上述研究,我们推测高血压时室旁核 PIC 过表达可能与交感神经活动增强及高血压的发生发展密切相关。

二、下丘脑室旁核活性氧簇(ROS)与高血压

高血压患者中存在显著的抗氧化酶含量降低和活性下降的情况,ROS 水平的增高会引起氧化应激增强并且会引起血压升高,最后高血压又会进一步刺激 ROS 的产生,加剧组织氧化损伤。在中枢神经系统中,超氧化物过多引起的氧化应激会对心血管中枢稳态产生影响进而引发各种心血管疾病。尽管现在已知高血压与中枢氧化应激等多种心血管疾病关系密切,但对其相关机制的报道却很少。越来越多的研究显示,中枢 ROS 在心血管疾病发生发展中也起着至关重要的作用。室旁核高水平的 ROS 可能是引起外周交感神经兴奋性增强的关键因素之一。NAD(P)H 氧化酶的激活是组织内 ROS 产生的重要原因之一。在 SHR 大鼠的相关研究中发现,大鼠小动脉、大动脉和肾脏中 NAD(P)H 氧化酶介导的 ROS 生成明显增多,NAD(P)H 氧化酶亚基的表达及酶活性也明显增高。在肾血管性高血压患者中也发现患者 ROS 指标明显增高。临床研究表明,原发性高血压患者氧化应激指标升高,内源性抗氧化酶活性降低,DNA 氧化损伤指征也明显高于正常血压人群。盐敏感性高血压大鼠 PVN 中 NAD(P)H 依赖的活性氧簇和超氧化物水平升高,连续 4 周下丘脑室旁核给予过氧化氢或过氧化氢酶抑制剂(ATZ)干预处理盐敏感性高血压大鼠,或者连续 9 周灌胃给予氧自由基清除剂 α-硫辛酸或辅酶 Q10 干预处理盐敏感性高血压大鼠,均发现 PVN 中超氧化物水平和 ROS 产生明显降低;在 SHR 大鼠下丘脑室旁核 NAD(P)H 氧化酶亚基(gp91^{phox} 和 p47^{phox})表达增加,ROS 产生也增多,说明氧化应激参与了中枢对外周交感神经活动及血压的调节。在给予高血压大鼠室旁核注射氧自由基清除剂 Tempol 后,可使大鼠中枢超氧化物的表达明显降低,大鼠中枢氧化应激减弱。引起外周交感神经兴奋性增强的重要因素之一是室旁核高水平的 ROS,阻断中枢 ROS 的生成可明显降低动脉血

压,降低交感神经活动。

三、下丘脑室旁核肾素-血管紧张素系统(RAS)与高血压

RAS 被激活与血管重塑及血压异常密切相关,而且在维持水电解质平衡、高血压的发病和调节血压中均起着重要作用。血管紧张素原在局部或循环肾素作用下形成 Ang Ⅱ,后者是 RAS 的主要效应物质,能够刺激肾上腺皮质球状带分泌醛固酮,小动脉平滑肌收缩通过交感神经末梢突触前膜的正反馈增加去甲肾上腺素的分泌,这些作用均可使血压升高。此外,Ang Ⅱ 还在诱导中枢 ROS、PIC 生成和维持心血管自身稳定等方面起着重要的作用。RAS 的所有组分在脑神经元和胶质细胞中均有表达。Ang Ⅱ 是 RAS 合成的强有力的增压物质,其增压作用由 AT1R 介导,包括直接的血管收缩作用和刺激其他增压激素的释放。此外,Ang Ⅱ 能够通过刺激 AT1R 提高下丘脑和脑干部位心血管调节中枢神经元的兴奋性。AT1R 集中分布在脑内多个区域,如 PVN、SON、RVLM 和 NTS 等部位,而这些区域均参与心血管系统功能调控。研究表明,在高血压动物模型中,其脑内心血管调控区域 AT1R 的表达增加,且对 Ang Ⅱ 的敏感性升高。如果长期侧脑室给予血管紧张素 Ⅱ 受体阻断剂(angiotensin receptor blocker, ARB)阻断 RAS 对脑的作用后,不仅使室旁核 AT1R 表达下降,而且使得交感神经活动、水钠潴留均明显减轻。皮下给予 Ang Ⅱ 诱导的高血压大鼠外周交感神经活动增强、血压升高;高盐诱导的高血压大鼠室旁核 AT1R mRNA 水平明显升高;经双侧室旁核慢性给予高血压大鼠 ARB 后可使交感神经活动减弱、血压下降。因此,我们推断高血压时室旁核 RAS 激活可能参与高血压的发生与发展。

四、下丘脑室旁核核因子 κB (NF-κB)与高血压

高血压导致室旁核微环境的改变,是如何导致神经元内部较长期的基因表达变化从而使其激活的呢?当前认为转录因子 NF-κB 是重要的介导分子。研究显示,ROS 可以通过调节抑制蛋白 IκB(inhibitor kappa B, IκB)磷酸化,进而激活 NF-κB 信号通路,作为泛蛋白化底物的磷酸化 IκB 则发生降

解,NF-κB异二聚体游离并转运至细胞核,在靶基因的同源 DNA 结合位点结合,从而启动靶基因转录。激活剂激活 IκB 激酶(IκB kinase,IKK)通过磷酸化 IκB 使 NF-κB 解离,暴露出 p65 蛋白核定位信号位点从而启动靶基因转录,磷酸化的 IKKβ(p-IKKβ)和磷酸化的 IκBα(p-IκBα)是 NF-κB 激活状态的两个标志物。NF-κB 作为一种调节基因转录的关键因子,参与许多与炎症反应和机体防御功能有关的早期免疫应答基因的调控。细胞内 NF-κB 对环境变化比较敏感,可以被 PIC、Ang Ⅱ 等多种因素激活。激活的 NF-κB 能增加 PIC 的合成,激活 RAS 系统,诱导氧化应激,从而改变室旁核 ROS 和 NO 的平衡,引起交感神经兴奋和升压反应。有研究显示,在 SHR 大鼠实验中使用腺病毒转染 IκB 突变体进行实验,通过抑制 NF-κB 的活化,降低血压。研究也发现,经双侧室旁核慢性给予高血压大鼠 NF-κB 抑制剂吡咯烷二硫代氨基甲酸盐(pyrrolidine dithiocarbamate,PDTC)或 SN50 后,NF-κB p65 活性被抑制,p-IKKβ 和 NAD(P)H 酶的表达下降,伴有血中 NE、TNF-α、IL-1β、IL-6 水平降低,PVN 区域的氧化应激反应受到抑制,推测高血压时室旁核中 NF-κB p65 大量被激活并增强外周交感神经活动,进而促进高血压的发生发展。心力衰竭时,室旁核中 NF-κB 被大量激活,可以增强交感神经活动,经侧脑室给予特异性核因子 NF-κB 抑制剂 SN50,下丘脑室旁核 NF-κB 活性降低,外周交感神经活动减弱,心功能可得到改善。由此可见,室旁核中 NF-κB 与高血压密切相关。

五、下丘脑室旁核神经递质与高血压

目前已发现室旁核中谷氨酸(Glu)、γ-氨基丁酸(GABA)和 NE 是调控交感神经活动的重要神经递质。在室旁核中氨基丁酸是一个主要的抑制性神经递质,已被证实能够引起交感抑制性反应。自发性高血压大鼠脑室内注射氨基丁酸受体激动剂可降低血压、减慢心率;将荷包牡丹碱等氨基丁酸受体拮抗剂注入大鼠双侧室旁核,可出现血压升高、心率加快、肾上腺素增加 5~6 倍,由此推测氨基丁酸抑制交感-肾上腺系统的作用主要在室旁核。自发性高血压大鼠室旁核中氨基丁酸合成酶谷氨酸脱羧酶阳性神经元减少 42%,室旁核神经元电活动增强,这表明下丘脑神经元兴奋性增高可能促进高血压的发生和发展。谷氨酸在室旁核中是一个主要的兴奋性神经递质，给室旁核中注入谷氨酸钠可以引起交感神经的兴奋。NE是去甲肾上腺素能神经纤维末梢释放的神经递质，其在外周血液中的水平可以作为衡量交感神经系统激活程度的一个指标。在高血压发病过程中，NE不仅在周围血液中，而且在中央神经系统中的浓度也会上升。根据解剖学研究，在高血压时去甲肾上腺素能神经元纤维上行到室旁核中神经元的这种活动明显增强，并且其末梢释放的NE水平会增加，从而导致外周交感神经活动增强。临床实践证实，外周使用肾上腺素能受体阻断剂可以抑制交感神经兴奋，有助于治疗高血压等心血管疾病。在 Ang Ⅱ 诱导的高血压大鼠室旁核中，兴奋性神经递质谷氨酸和NE水平会增多，同时抑制性神经递质氨基丁酸水平会降低，这表明兴奋性与抑制性神经递质之间存在失平衡；盐敏感性高血压大鼠下丘脑室旁核中兴奋性神经递质（如谷氨酸和去甲肾上腺素）水平升高，抑制性神经递质（γ-氨基丁酸）水平降低；连续4周经室旁核慢性给予谷氨酸受体阻断剂（如 MK-801）、α受体阻断剂哌唑嗪、NMDA 受体拮抗剂 AP-5 干预处理盐敏感性高血压大鼠，发现 PVN 中兴奋性神经递质水平降低，抑制性神经递质水平升高，即神经递质失平衡得到改善；这些均表明 PVN 中神经递质失平衡可能参与高血压的发生发展。

综合国内外研究成果，发现室旁核神经激素 PIC、ROS、RAS、NT 及 NF-κB 彼此之间的确存在着密切的联系并相互影响，最终导致外周交感神经活动增强而促使血压上升，参与高血压的发生发展。如果采取适当措施改善高血压时下丘脑室旁核 PIC、ROS、RAS、NT 及 NF-κB 的水平，将为高血压的临床治疗和基础研究提供潜在的干预靶点。

第三节　高血压病的神经内分泌机制研究进展

高血压作为我国居民发生脑卒中和冠心病的主要风险因素，对公共卫生构成了严重威胁。国家心血管病中心的最新数据显示，我国18岁及以上居民高血压患病率达 27.5%，也就是大约每4个成年人中就有1人是高血压患者,患病人数约为 2.45 亿,且高血压的知晓率、治疗率和控制率分别为 51.6%、45.8% 和 16.8%。美国高血压协会和美国心脏病协会联合公布的《2017 成人高血压预防、检测、评估和管理指南》中将高血压标准定义为 ≥ 130/80 mmHg,取代以前 140/90 mmHg 的高血压标准。如果按照美国新标准,我国高血压人群人数将急剧增加。国内的高血压防治工作并不令人满意,高血压发病率逐年升高,其中心脑血管并发症一直未得到遏制,高血压已成为我国当前面临的一个重大公共卫生挑战,其根本原因是高血压的发生机制较为复杂,且具体机制尚不清楚,更缺乏有效的干预靶点。因此,提高高血压的预防和治疗效率,已成为迫切需要紧急应对的重要医学挑战和社会挑战。近年来对于高血压机制的研究方向发生了重大变化,以往学者是从心脏、血管等外周角度研究心衰、高血压发生发展机制,随着研究的不断进步,逐渐将目光转向中枢调控机制的研究,有研究发现调节下丘脑室旁核区域神经元活动可明显改变外周交感神经活动,有学者把下丘脑室旁核作为新靶点进行了一系列研究,发现中枢神经激素激活伴随着外周交感神经活动增强。

一、下丘脑室旁核在调控血压时的作用

高血压时经下丘脑室旁核慢性给予 TNF-α 阻断剂己酮可可碱可抑制大鼠下丘脑室旁核 NF-κB p65 活性,改善神经递质失平衡,抑制心肌重构,引起炎性细胞因子和活性氧簇减少,并使血压降低;高血压时经室旁核慢性给予血管紧张素转化酶抑制剂 Lisinopril 可使大鼠延髓头端腹外侧区炎性细胞因子减少、活性氧簇减少,进而引起肾交感神经活动降低和血压下降;高血压时经室旁核慢性给予血管紧张素转化酶抑制剂依那普利可使大鼠室旁核炎性细胞因子减少、抗炎细胞因子增加、酪氨酸羟化酶表达减少、谷氨酸脱羧酶表达增加,进而引起肾交感神经活动减弱和血压降低;高血压时经室旁核慢性给予高血压大鼠活性氧簇清除剂 Tempol 可使大鼠室旁核炎性细胞因子减少、活性氧簇减少、血管紧张素转化酶表达减少,进而引起肾交感神经活动减弱和血压降低;运动训练可改善高血压时大鼠室旁核神经递质失平衡,改善炎性细胞因子与抗炎细胞因子失平衡,抑制氧化应激,改善

心肌肥厚和高血压。

二、交感神经活动对高血压的影响

脑内交感前神经元主要集中于 PVN 和 RVLM,高血压时 PVN 和 RVLM 兴奋性和抑制性神经递质失平衡,并伴有血压升高、血中炎性细胞因子水平升高和外周交感神经活动增强;改善室旁核兴奋性和抑制性神经递质失平衡可使外周交感神经活动减弱、血压降低,血中炎性细胞因子水平降低,表明 PVN 和 RVLM 中神经递质失平衡可引起交感神经活动增强,进而促进高血压的发生发展;高血压时室旁核炎性细胞因子增多和 RAS 激活可引起室旁核神经递质失平衡;经双侧室旁核慢性给予 AT1R 阻断剂或 TNF-α 抑制剂可改善高血压大鼠室旁核神经递质失平衡,减弱交感神经活动,进而改善高血压;经双侧室旁核慢性给予 ROS 清除剂可改善高血压大鼠室旁核神经递质失平衡,减弱交感神经活动,改善高血压;运动训练可通过抑制高血压大鼠室旁核 RAS 和氧化应激,改善室旁核神经递质失平衡,减弱交感神经活动,进而改善高血压;这些结果提示高血压时室旁核和延髓头端腹外侧区兴奋性和抑制性神经递质的失平衡是中枢 RAS 与炎性细胞因子引起交感神经活动增强的关键,改善中枢神经递质失平衡能有效降低高血压时交感神经活动水平。

三、精神紧张和心理应激对高血压的影响

现代生活节奏加快和社会竞争激烈使应激性高血压的发病呈逐年增加和低龄化趋势。目前认为,长期精神紧张和心理应激会使下丘脑-垂体-肾上腺皮质轴(hypothalamus-pituitary-adrenal axis,HPA)活动增强,中枢交感兴奋性增强,血管张力持续增加。改变不良生活方式和学习应激情绪管理可以在一定限度上降低生理性应激产生、恢复自主神经功能的稳态,从而达到降低应激性高血压的目的。但是,这些都不能从根本上减少应激性高血压的发生。研究表明,HPA轴、RAS、PIC 及神经递质可能参与高血压的病理生理过程。高血压时室旁核和延髓头端腹外侧区兴奋性和抑制性神经递质的失平衡是中枢 RAS 与炎性细胞因子引起交感神经活动增强的关键,

改善中枢神经递质失平衡能有效降低高血压时交感神经活动水平，并为高血压的基础研究和临床治疗提供新的思路。

四、饮食习惯对高血压的影响

高盐饮食和应激是高血压的重要危险因素。血管稳态失衡与重构是高血压的主要病理基础。高盐饮食可引起大鼠炎性小体 NLRP3 表达增加、PIC 增多、神经递质失平衡、ROS 产生增多、交感神经活动增强，进而促进高血压发生发展。为高血压的病理机制研究及其治疗方案的创新提供新方向。

1) 炎性小体 (inflammasome) 是由多种蛋白质组成的复合体，炎性小体 NLRP3 表达增加可促进胱冬肽酶-1 (caspase-1) 的活化，进而促进 IL-1β 产生；高盐饮食可引起大鼠室旁核 NF-κB、炎性小体 NLRP3 和 IL-1β 表达增加，氧化应激增强，引发交感神经活动增强、血浆 NE 水平和血压升高；经室旁核连续 6 周慢性给予 IL-1β 抑制剂 Gevokizumab 或 NF-κB 抑制剂吡咯烷二硫代氨基甲酸盐 (PDTC) 后发现大鼠室旁核 NF-κB p65 活性降低，p-IKKβ、NLRP3、caspase-1 和 IL-1β 表达减少，室旁核氧化应激减弱，血浆 NE 水平和血压降低，说明下丘脑室旁核 NF-κB 可能通过调节 NLRP3 炎性小体进而影响室旁核炎症反应和氧化应激参与血压的中枢调控机制。

2) 高盐饮食可引起大鼠下丘脑室旁核 NAD(P)H 氧化酶依赖的活性氧簇产生增多、兴奋性神经递质和抑制性神经递质失平衡以及炎性细胞因子与抗炎性细胞因子失平衡、RAS 激活；连续 15 周灌胃给予辅酶 Q10 后发现 PVN 中活性氧簇产生明显减少，室旁核兴奋性神经递质和抑制性神经递质的失平衡以及炎性细胞因子与抗炎细胞因子的失平衡得以改善，RAS 组分 ACE 和 AT1R 降低。以上结果表明下丘脑室旁核活性氧簇可能通过与神经递质、炎性细胞因子和 RAS 的相互作用参与高盐诱导的高血压的发生与发展。

3) α-硫辛酸是一种脂溶性与水溶性的万能抗氧化剂。高盐饮食可引起下丘脑室旁核活性氧簇产生增多、RAS 激活以及炎性细胞因子与抗炎性细胞因子失平衡；连续 9 周灌胃给予大鼠 α-硫辛酸后，室旁核活性氧簇产生减少，RAS 组分 ACE 和 AT1R 降低，炎性细胞因子减少，抗炎细胞因子增加，外周交感神经活动减弱和血压降低，这表明 α-硫辛酸穿过血脑屏障到达脑内后通过减弱室旁核氧化应激，降低 ACE 和 AT1R 以及改善炎性细胞因子与抗炎细胞因子的失平衡，从而改善高盐诱导的高血压。

第十一章　糖尿病的神经内分泌机制

第一节　糖尿病概述

糖尿病是 21 世纪增长最快的健康挑战之一,在过去 20 年中,糖尿病患者人数增加了 2 倍多。糖尿病患病率,尤其是中低收入国家的患病率,逐年增加。糖尿病致病因素多且发病原因复杂,但患病率上升的部分原因是包括肥胖在内的超重人数增加,以及人们普遍缺乏体力活动。肥胖在发展中国家已经成为主要的健康问题,久坐的生活方式和运动量缺乏,伴随着饮食中脂肪的增加,导致全世界肥胖大流行。世界卫生组织(World Health Organization,WHO)最新发布的数据显示:2020 年全世界约13.9亿成年人(≥18 岁)超重。其中,中国男性超重比例为 6.3%;中国女性超重比例为 28.9%;全球肥胖流行情况也越来越严重,约有 8.1 亿成年人(≥18 岁)肥胖。其中,中国人口中男性的肥胖比例为 6.3%,女性的肥胖比例为 6.8%;国际糖尿病联盟(International Diabetes Federation,IDF)发布的数据显示:2021 年有约 5.37 亿人患有糖尿病,而我国患者人数最多。据估计,2045 年患者人数将达到 7.84 亿,另有 120 万名患有 1 型糖尿病的儿童和青少年。这将对人类产生越来越大的影响,并将在未来几十年中对生产力和经济增长造成严重且不断扩大的压力。

一、糖尿病的易感因素

糖尿病是一组由胰岛素绝对或相对分泌不足和(或)胰岛素利用障碍引

277

起的碳水化合物、蛋白质、脂肪代谢紊乱性疾病,以高血糖为主要标志。糖尿病主要分为四种类型:1型糖尿病、2型糖尿病、继发性糖尿病和妊娠糖尿病。以下主要介绍1型糖尿病和2型糖尿病。

(一)1型糖尿病

1型糖尿病,是一种慢性自身免疫疾病,其特点是体内胰岛素绝对不足。这主要由于胰腺的胰岛β细胞被破坏,无法分泌足够的胰岛素,所以血液中的葡萄糖无法被细胞有效吸收,进而引发血糖升高。可能的发病原因是遗传因素(基因缺陷或者突变)和环境因素(病毒感染)结合引发的自身免疫反应,某些饮食习惯也可能会诱发1型糖尿病的发生。病程可以分为自身抗体检测阶段、β细胞破坏阶段、血糖异常及高血糖等。

1.1型糖尿病的诱发因素

1)遗传因素:1型糖尿病是一种遗传性疾病,如果父母患有1型糖尿病,则其儿女患1型糖尿病的概率将远大于父母未患病者。此外,研究表明超过50个基因与1型糖尿病发病有关。

2)环境因素:婴儿断奶时间、肠道菌群以及病毒感染等环境因素会影响1型糖尿病的发病率。如在欧洲不同区域生活的白人1型糖尿病发病率相差达10倍之多,这表明1型糖尿病与环境因素有关。

3)化学品及药物:一些化学品和药物会选择性损害胰腺细胞,比如灭鼠优和链脲佐菌素会选择性损害胰腺β细胞,从而导致1型糖尿病。一些抗肿瘤药物如免疫检查点抑制剂等也有可能导致1型糖尿病的发生。

2.1型糖尿病的诊断

1型糖尿病的诊断主要基于临床表现、实验室检查以及胰岛素分泌情况的综合评估。典型的高血糖症状如多尿、多饮、体重减轻等通常在青少年中起病迅速,数天至数周内即可显现,还可能伴随腹部疼痛、头痛,甚至出现酮症酸中毒。根据美国糖尿病协会(ADA)的标准,诊断1型糖尿病需满足以下条件:患者需呈现明显的高血糖症状;进行自身抗体筛查,若体内存在自身抗体,可作为自身免疫发展的生物标记;两种或多种自身抗体持续阳性。诊断的核心在于胰岛素缺乏症,同时需结合1型糖尿病的症状以及

β细胞靶向自身免疫的证据。若患者体内存在靶向β细胞的自身抗体,则可确诊为自身免疫性1型糖尿病;若临床表现符合1型糖尿病,但自身抗体检测阴性,则考虑为特发性1型糖尿病。

(二)2型糖尿病

2型糖尿病是一种常见的糖尿病,2型糖尿病患者人数占糖尿病患者总数的90%~95%。其主要病理特征为胰岛素抵抗和(或)β细胞功能受损,导致胰岛素分泌不足。在胰岛素抵抗的状态下,肝脏葡萄糖生成增多,而肌肉和脂肪组织对葡萄糖的利用则减少。此外,β细胞功能异常也表现为胰岛素分泌减少,无法将血糖维持在正常范围内,从而引发高血糖症。值得注意的是,2型糖尿病的发生发展涉及多个外周器官的复杂相互作用,使其病理机制显得更为复杂且多样化。因此,对2型糖尿病的治疗需综合考虑多种因素,采取综合性的治疗措施。

2型糖尿病的易感因素

1)β细胞功能减弱:不同年龄段的患者中,胰岛素敏感性降低和分泌缺陷的进程与严重性存在差异。研究指出,青少年2型糖尿病患者中β细胞功能衰退较快,而成年2型糖尿病患者中β细胞功能衰退则相对较慢。这一功能减弱对2型糖尿病的早期发展具有显著影响。

2)超重与肥胖:肥胖,特别是长期和严重肥胖以及腹部脂肪过度积累是2型糖尿病患病率上升的重要驱动因素。肥胖导致体内循环游离脂肪酸水平上升,引发慢性炎症,进而降低胰岛素效价并损害其分泌功能。

3)遗传因素:妊娠期子宫内环境会对青少年和成年人患肥胖症及2型糖尿病的发生产生影响。对于父母患糖尿病的个体,其罹患早期2型糖尿病的风险增加,这体现了2型糖尿病的遗传易感性。

4)饮食习惯:现代人饮食习惯的改变,特别是高热量食物和高糖饮料摄入增加,以及粗粮和水果蔬菜摄入不足,是肥胖和2型糖尿病发病率上升的主要原因。广告诱导的不健康食品消费以及果糖糖浆在饮料中的广泛使用也对年轻人的代谢健康产生负面影响。

5)久坐和体力活动不足:现代生活方式导致久坐和体力活动减少人群

数量增多,增加了其患肥胖和糖尿病的风险。定期体育锻炼对预防胰岛素抵抗和糖尿病具有积极作用。

6)社会经济因素:经济能力和受教育程度在一定程度上影响肥胖和2型糖尿病的发生。低教育水平和经济能力较差的群体更易发生肥胖和2型糖尿病。

7)饮酒:研究显示饮酒与空腹血糖升高和糖尿病受损有关,即使是偶尔饮酒也会增加胰岛素抵抗和糖尿病的风险,这种关系可能因性别而异,与酒精在体内代谢的性别和代谢酶差异有关。

8)其他因素:肠道菌群多样性和组成的改变可能与2型糖尿病的发生发展相关。此外,环境污染和某些药物(如他汀类药物、噻嗪类药物和β受体阻滞剂)也被认为与2型糖尿病风险增加有关。

综上所述,2型糖尿病的易感因素是多方面的,涉及生物学、环境、生活方式和社会经济等多个层面。预防和控制2型糖尿病需要综合考虑这些因素,并采取相应的干预措施。

二、糖尿病的并发症

血糖水平过高引发的急性糖尿病并发症,如酮症酸中毒,在1型糖尿病患者中尤为常见,而高血糖高渗状态则多见于老年人群。在2型糖尿病和其他形式的糖尿病中,若使用某些特定药物或在感染、手术等应激下,也可能出现类似急性并发症。此外,糖尿病患者还需警惕慢性并发症。糖尿病慢性并发症是由长期高血糖状态导致的身体多个系统和器官的损害。这些并发症通常起病隐匿,进展缓慢,但一旦发生,往往会对患者的生活质量产生严重影响,甚至威胁生命。

常见的糖尿病慢性并发症有以下几种。

1. 糖尿病心血管疾病

糖尿病以及糖耐量减退阶段的连续高血糖水平与多种心血管疾病(cardiovascular disease,CVD)密切相关,CVD是导致糖尿病患者人数显著升高的主要原因之一。研究表明,糖尿病患者患心血管疾病的相对风险是正常人的 $1.6 \sim 2.6$ 倍。常见的与糖尿病相关的心血管疾病主要包括心肌梗死、缺血性心脏病、脑卒中以及因心血管疾病导致的住院、手术和猝死等。血糖升高通过多种机制，如炎症反应、内皮功能障碍、胰岛素抵抗以及葡萄糖对微血管的毒性作用等，进一步增加了 CVD 发生的风险。

2. 糖尿病眼病

糖尿病眼病（diabetic eye disease，DED）常常伴随着糖尿病而发生，由视网膜功能异常、眼底病变和白内障等组成，但也有双重视力和无法集中注意力等症状。在 1 型糖尿病和 2 型糖尿病中，糖尿病导致的视网膜病变会随患病时间的延长而越发严重，并且与血糖控制恶化和高血压的存在有关。糖尿病导致的视网膜病变的年发病率范围为 2.2%～12.7%，威胁视力的糖尿病视网膜病变的年发病率范围为 3.4%～12.3%。糖尿病眼病导致的视力障碍和失明会对个人生活质量及社会的经济状况造成毁灭性的影响。因此，对于糖尿病患者而言，定期进行眼科检查，及时发现并治疗 DED 至关重要。

3. 糖尿病肾病

糖尿病肾病（diabetic nephropathy，DN）是糖尿病的重要并发症之一，同时也可由高血压、多发性神经病性膀胱功能障碍、复发性尿路感染等其他相关疾病引发。尽管在过去的 20 年中，2 型糖尿病患者中慢性肾脏病（chronic kidney disease，CKD）的治疗有所改善，但其发病率并未显著下降。糖尿病导致的终末期肾脏疾病（end stage renal disease，ESRD）比例为 10%～67%，表明其对糖尿病患者的肾脏健康构成了严重威胁。为减少糖尿病肾病的发生，预防 2 型糖尿病的实施显得尤为关键。糖尿病终末期肾病不仅危及患者生命，还可能导致预后不良，产生高昂的医疗费用。因此，对于糖尿病患者而言，加强肾脏健康的监测与管理，积极预防和治疗糖尿病及其相关并发症，具有重要的临床意义和较高的经济价值。

4. 糖尿病周围神经病变

糖尿病周围神经病变（diabetic peripheral neuropathy，DPN）是糖尿病最常见的神经病变之一，其发病率在糖尿病患者中高达 30%～90%。这是一种由长期高血糖状态引起的神经系统周围病变，主要影响四肢的远端感觉和运动功能。根据临床表现，DPN 可分为双侧对称性多发神经病变和单侧非对称性多发神经病变。尽管目前 DPN 的发生机制尚未完全明确，但普遍认为其与血管病变、代谢紊乱、神经生长因子减少、遗传因素、自身免疫功能及血液流变学改变等多种因素相互作用有关。预防和治疗糖尿病周围神经病变的关键在于控制血糖水平，改善生活方式，如合理饮食、适量运动等，定期进行神经系统检查，及时发现并治疗潜在的神经病变。

5. 糖尿病外周血管病变与糖尿病足

糖尿病外周血管病变主要集中在下肢动脉，导致血管狭窄甚至闭塞，进而造成下肢供血不足。由于缺乏足够的血液供应，患者往往会感到下肢疼痛、麻木和乏力。在病情严重的情况下，患者甚至可能出现间歇性跛行或静息痛，这些症状极大地影响了患者的日常生活质量。更为严重的是，由于血液循环不畅，患者下肢的皮肤温度会显著降低，这使得下肢容易受到损伤，且难以愈合。一旦皮肤受损，就容易发生溃疡和感染。而一旦感染发生，由于血液循环不畅，感染很难得到有效控制，这进一步增加了患者面临截肢的风险。

糖尿病足是糖尿病外周血管病变与周围神经病变共同作用的结果。由于神经受损，患者对足部的感觉能力大幅下降，这导致他们无法及时发现并处理足部的创伤或溃疡。与此同时，血管病变又使得足部的血液供应严重不足，这进一步加剧了创伤难以愈合和容易感染的问题。因此，糖尿病足患者常常面临着足部溃疡、感染、坏死的严重风险，有时不得不接受截肢手术。

根据研究数据，糖尿病引发的足部并发症全球患病率平均为 6.4%，且男性患者更易受到影响。此外，相较于 2 型糖尿病患者，1 型糖尿病患者由于血糖控制更为困难、病程更长等因素，更容易出现足部并发症。值得注意的是，下肢神经系统疾病和周围血管疾病不仅增加了糖尿病截肢的风险，还与其他严重的心血管疾病如心肌缺血和脑卒中的风险增加密切相关。这些并发症不仅可能导致患者长期残疾，使生活质量严重下降，甚至使患者的死亡风险显著增加。

三、糖尿病的预防和治疗

（一）1型糖尿病的预防和治疗

1型糖尿病是由于自身免疫产生的一种疾病，目前尚无有效预防措施。β细胞遭到破坏之前，可通过一些措施来预防。

1. 免疫抑制药物

一种免疫抑制剂环孢素A可以在降低胰岛素用量的基础上，阻止β细胞的破坏，但会引起一些副作用，不适于长期使用。另外一些学者提出CD3抗体和CD20抗体可以恢复新确诊1型糖尿病患者的胰岛素产生（如持续由C肽产生），但其长期影响仍有待于进一步研究。

2. 饮食

改变饮食结构也可以在一定程度上预防1型糖尿病的发生。母乳喂养能够减少婴儿在后期患上1型糖尿病的风险。选用无麸质饮食能改善伴发乳糜泻的1型糖尿病患者的症状，且可能有利于降低出现长期并发症的可能。可以通过合理的治疗方案，让大部分1型糖尿病患者和普通人一样正常生活，并且享有较高的生活质量，拥有等同的寿命。

3. 改变生活方式

1型糖尿病患者胰岛素分泌严重不足，因此饮食改变可能仅在少数结合胰岛素治疗的患者中，通过减少碳水化合物摄入辅助治疗有效，但是长期的碳水化合物摄入不足也不利于身体健康，可以同时辅助参与体育运动或者培养一个新的爱好等，帮助一些糖尿病患者减轻心理压力。

4. 胰岛素

对1型糖尿病患者而言，体内补充胰岛素是必需的，因为它不能单独以饮食和运动管理的方式治疗。1型糖尿病患者若不接受胰岛素治疗可导致糖尿病酮症酸中毒，严重可以致死。但胰岛素过量会导致低血糖的症状，轻度的低血糖可通过进食高糖食物缓解；严重的低血糖则会导致患者昏迷，甚至会影响其神经系统的功能，需以接受静脉葡萄糖或胰高血糖素注射的方式来治疗。

5. 胰脏移植

当人工体外注射胰岛素已经不能满足控制血糖的需求时,则可以考虑胰脏移植,移植后的胰脏可以恢复血糖调节的功能。但是,胰脏移植可能伴随免疫排斥反应,也具有一定的风险。

6. 胰岛细胞移植

在一些 1 型糖尿病患者中,门静脉胰岛移植可以有效预防严重的低血糖症以及部分恢复胰岛素功能。临床胰岛细胞移植仍然面临许多挑战,包括胰岛移植后早期和晚期大量的胰岛细胞损失,以及如何减少移植后的炎症反应、宿主自身免疫和同种免疫反应以及免疫抑制剂引起的 β 细胞毒性等。

(二)2 型糖尿病的预防和治疗

2 型糖尿病的发病与多种因素相关,其中胰岛功能异常导致的胰岛素分泌不足和胰岛素抵抗占据主导地位。正常情况下,胰岛素能够调节外周组织中的葡萄糖代谢,确保肌肉等器官有效吸收葡萄糖并转化为能量。然而,在 2 型糖尿病风险较高的人群中,身体往往对胰岛素产生抵抗,导致胰腺中 β 细胞过度分泌胰岛素。最终,胰腺可能失去代偿能力,无法将血糖维持在正常范围内。遗憾的是,目前尚无完全治愈 2 型糖尿病及其并发症的方法,因此治疗的主要目标是增加胰岛 β 细胞中的胰岛素分泌,并改善胰岛素在肝脏、脂肪和肌肉中的作用。为有效控制血糖,预防和治疗 2 型糖尿病需结合心理支持从多方面入手。

1. 预防

我们首先要加强糖尿病知识的普及,让确诊的糖尿病患者了解糖尿病相关的基本常识,提高治疗质量和自我管理能力。遗传因素在糖尿病的发病中扮演着重要角色,因此,通过对确诊患者的近亲进行筛查,有助于及早发现和治疗,减小潜在风险。

2. 饮食习惯

2 型糖尿病风险与营养素和食物的摄入以及饮食模式密切相关。大多数指南建议通过减少能量摄入来促进超重或肥胖个体减轻体重。控制部分饮食是限制能量摄入的一种策略,同时采取健康饮食模式,均衡分配营养物质,通常建议多食用包括全谷物、水果、蔬菜、坚果和豆类等食物。减少食用精制谷物、红色或加工的肉类和高糖饮料对预防 2 型糖尿病更为重要。另外,建议戒烟,节制饮酒。

3. 生活方式

间歇性的锻炼有助于 2 型糖尿病患者控制血糖,还可以有效地改善胰岛素敏感性、有氧运动能力和氧化应激,有利于维持血糖控制。糖尿病患者加强锻炼还可以减重和降脂,可以促进机体恢复健康。选用适合患者的锻炼方式,有助于控制患者的血糖,提高其日常生活质量。

4. 体重管理

2 型糖尿病通常与超重、肥胖以及胰岛素抵抗有关。因此,减轻体重和保持健康体重是临床管理的核心部分。体重减轻还与血糖、血压和脂质的改善有关,甚至可以缓解早期超重/肥胖糖尿病,并可以延缓或预防并发症,尤其是心血管疾病。

5. 药物治疗

药物治疗在 2 型糖尿病管理中至关重要。传统药物包括磺脲类、双胍类降糖药,以及 DPP-4 抑制剂和胰岛素增敏剂。近年来,新型抗糖药物如 SGLT-2 抑制剂和 GLP-1 受体激动剂受到关注。SGLT-2 抑制剂通过抑制肾脏对葡萄糖的重吸收来降低血糖,同时具有减轻体重、降压和改善血脂的作用。GLP-1 受体激动剂则模拟 GLP-1 激素,刺激胰岛素分泌、抑制胰高血糖素释放,控制血糖。葡萄糖激酶激动剂则通过激活葡萄糖激酶来增强胰岛 β 细胞功能并促进肝脏利用葡萄糖,达到降糖的目的。随着疾病的进展,可能需要联合用药或采用胰岛素治疗策略。在制定药物治疗方案时,应根据患者的具体情况和最新医学指南进行个性化选择,以达到最佳的治疗效果,提高患者的生活质量。

6. 手术治疗

对于某些严重肥胖患者,手术治疗可能成为一种有效的治疗选择。通过手术切除部分胃和小肠（代谢手术）以减轻体重，这种方法在某些患者中可能见效更快。但需要注意的是，手术治疗并非适用于所有患者，且长期疗效仍需进一步研究。

总之，预防和治疗 2 型糖尿病需要综合考虑多个方面，包括知识普及、饮食习惯调整、生活方式改善、体重管理、药物治疗以及可能的手术治疗；同时，心理支持在糖尿病患者的治疗过程中也起着不可忽视的作用。患者应定期监测血糖变化，及时调整用药方案，并与医生保持密切沟通，共同应对糖尿病带来的挑战。

(三) 2 型糖尿病的治疗新策略

能量稳态是维持生物体健康的核心机制，这一过程受到中枢神经系统的精细调控。中枢神经系统不断接收并整合来自周围组织的能量状态信号以调节食物摄入和能量消耗，确保体内能量平衡。然而，在肥胖症和 2 型糖尿病等病理状态下，这些信号可能会失衡，导致能量稳态被破坏，疾病出现进展。

近年来，科学界对下丘脑中的葡萄糖感应神经元进行了深入研究，这些神经元能够响应细胞外葡萄糖浓度的变化，通过改变其放电活动来调节外周的能量代谢。值得注意的是，有研究表明，中枢给予少量的成纤维细胞生长因子 1（FGF1）可以长时间地降低 2 型糖尿病患者的血糖水平，并改善其病理特征。与传统的降糖药物相比，FGF1 似乎没有明显的副作用，这使其成为一种具有潜力的新型治疗策略。

鉴于中枢神经系统在能量稳态调控中的关键作用，以及下丘脑神经回路在糖尿病发生机制中的重要作用，我们认为研究下丘脑核团在 2 型糖尿病中的具体作用机制可能成为预防和治疗糖尿病的新策略。通过深入了解下丘脑如何感知和响应葡萄糖浓度的变化，以及如何通过神经回路调节外周能量代谢，我们有望开发出更加精准、更加有效的糖尿病治疗方法。

四、糖尿病神经内分泌机制的研究

以往的研究多聚焦于糖尿病的外周机制，但越来越多的证据表明，中枢神经系统,特别是下丘脑的室旁核(PVN)和弓状核(ARC),在能量稳态和生物体健康的维持中扮演着至关重要的角色。糖尿病的发生和发展与炎症反应和氧化应激过度增强密切相关。然而,PVN 和 ARC 中炎症和氧化应激在糖尿病中的作用机制尚不清楚。

近期的研究采用了 2 型糖尿病大鼠模型,通过外周或中枢干预,深入探讨了 PVN 和 ARC 在调控糖尿病发生发展中的重要作用,这为我们进一步理解下丘脑在 2 型糖尿病中的作用机制,以及开发潜在的干预靶点提供了重要线索。二甲双胍(MET)作为一种广泛使用的降糖药物,不仅在外周发挥作用,还参与调节下丘脑核团的氧化应激和炎症反应,对中枢神经起到一定的保护作用。研究发现,MET 能够显著降低糖尿病大鼠的血糖水平,同时减弱 PVN 和 ARC 中的炎症反应和氧化应激。特别值得注意的是,MET 对弓状核中 IKKβ 和 IκBα 的影响尤为显著,这提示 ARC 中的 IKKβ 通路可能在糖尿病的中枢调控中扮演重要角色。

进一步的研究显示,弓状核 IKKβ 通路不仅参与 MET 的降糖作用,还在糖尿病的中枢调控中具有重要意义。IKKβ 参与调控中枢和外周的炎症和氧化应激反应是糖尿病性心功能障碍的潜在治疗靶标。此外,IKKβ 还参与调控葡萄糖稳态和中枢神经肽稳态,对代谢性疾病具有广泛影响。实验结果表明,糖尿病大鼠的 ARC 中 IKKβ 表达增多,IκBα 表达减少,同时 NF-κB 的活性增强。抑制 ARC 中的 IKKβ 可以部分抑制 NF-κB 的活性,增加 IκBα 的表达,从而改善糖尿病大鼠的葡萄糖稳态和胰岛素敏感性。此外,阻断 ARC 中的 IKKβ 通路还能显著降低中枢和外周的炎症和氧化应激反应,改善糖尿病性心脏功能障碍,并恢复下丘脑神经肽、瘦素和胰岛素的敏感性。

综上所述,下丘脑的 PVN 和 ARC 在 2 型糖尿病的发生机制中起着重要作用,而弓状核中的 IKKβ 通路可能是治疗 2 型糖尿病的一个新的潜在靶点。通过深入研究这些机制,我们有望开发出更加精准和有效的糖尿病治疗方法,为患者带来更好的预后和生活质量。

第二节　IKKβ/NF-κB 与糖尿病

一、IKKβ 与 NF-κB 的结构和功能

IκB 激酶（IKK）是一种酶复合物，由三个具有独立基因编码的亚基组成：IKKα（也称 IKK1），IKKβ（也称 IKK2）和 IKKγ（也称 NEMO），其中 IKKα 和 IKKβ 有催化活性，而 IKKγ 起调节作用。

IKKα 和 IKKβ 由激酶结构域、序列同源和结构域相似，除亮氨酸剪刀和螺旋结构域外，还包括保守的激酶结构域。IKKγ 亚基由两个卷曲的螺旋结构域，亮氨酸拉链二聚结构域和锌指结合结构域组成，由 IKKγ 的 NH_2 末端与 IKKα 和 IKKβ 上的 NBD 序列结合，剩下的 IKKγ 其余部分可与调节蛋白相互作用。IκB 激酶复合物对于激活核因子 κB（nuclear factor kappa B，NF-κB）家族成员至关重要。IκBα 蛋白与 NF-κB 蛋白结合形成三聚体，使 NF-κB 处于失活状态，而使 NF-κB 转录因子失活。IKKβ 亚基的激活需要磷酸化两个丝氨酸（Ser）氨基酸残基 Ser177 和 Ser181，激活后，IKK 会将 IκB 靶向磷酸化。IκBα 蛋白在特定情况下，可磷酸化 NF-κB 抑制位点 Ser32 和 Ser36。当它与 NF-κB 保持复合状态时，这种新磷酸化的 IκBα 随后会很快速地泛素化，并被酶体解体。IκBα 降解会释放出二聚体 p50-p65，转移至细胞核，并与 κB 位点结合，促进特定基因的表达。这些基因的激活会导致特定炎症或免疫反应。最近发现，IKKγ 可以特异性识别 Lys63 连接的聚泛素链，并在激活 NF-κB 级联后被相同类型的链自身泛素化。此外，IKK 复合物能够进行反式自磷酸化作用，其中活化的 IKKβ 激酶亚基将其相邻的 IKKα 亚基以及其他无活性的 IKK 复合物磷酸化，从而导致 IκB 激酶活性升高。在 IKK 介导的 IκBα 磷酸化和 IκB 水平下降之后，活化的 IKK 激酶亚基经历的羧基末端自磷酸化，达到低活性状态，一旦上游炎症信号减弱，磷酸酶就更容易使其完全失活。

NF-κB 是一种复合物，参与外界刺激的反应，哺乳动物 NF-κB 家族蛋

白的 N 末端包含 Rel 同源结构域。NF-κB 家族有两类,一类是 C 末端有反式激活结构域的 RelA、RelB 及 c-Rel 蛋白,其中 RelA 经过加工生成 p65;另一类是 C 末端没有反式激活结构域的 NF-κB1 和 NF-κB2 蛋白,它们经过加工分别生成 NF-κB 亚基 p50 和 p52。最常见的也是最早发现的是 p50/p65,同时它也是目前研究最多的二聚体形式之一。

p50 和 p52 对 NF-κB 功能具有关键的调节作用,可以阻止 κB 的转录,和 RelA、RelB 或 c-Rel 可以参与靶基因的激活。此外,也可以与核蛋白 Bcl-3 结合形成复合体,可以启动转录。在正常状态下,IκB 蛋白与 NF-κB 蛋白螯合形成二聚体存在细胞质中,处于非活性状态。NF-κB 不需要合成新的蛋白质即可被激活,它能对外界刺激迅速作出反应,包括 ROS、TNF-α、IL-β 和辐射等。

二、IKKβ、NF-κB 与糖尿病的关系

对 IKKβ 及 NF-κB 在糖尿病发生机制中的作用的研究主要集中在外周组织上。NF-κB 激活被认为是胰腺 β 细胞损伤的关键信号机制,体内抑制小鼠 β 细胞中的 NF-κB 信号传导可预防多次低剂量链脲佐菌素诱导的糖尿病,而激活 β 细胞中 NF-κB 会引起炎症及免疫引起的糖尿病。多项研究证实,肝脏中的 NF-κB 信号传导以及炎性因子加剧了 2 型糖尿病的胰岛素抵抗,而激活脂肪组织巨噬细胞中的 NF-κB 会导致肌肉和其他胰岛素系统的全身胰岛素抵抗。另外一些证据表明,在肝脏中,过表达 IKKβ 导致肝细胞和肌肉细胞中胰岛素信号功能异常,胰岛素和游离脂肪酸的静息水平升高以及全身性胰岛素抵抗和葡萄糖耐受不良,在人肝细胞中,可通过沉默 IKKβ 防止脂质积累。在肥胖模型中,敲除巨噬细胞中的 IKKβ,可以使小鼠免受饮食诱导的肝细胞胰岛素抵抗和葡萄糖不耐症,并减少肝脏中的脂质沉积。这些结果显示,在肥胖和患糖尿病的情况下,外周组织的 NF-κB 活化都会引起胰岛素抵抗。水杨酸盐抑制 IKKβ/NF-κB 可改善 2 型糖尿病患者的葡萄糖耐量,也可能直接靶向 NF-κB 途径内的 IKKβ。*IKKβ（Ikk2⁺⁻）* 基因敲除小鼠在高脂饮食时,在一定程度上可以抵抗肥胖的发生及胰岛素抵抗的产生,IKKβ 是肥胖中脂肪细胞存活和适应性脂肪重塑的关键靶点。

近期研究表明,IKKβ通路在代谢中有着非常重要的作用,包括糖尿病的发病过程,IKKβ不仅是肥胖诱导的糖尿病的重要介质,而且还是胰岛素抵抗和糖尿病的潜在治疗靶标。IKKβ/NF-κB作为先天免疫和炎症反应的关键通路,一旦激活,由于正反馈作用会形成恶性循环,导致IKKβ/NF-κB通路一直处于激活状态,炎症持续存在及发展,引起各个器官的代谢功能紊乱,最终导致代谢紊乱和糖尿病的发生。结合以上研究,表明IKKβ/NF-κB已成为揭示炎症与代谢异常关系的重要线索,对IKKβ/NF-κB具体作用机制的研究有利于进一步揭示代谢异常时的炎症发生机制,对糖尿病的研究具有重要的意义和价值。

三、下丘脑 IKKβ/NF-κB 与糖尿病

外周IKKβ/NF-κB在代谢性疾病中的预防、诊断、治疗中可能具有重大的应用价值,而中枢神经系统,特别是下丘脑,在代谢性疾病中也发挥着举足轻重的作用。下丘脑IKKβ/NF-κB信号通路与肥胖和糖尿病之间的关联研究具有深远的科研价值。深入研究下丘脑IKKβ/NF-κB在肥胖和糖尿病中的作用途径和分子机制,有望为治疗这些疾病提供新的药物靶点。

糖尿病已成为21世纪增长最快的健康挑战之一。过去20年中,糖尿病患者的数量增加了两倍多,其中2型糖尿病最为常见,约占全球糖尿病患者总数的90%~95%。然而,尚缺乏可以完全治愈2型糖尿病及其并发症的有效方法。目前的治疗手段主要聚焦于增加胰岛β细胞中胰岛素的分泌,以及改善胰岛素在肝脏、脂肪或肌肉中的作用。但遗憾的是,现有的药物治疗和手术治疗均受到疗效或副作用的限制。

尽管我们已经认识到2型糖尿病的许多遗传和环境因素,但仍需进一步阐明个体危险因素及其相互作用,以便更深入地了解糖尿病的发生发展机制,并为预防和治疗策略提供更坚实的依据。因此,寻找一种安全有效的方法来预防和治疗2型糖尿病及其并发症显得尤为迫切。

能量稳态是维持生物体健康的核心要素,这一过程主要由中枢神经系统尤其是下丘脑进行精确控制。下丘脑接收并整合来自周围的能量状态信号,进而调节食物摄入和能量消耗。在糖尿病状态下,这些信号可能会失

衡,导致能量状态的调节作用减弱。

近年来,新型降糖药不断涌现,为糖尿病的治疗提供了新的选择。其中,一些药物的作用机制与中枢神经系统密切相关;例如,某些药物能够透过血脑屏障,直接作用于下丘脑等关键部位,通过调节神经递质或激素的释放,进而影响能量代谢和胰岛素敏感性。

此外,二甲双胍作为经典的降糖药物,其降糖途径多样,且已被证实能够透过血脑屏障。然而,关于二甲双胍与中枢炎症和氧化应激反应的关系尚不清晰。因此,研究二甲双胍对 2 型糖尿病状态下中枢的作用及其具体的分子机制,对于深入理解其降糖效果及潜在副作用具有重要意义。

随着科学技术的不断进步,我们有望更深入地揭示下丘脑 IKKβ/NF-κB 等通路在糖尿病中的作用,以及新型降糖药与中枢的相互作用机制。这将为糖尿病的预防和治疗提供新的思路和方法,为患者带来更好的治疗效果和生活质量。

第十二章　肥胖的神经内分泌机制

第一节　肥胖概述

肥胖症,作为当今社会的"流行病",其发病率随着 21 世纪国人生活水准的显著提升而不断攀升。丰富的食物选择和过往的饮食习惯导致大多数人的日摄入量远超推荐标准,而生活方式的转变又使得体力活动大幅减少。当长期摄入的能量高于消耗时,多余的能量便以脂肪的形式储存于体内,导致脂肪过度积累、体重持续增加,最终使机体发生病理性改变,陷入肥胖状态。

医学上,肥胖症被视为一种慢性代谢性疾病,其初步诊断的主要依据为患者的体重指数(BMI)。BMI 是体重与身高平方的比值,即 BMI＝体重(kg)/身高^2(m^2)。中国肥胖问题工作组结合国人的体重、身高、腰围及血脂等数据,提出了适应中国人的肥胖判定标准:当个体 BMI≥24 时,被视为超重;当 BMI≥28 时,则被判定为肥胖。《中国居民营养与慢性病状况报告》显示,我国超一半成年人 BMI 超过 24,其中超重(24≤BMI<28)的成年人占比约 34.3％,肥胖(BMI≥28)成年人占比约 16.4％。肥胖不仅给患者的日常活动带来困难、引发关节不适,而且形体异常容易引发自卑、忧郁等心理问题。同时,肥胖还是糖尿病、肿瘤、心血管疾病等众多非传染性慢性病的重要风险因素。因此,如何有效抑制肥胖群体的快速扩大,并寻找安全有效的治疗方法,已成为我国当前面临的重要公共卫生挑战。

一、肥胖的影响因素

(一)肥胖与炎症

随着肥胖问题日益严重,与肥胖相关的非传染性慢性病如动脉粥样硬化、脂肪肝、2 型糖尿病、胰岛素抵抗等的患病率也在迅速上升,这些慢性病会对身体健康造成严重危害,并导致人类整体死亡率升高。研究发现,肥胖时脂肪的过度积累会引发一种慢性低度炎症,这种炎症是连接肥胖与非传染性慢性病的关键环节。

脂肪组织作为机体内最大的内分泌器官之一,在肥胖进程中会迅速扩张并出现慢性低度炎症,尤其是深层皮下脂肪和内脏脂肪,这种低度慢性炎症反应是脂肪过多与免疫系统之间的桥梁,可能通过改变白细胞计数和细胞介导的免疫反应来影响免疫系统的状态。此外,脂肪细胞因子的分泌变化伴随着脂肪细胞的失调和脂肪酸的释放进入血液循环,进一步促进了肥胖状态下的免疫细胞浸润。

内脏脂肪是机体中最先出现慢性低度炎症的组织。与皮下脂肪相比,内脏脂肪细胞的肥大程度和巨噬细胞的相对数量都更高。在慢性低度炎症的脂肪组织中,大量巨噬细胞浸润并形成王冠状结构,这些巨噬细胞主要是高度促炎的经典活化型(M1 型)。肥大的脂肪细胞和促炎的 M1 型巨噬细胞通过旁分泌方式大量释放促炎细胞因子,形成恶性循环,进一步加剧脂肪组织的慢性低度炎症。

值得注意的是,尽管炎症通常是对机体有益的一种防御反应,但肥胖引起的慢性低度炎症却是一种非特异性、持续性的炎症状态。长期能量过剩导致免疫细胞浸润脂肪组织并持续释放炎性细胞因子,引发脂肪组织代谢功能紊乱。过量的炎性细胞因子还会进入血液循环,提高机体整体炎症水平,对远端器官产生不良影响,并最终导致非传染性慢性病的发生和发展。

肥胖诱导的炎症涉及多个器官和系统,包括脂肪组织、胰腺、肝脏、心脏和大脑等。其中,脂肪组织在控制肥胖相关炎症的病理生理机制中发挥着至关重要的作用。脂肪组织分为棕色脂肪组织和白色脂肪组织两种类型,它们在机体中发挥不同的功能。白色脂肪组织是机体的主要能量储存库；而棕色脂肪组织则具有产热功能，参与机体的能量代谢和体温调节。

为了执行这些功能，脂肪组织依赖于多种细胞类型的协同作用，包括脂肪细胞、成纤维细胞、内皮细胞和免疫细胞等。这些细胞通过释放生物活性分子在局部以自分泌和旁分泌的方式发挥作用；或通过外周循环以内分泌的方式调节其他细胞的代谢活动。其中，脂肪因子是一类重要的生物活性物质，包括瘦素、脂联素、抵抗素等；它们在调节能量代谢、炎症反应和免疫应答等方面发挥着关键作用。

体重增加和脂肪细胞肥大导致白色脂肪组织血管收缩、血流减少，进而形成微缺氧区域并刺激信号通路导致核转录因子 κB（NF-κB）被激活。NF-κB 的激活增加了炎症基因的表达和细胞因子的分泌；进一步招募巨噬细胞进入组织内参与炎症反应过程。此外，脂肪酸也可以直接激活免疫细胞并诱导促炎介质的产生；通过 Toll 样受体 4（TLR4）等受体相互作用启动促炎级联反应；进一步放大炎症反应并导致组织损伤和功能障碍。

此外，氧化应激也在肥胖相关炎症中发挥重要作用。由于碳水化合物和脂质超载导致的细胞代谢增加，进而产生活性氧簇（ROS）的增加和氧化应激状态。ROS 具有强氧化性；可以损伤细胞结构包括细胞膜、蛋白质和 DNA；并参与各种肥胖相关疾病和代谢综合征的发生机制。因此，肥胖引起的慢性低度炎症及其相关机制在肥胖相关疾病的发病过程中起着至关重要的作用，是预防和治疗肥胖及其并发症的重要靶点之一。

（二）瘦素与交感神经活动

在肥胖状态下，交感神经系统的活动常常出现异常，这一现象与脂肪因子的作用密切相关，尤其是瘦素。瘦素，作为一种重要的脂肪因子，在调节能量平衡和交感神经活动方面发挥着关键作用。早期动物模型研究已经证实，循环中瘦素水平的上升与交感神经系统的激活有着紧密的联系。例如，在高脂饮食诱导的肥胖模型中，侧脑室注射瘦素可以导致肾交感神经活动的增强和血压的升高。尽管在人类中的相关研究相对较少，但已有证据表明，全身瘦素的产生和血浆瘦素水平与肾脏和全身去甲肾上腺素的溢出到血浆中有关。当健康个体接受瘦素注射时,他们的肌肉交感神经活动暴发频率会出现增加,这进一步支持了瘦素在调节交感神经活动中的作用。

除了对交感神经活动的影响外,瘦素在肥胖中还有一个有趣的现象,称作"选择性瘦素抵抗"。这意味着尽管瘦素等脂肪因子在抑制能量消耗和促进体重增加方面发挥作用,但它们仍然能够维持交感神经系统的慢性激活状态。这种选择性抵抗可能是肥胖状态下交感神经活动异常的重要原因之一。

在肥胖状态下,瘦素可以通过中枢作用增强交感神经系统活动。研究表明,瘦素主要在下丘脑弓状核水平发挥作用,通过调节厌食肽 α-促黑素细胞激素(α-MSH)的释放来影响中枢神经系统表达的黑皮质素-4 受体(MC4R)。此外,在饮食诱导的肥胖小鼠模型中,背内侧下丘脑神经元驱动的高瘦素血症产热反应伴随着交感神经系统活动的增加。进一步的研究发现,在高脂饮食兔的中枢给予 MC3/4R 拮抗剂,可以降低交感神经活动和相关的血压水平,这表明 MC3/4R 在介导瘦素对交感神经活动的影响中起着关键作用。除了下丘脑外,瘦素还可能作用于大脑的其他区域,如脑干孤束核(NTS)和中脑导水管周围灰质(PAG)等,这些区域的瘦素信号异常也可能在肥胖的交感神经系统失调中发挥重要作用。

值得注意的是,其他脂肪因子如非酯化脂肪酸(NEFA)也可能在改变代谢途径和交感神经活动中发挥重要作用。有研究表明,在健康老年受试者中,脂质输注可以导致血浆 NEFAs 和肌肉交感神经活动水平的升高,这表明 NEFAs 与交感神经活动之间存在一定的联系。然而,关于肥胖中这些信号通路的证据仍然不够清晰,因此需要更多的研究来深入探索交感神经活动、脂肪因子之间的关系,以及它们对大脑的影响机制。

总的来说,脂肪因子尤其是瘦素在调节交感神经活动方面发挥着重要作用,而交感神经系统的异常激活又是肥胖状态下的一种常见现象。未来的研究需要综合考虑多种因素,包括大脑不同区域和信号通路之间的相互作用,以更全面地了解肥胖状态下交感神经失调的机制和潜在的治疗方法。

(三)高胰岛素血症与交感神经活动

胰岛素信号传导在肥胖的影响下常常出现问题,尽管慢性交感神经激活是否先于高胰岛素血症的发生尚不完全明确;但有证据表明,交感神经系统的过度激活可能是由于血流变化改变了葡萄糖和胰岛素的处置方式,进而导致胰岛素抵抗的发生。近期的一项研究关注于肥胖但非糖尿病的人群,结果显示胰岛素抵抗组的肌肉交感神经活动显著高于胰岛素敏感组,这表明在胰岛素抵抗状态下,交感神经活动可能出现异常增加。从胰岛素抵抗发展到 2 型糖尿病的过程中,伴随着中枢交感神经驱动的增强和交感神经对葡萄糖负荷的反应性减弱,这进一步支持了交感神经活动在胰岛素抵抗和 2 型糖尿病发展中的重要作用。

为了更深入地了解胰岛素信号传导与交感神经活动之间的关系,有研究在 BMI 正常的健康受试者中进行了鼻内胰岛素应用实验,以观察相关脑区活动的变化。结果发现,在胰岛素喷雾后 30 分钟,外周胰岛素敏感性降低的同时,下丘脑活动出现增加,这表明下丘脑可能参与了胰岛素信号传导和交感神经活动的调节过程;然而,这项实验是在健康受试者中进行的,因此在胰岛素抵抗状态或过度肥胖状态下是否会出现类似的反应仍有待于进一步研究与证实。

另一项研究则强调了下丘脑在连接胰岛素信号通路和增加交感神经系统活动中的重要作用。当胰岛素被注射到下丘脑弓状核(ARC)时,脑交感神经活动增加,这表明胰岛素可以通过作用于下丘脑特定区域来影响交感神经活动。然而,值得注意的是,当胰岛素被注射到下丘脑室旁核(PVN)时,并未观察到类似的交感神经系统活动增加现象,尽管该区域已知表达胰岛素受体,这表明不同下丘脑区域在介导胰岛素对交感神经活动影响方面可能存在差异性和复杂性。

为了更全面地理解胰岛素信号传导与交感神经系统活动之间的关系,未来需要直接研究参与胰岛素信号传导的关键脑区的结构变化和神经元动力学特征,以及这些变化如何影响交感神经系统活动;这样的研究将有助于我们更深入地理解肥胖、胰岛素抵抗和 2 型糖尿病之间的复杂联系,并为开发新的治疗策略提供重要线索和思路。同时,考虑到交感神经活动在肥胖及其相关疾病中的重要作用,未来还需要进一步探索如何通过干预交感神经活动来有效预防和治疗肥胖及其并发症,为临床提供新的治疗手段。

二、交感神经活动在肥胖中的作用

在探讨肥胖的病理生理学机制时,交感神经活动的作用日益受到重视。在动物实验中,在高脂饮食导致的肥胖犬模型中观察到了钠潴留和高血压的现象,而通过去肾交感神经手术可以有效地预防这两种并发症的出现,这表明在肥胖相关的高血压发生机制中,肾交感神经扮演了核心角色。进一步的数据还显示,在某些易胖动物模型中,交感神经的激活甚至在体重明显增加之前就已经发生。肥胖大鼠子代的血压、肾组织去甲肾上腺素含量和肾素表达水平都有所提升。在人类研究中,肥胖个体的血中儿茶酚胺水平也显著高于正常体重人群。因此,在肥胖状态下,交感神经系统在维持动脉压方面的贡献显得尤为突出。由于与代谢相关的途径在肥胖情况下可能遭受损害,所以深入了解交感神经在过度激活状态下的中枢调节机制就显得尤为重要。下面我们将着重讨论与肥胖患者交感神经活动变化相关的几个关键皮层下和皮层脑区。

(一)下丘脑

下丘脑作为调节摄食行为和能量代谢的关键中枢,其功能障碍与肥胖的发生密切相关。除了传统的能量平衡调节作用外,下丘脑的压力神经元也被证实能够调控交感神经的输出。在下丘脑与延髓头端腹外侧区(RVLM)相关的交感通路中,下丘脑和腹内侧下丘脑(VMH)扮演了至关重要的角色。有研究显示,下丘脑可能通过影响水管周灰质和PVN来调节RVLM的活动,PVN则直接将神经冲动传递到脊髓中外侧柱的交感神经节前神经元,表明该神经元群在调控交感神经活动方面起着主要作用。

进一步研究发现,下丘脑和RVLM内的血氧水平依赖(BOLD)信号强度与肌肉交感神经活动(MSNA)爆发呈现显著的正相关关系,这提示下丘脑可能通过影响RVLM显著地参与调控交感神经的输出。其他临床研究,如颈内静脉采血技术的研究,也证明了皮质下去甲肾上腺素转换之间存在显著的关联性,这些去甲肾上腺素部分源自下丘脑,并可作为交感神经活动的直接衡量指标。功能连接分析进一步揭示了在肌肉交感神经活动增加期间,与 VMH 活动显著相关的脑区包括前脑岛、背外侧前额叶皮层(dlPFC)和 RVLM。这些数据综合表明,下丘脑在调节交感神经张力方面可能起着关键作用,即使在包括肥胖在内的病理状态下亦是如此。

下丘脑中的弓状核(ARC)也是一个值得关注的区域,它被认为能够调节交感神经系统(SNS)对诸如瘦素和胰岛素等信号的反应。在下丘脑的 ARC 神经元组中观察到神经肽 Y(NPY)的表达。然而,在某些动物研究中,例如家兔模型中,肥胖组的下丘脑和 VMH 中的 NPY 信号通路并未对肾交感神经活动产生显著影响,这提示我们在不同物种和模型中可能存在不同的调节机制。此外,高脂饮食和肥胖引起的下丘脑炎症反应也是一个重要研究领域,这些炎症反应可能通过影响下丘脑信号传导而导致交感神经系统的慢性激活。总的来说,下丘脑在肥胖状态下可能经历了一系列的病理生理变化,这些变化进而影响了其对脑干和其他皮层下区域的调节作用,最终导致交感神经活动的异常增加。

(二)脑干

交感神经活动的中枢调节是通过一系列复杂的网络连接来实现的,这些连接涉及多个皮层和皮层下区域,这些区域能够对多种传入信息作出反应,并最终调节交感神经的输出。RVLM 被广泛认为是交感神经输出的主要来源之一,它能够影响肌肉、内脏和肾脏血管床的交感神经活动。RVLM 神经元的可塑性使得不同外周组织能够呈现出差异性的活动模式。

早期在麻醉猫上进行的研究显示,通过局部应用甘氨酸可以抑制 RVLM 内的神经元活动,并导致动脉血压下降;此外,在猫和兔的研究中也发现,激活 RVLM 神经元能够引起血压升高;这些研究为 RVLM 在调控血压和交感神经活动中的重要作用提供了直接证据。除了 RVLM 之外,还有其他区域如 PVN 和下丘脑的 DMH 也为 RVLM 提供输入信息,因此在交感神经活动起源的背景下考虑这一复杂网络显得尤为重要。通过注射伪狂犬病毒进行交感神经节内示踪的研究,进一步证实了多个脑区与脊髓中间外侧柱的交感神经调节神经元之间存在直接的突触联系,这再次强调了 RVLM 在交感神经调节网络中的核心地位。

在肥胖状态下,RVLM 机制可能发生了改变,从而导致交感神经的慢性激活。动物研究表明,肥胖引起的高血压与 RVLM 中交感神经调节神经元的激活有关;此外,小鼠的高脂饮食模型也显示,肥胖诱导的交感神经兴奋与 RVLM 中的氧化应激反应有关;这些发现为理解肥胖与交感神经活动增加之间的联系提供了新的视角和机制解释。在人类研究中,虽然直接探讨肥胖与 RVLM 关系的研究相对较少,但类似病理状态下的研究结果也为我们理解 RVLM 在交感神经活动中的重要作用提供了间接证据。未来的研究将进一步关注肥胖状态下 RVLM 网络的功能变化和调控机制,以期为解决肥胖及其相关并发症提供新的治疗靶点。

(三)杏仁核

杏仁核作为调节情绪反应和动机的重要结构,在肥胖中的作用也日益受到关注。尽管以往的研究主要关注杏仁核在食物线索反应中的作用,而非直接与交感神经活动相联系,但这些研究仍为我们理解杏仁核在肥胖相关病理生理机制中的作用提供了有价值的信息。特别是在与肥胖相关的交感神经激活背景下,进一步探索杏仁核的功能显得尤为重要。已知杏仁核在调节心血管活动和应激反应中起着重要作用,并且与体重增加有一定的关联性。中央杏仁核中的 NPY 神经元激活被发现能够导致应激和高脂饮食联合作用下的过度摄食行为。这表明,在高脂饮食和应激条件下,杏仁核可能通过改变 NPY 信号传导来影响交感神经活动。虽然直接研究肥胖与杏仁核交感神经活动的关联性较少,但这些发现仍为我们提供了探索新机制的线索。未来需要进一步研究以阐明肥胖状态下杏仁核的精确作用,并确定是否可以通过调节杏仁核的活动来改善与肥胖相关的交感神经活动异常。

(四)海马体

海马体在自主神经系统的调节中发挥着重要作用,而近年来的研究也揭示了肥胖与海马体结构和功能之间的密切联系。在大鼠模型中,肥胖被报道与海马神经可塑性降低和恐惧条件化任务反应减弱有关。在人类中,肥胖与海马体积的减少相关,这可能与肥胖引起的应激反应和皮质醇水平升高对海马的神经发生产生负面影响有关。此外,考虑到海马在记忆过程中的重要作用,过度的食物摄入可能通过干扰海马回路导致记忆障碍。肥胖引起的血中炎性细胞因子水平升高被认为能够穿透血脑屏障,在海马体中引发神经炎症。虽然与海马体直接相关的交感神经调节在肥胖中的具体作用机制尚不清楚,但该区域的神经元活动已被认为在降低动脉血压中发挥重要作用。未来的研究需要深入探讨肥胖对海马结构和功能的影响,并进一步阐明海马在交感神经调节中的具体作用。这将有助于我们更全面地理解肥胖对大脑深层结构的影响机制,并为开发新的肥胖治疗方法提供线索。

(五)皮层结构

早期的研究主要集中在与食物线索反应和奖励加工相关的皮层结构来确定肥胖状态的病理生理机制。然而,随着研究深入,我们逐渐发现这些皮层区域可能也参与了肥胖状态下的交感神经调节。在人类研究中,一方面,fMRI等神经影像学技术被广泛应用于探索肥胖大脑的功能改变。肥胖个体在高热量食物线索反应中表现出脑岛和内侧眶额叶皮层(OFC)的激活增加。这些发现提示肥胖者可能对食物奖励具有更高的敏感性,并且这种敏感性与交感神经活动的异常增加可能存在某种联系。另一方面,dlPFC作为与执行功能和食欲控制相关的区域,也被发现在肥胖状态下发生了功能改变。通过经颅磁刺激等神经调节技术对dlPFC的干预研究显示,超重/肥胖个体在接受刺激后食物摄入量减少,饮食行为控制能力得到改善。这些结果为我们理解肥胖与交感神经活动之间的关系提供了新的思路,即特定的皮层结构可能在调节食欲和交感神经活动之间起到桥梁作用。未来的研究将进一步深入探索这些皮层结构在肥胖相关交感神经调节中的具体作用和机制,以期为开发针对肥胖的新治疗方法提供更有力的科学依据。同时,我们也需要意识到不同皮层结构之间可能存在复杂的交互作用和网络连接模式,因此在未来的研究中应充分考虑这些因素的影响。

三、迷走神经活动在肥胖中的作用

迷走神经(VN),作为人体最长的脑神经,不仅参与调节肠道的生理功能,还在心血管、呼吸、免疫和内分泌系统中发挥重要作用。近年来,越来越多的研究揭示了迷走神经在食欲和肥胖调控中的核心作用,这涉及中枢和外周机制的复杂交互,特别是传入和传出迷走神经纤维的多元影响。值得注意的是,迷走神经与免疫系统的关系也被逐渐认识:外周的炎症信号通过迷走神经传入被检测并整合到脑干,进而影响食欲、情绪和疾病行为,最终通过迷走神经的输出信号来调节免疫反应。因此,迷走神经在维持生物体内平衡中起着举足轻重的作用,目前它正成为多种疾病治疗研究的关键靶点。

胃肠道(GI)内嵌有复杂的神经丛网络,这使其在执行如运动、分泌和吸收等功能时具有显著的自主性。尽管如此,中枢神经系统(CNS)仍通过外部神经输入来调控这些胃肠道功能,确保它们的精细调节和协同工作。虽然肠道能够在没有外部输入的情况下独立运作,但胃和食管则更依赖于外部神经输入,特别是来自副交感神经和交感神经的输入。交感神经主要抑制胃肠道肌肉活动,抑制消化液分泌,并通过神经介导的血管收缩来调节胃肠道血流量。相反,副交感神经系统则对胃和肠的张力和运动施加兴奋性和抑制性的双重控制。副交感神经通过释放乙酰胆碱作用于靶器官上的受体,从而调节胃肠蠕动和消化液分泌,促进食物的消化和吸收。同时,它还能调节胰岛素、胰高血糖素等激素的分泌,影响血糖和脂肪的代谢。

作为副交感神经系统的一部分,迷走神经在肥胖的发生和发展中也扮演了重要角色。一些研究表明,肥胖人群中的迷走神经活动可能出现异常,这种异常与中枢调节的紊乱密切相关。肥胖患者的下丘脑可能处于炎症反应或氧化应激等不良状态,这些状态可能干扰下丘脑对迷走神经的正常调节,进而导致迷走神经活动异常,这种异常不仅可能影响能量代谢,还与肥胖的发生有一定的关联。此外,迷走神经在胰岛素的分泌性和敏感性方面也发挥重要作用。胰岛素作为人体内唯一的降血糖激素,其分泌和敏感性对于维持血糖稳态和能量平衡至关重要。迷走神经通过调节胰岛细胞的活动来间接影响胰岛素的分泌水平。在肥胖的情况下,胰岛细胞可能受到损伤或功能紊乱的影响,导致胰岛素分泌不足或产生胰岛素抵抗现象。而迷走神经的中枢调节异常可能进一步加剧胰岛 β 细胞的损害和功能异常,从而促进肥胖的发展。

(一)迷走神经的解剖学特点

胃肠道内的神经网络具有自主调节胃肠道功能的能力,但这一过程也受到中枢神经系统的调控。交感神经系统在其中发挥抑制作用,而副交感神经系统对胃、肠和胰腺的功能调节更为复杂。迷走神经作为副交感神经的主要组成部分,包含多种感觉纤维,这些传入神经对低压扩张极为敏感,它们通过孤束核(NTS)进入脑干并形成突触连接。孤束核与迷走神经背运动核(DMV)以及后脑区(AP)共同构成背迷走神经复合体(DVC),在整合内感受信号与下行内脏运动信号中发挥至关重要的作用。值得注意的是,迷走神经的传出纤维存在于腹腔神经节内并调节脾功能。中枢神经系统通过多个区域的协同工作来调节胃肠道迷走神经反射,以处理各种输入信息。

(二)饮食和肥胖对迷走神经功能的影响

胃肠道在食物摄入和饱腹感的外周信号传导中起重要作用。迷走神经介导的反射在神经控制能量稳态方面发挥关键作用,特别是对短期内的食欲和食物摄入调控具有显著影响。胃的膨胀会刺激迷走神经的机械感受器以控制食物摄入量,同时化学敏感的迷走传入神经不仅响应腔内 pH、渗透压和化学刺激,还参与调节消化过程。多种胃肠道神经激素在饱腹感信号中起关键作用并通过旁分泌方式作用于迷走传入神经末梢受体导致胃松弛、胃排空减少等内脏效应。一些神经激素如胃饥饿素刺激进食,而 CCK 和瘦素则有厌食作用。部分化学敏感的迷走传入神经可直接对营养物质反应与食物摄入密切相关。此外,胃肠道神经激素可能在血液循环中对迷走神经活动产生非旁分泌作用,并在中枢调节脑干迷走神经细胞活动中发挥作用,这些调节机制在协调和控制迷走神经依赖的功能中起重要作用。

（三）高脂肪饮食和肥胖会损害迷走神经的可塑性

研究表明,在人类和动物模型中,高脂肪饮食或肥胖会损害迷走传入神经对胃肠道神经肽的反应能力,例如在肥胖的啮齿动物和人类中,CCK 对迷走传入活动的增强作用减弱。饲喂高脂肪食物的大鼠迷走传入神经元可产生机体对瘦素的反应减弱,这些因素共同促进小鼠食物摄入量增加。在饮食诱导的肥胖小鼠中迷走传入神经的机械敏感性降低以及胃饥饿素对迷走传入神经放电的抑制作用丧失。然而这些变化可能受到多种因素的影响,包括迷走神经传入类型、性别、一天中的进食时间和喂养状况等。在肥胖啮齿动物模型中迷走神经的传入和传出神经元表现出较低的活动水平,导致它们对机械或化学信号的反应能力降低。

（四）肠道微生态与迷走神经的交互作用

胃肠道微生物通过迷走神经传入调节肠-脑系统即所谓的肠道微生物-肠-脑轴。在正常情况下,肠道微生物不会直接刺激迷走传入神经,但在某些情况下,如炎症或应激状态时,它们可能会直接作用于迷走传入神经。此外,肠道细菌也可能通过刺激肠道内分泌细胞或肠道相关淋巴组织(GALT)来间接作用于这些神经,进而释放神经活性介质。除了在调节肠道功能和免疫反应激活方面的潜在作用外,肠道菌群还可能影响中枢神经系统功能,包括情绪、精神压力和记忆等,例如某些肠道细菌可能刺激迷走神经进而增加焦虑样行为,而益生菌的摄入则可能减轻焦虑和抑郁症状。

（五）副交感神经对胃和小肠的支配作用

迷走神经是支配胃、小肠和结肠近端的主要副交感神经。通过神经元示踪技术观察,发现胃和肠迷走神经支配的神经节前神经元起源于脑干内的迷走神经背侧运动核(DMV)。胃接受密集的副交感迷走神经支配,其远端逐渐减少并随着向结肠的延伸而变得稀疏。相比之下,支配咽部和喉部的运动神经元分布更为复杂,这些神经元的分布和连接方式对于理解迷走神经在胃肠道功能调控中的作用至关重要。

第二节　与肥胖相关的疾病

一、肥胖与癌症的关系

肥胖已成为多种癌症及其相关并发症（特别是与癌症相关疲劳）的重要风险因素。肥胖的形成涉及遗传、生活方式及环境等多重因素，这些因素不仅加剧了心血管疾病、糖尿病和高血压的风险，而且与胰岛素抵抗紧密相连，进一步促进了多种癌症的发生与发展。

大量研究数据揭示，肥胖与至少 13 种不同类型的癌症存在显著关联，包括但不限于胃癌、结肠癌、肝癌、肾癌、胰腺癌和卵巢癌等。肥胖引发的代谢紊乱，如脂质中间体堆积、瘦素水平异常升高、胰岛素信号受损、胰岛素抵抗及循环中的胰岛素样生长因子（IGF）水平提升，为肿瘤的生长提供了有利环境。胰岛素会降低循环中 IGF 结合蛋白的浓度，从而直接或间接地通过提升 IGF-1 和 IGF-2 的水平来促进肿瘤增殖。此外，胰岛素信号通路与癌细胞的生存与繁殖紧密相关，通过一系列复杂机制，如 RAS/RAF/MAPK/ERK 通路等，助力癌细胞的生存与增殖。

尽管肥胖对癌症的发病率和死亡率产生深远影响，但在癌症并发症的研究中，肥胖仍是一个相对被忽视的议题。然而，现有研究已为我们敲响警钟：与体重正常人群相比，肥胖患者更易遭受疲劳困扰。更严重的是，同时肥胖的糖尿病癌症患者面临癌因性疲乏的风险显著增加。流行病学研究进一步证实，高胰岛素水平与癌症风险增加相关，暗示在肥胖和糖尿病患者中，高胰岛素血症可能是推动癌症发生的关键因素。此外，肥胖状态下的炎性环境，由促炎性免疫细胞和肥大的脂肪细胞共同营造，也可能促进癌症的发生与发展。

然而，目前我们对肥胖如何具体导致不同类型癌症发生的机制仍知之甚少。部分原因在于难以将肥胖从其相关的异常状态中孤立出来进行研究，同时缺乏能够完美模拟人类肥胖相关癌症的动物模型。尽管如此，研究人员已利用实验动物(如小鼠和大鼠)取得重要发现,这些模型在识别与食欲、体重及能量平衡相关的关键基因方面发挥重要作用。此外,各种基因工程小鼠模型(GEMMs)的开发也为深入研究肥胖与癌症之间的关系提供了新视角和工具。

二、肥胖与糖尿病的双向影响

(一)肥胖对糖尿病的助推作用

肥胖是糖尿病的主要风险因素之一,这一点已得到大量研究的证实。与体重正常人群相比,肥胖人群患糖尿病的概率显著增高,这主要归因于肥胖导致的胰岛素抵抗,使身体对胰岛素的反应降低,从而难以有效控制血糖水平。对于糖尿病患者而言,肥胖更是雪上加霜,会进一步加重病情。因为肥胖患者的身体需要更多胰岛素来处理过高的血糖,但他们的胰腺往往无法产生足够的胰岛素来满足这种需求。这会导致血糖水平持续升高,对糖尿病患者的健康构成更大威胁。

此外,肥胖还会引发脂肪组织的炎症反应,这种炎症会进一步损害胰岛素的分泌和功能,从而增加患糖尿病的风险。同时,肥胖还会提高糖尿病患者并发其他疾病的风险,如心脏病、中风、肾脏疾病等。这些并发症的发展又会受到肥胖的影响,因为肥胖患者的身体脂肪含量过高,给身体的各个器官带来额外负担,增加并发症发生的概率。

(二)糖尿病对肥胖的潜在影响

糖尿病可能对肥胖的发展产生影响。糖尿病患者往往存在能量代谢障碍,这使得他们的身体更容易积累脂肪,从而加剧肥胖问题。此外,由于胰岛素分泌不足或胰岛素抵抗的情况,糖尿病患者身体难以有效利用葡萄糖,导致血糖水平升高。为了降低血糖,身体可能会增加胰岛素的生成,但这一过程会进一步促进脂肪的合成和储存,最终导致体重增加。另外,某些口服降糖药物也可能增加患者的食欲或促进脂肪的合成,从而成为导致体重增加的另一个重要原因。同时,糖尿病的并发症如肾病引发的水肿或神经病变影响运动和消化功能等也可能对患者的体重产生影响。

(三)肥胖与糖尿病共同的病理生理机制

肥胖与糖尿病之间存在共同的病理生理机制。一方面,两者都与胰岛素抵抗密切相关;另一方面,慢性炎症也是肥胖和糖尿病共同的病理生理特征之一。脂肪组织能够分泌多种炎性细胞因子,如肿瘤坏死因子-α(TNF-α)、白细胞介素-6(IL-6)等,这些炎性细胞因子会损害胰岛素的分泌和功能,导致血糖升高。同时,这种慢性炎症也会促进脂肪细胞增殖和分化,从而进一步加剧肥胖问题。

三、肥胖与高血压的紧密联系

肥胖与高血压之间的关系紧密而复杂。多种因素包括遗传、环境、行为和饮食的相互作用导致高血压的发展,使正常血压表型转变为高血压表型。当肥胖与高血压相结合时,会产生两个主要影响:这种组合会极大地增加患心血管疾病(CVD)的风险和死亡率,包括冠心病、充血性心力衰竭、心源性猝死以及慢性肾病(CKD)等;肥胖使得治疗动脉高血压变得更加困难,需要采用多种药物和设备进行治疗。

在绝经前的女性中,肥胖对高血压的影响尤为显著。与同龄肥胖男性相比,肥胖女性患高血压的风险明显更高,这种风险的增加可能与女性在绝经前的心血管保护作用失效有关。然而,当女性减肥成功时,她们患高血压的风险也会显著降低。此外,父母的肥胖也可能增加后代在成年早期患上肥胖和高血压的风险,这进一步证实了肥胖与高血压之间的紧密联系。

当前全球肥胖问题的根源主要在于人们摄入的高热量食物过多以及久坐不动的生活方式,这些因素共同增加了患代谢综合征和心血管疾病的风险。新的研究还表明,肠道菌群的变化也可能与肥胖、胰岛素抵抗、2型糖尿病和高血压的发生有关,这些变化可能受到遗传和饮食因素的影响,并导致代谢紊乱。干预肠道菌群可能成为一种新的治疗策略以改善人类肥胖和高血压。

在肥胖患者中,高血压的发生是多因素相互作用的结果,涉及血管功能障碍、胰岛素抵抗、交感神经系统(SNS)以及肾素-血管紧张素-醛固酮系统(RAAS)的激活等。此外,肾脏的结构和功能改变以及肾内血管紧张素Ⅱ(AngⅡ)的激活也在与肥胖相关性高血压的发展中扮演关键角色。多种机制如SNS的激活、RAAS的激活以及尿酸的代谢异常等都可能参与其中。同时,表观遗传机制也可能在肥胖与高血压的关系中发挥重要作用,包括DNA甲基化、组蛋白修饰和microRNA(miRNA)调控的改变等,这些表观遗传因素可能影响肥胖和高血压的发展,并对环境因素产生影响。

在肥胖相关性高血压的病理生理过程中,SNS的激活是一个重要环节。肥胖与多种组织中SNS的激活有关,并与压力反射功能障碍相关联,从而导致血压变化。肾脏SNS的激活尤为突出,在肥胖但血压正常的人群中也观察到肾脏SNS活动的增强,这表明肾脏SNS的激活可能是肥胖导致高血压发展的重要机制。然而,也有研究指出,SNS单独激活可能不足以导致高血压的发生,其他因素如高胰岛素血症、高瘦素血症以及RAAS的激活等也可能发挥重要作用。

综上所述,肥胖与癌症、糖尿病和高血压之间存在着紧密而复杂的联系,这些疾病的发生和发展涉及多种因素的相互作用,包括遗传、环境、行为和饮食等。深入探讨这些联系背后的机制对于制定有效的预防和治疗策略至关重要。在未来的研究中,我们需要进一步探索肥胖与这些疾病之间的具体作用机制,并开发更有效的干预措施来降低肥胖及其相关疾病的风险。

展　望

　　神经内分泌学,作为研究神经系统与内分泌系统交互作用及调控机制的重要学科,近年来在新科技的浪潮中取得了显著进展。展望未来,研究者将继续深化对生命奥秘的探索,并借助多学科交叉融合与技术创新,推动临床实践的革新与个体化医疗的飞跃。

　　多学科交叉融合,已然成为神经内分泌学发展的崭新趋势。随着基因组学、蛋白质组学、代谢组学等领域的蓬勃发展,神经内分泌学得以从分子层面更加精细地揭示神经与内分泌系统的相互作用机制;同时,人工智能技术的崛起,为神经内分泌学研究提供了强大的数据处理和分析手段,有助于更精准地识别神经内分泌调控的关键节点,为疾病的预防和治疗提供全新的策略。

　　在临床转化应用方面,神经内分泌失调是导致糖尿病、心血管疾病等众多疾病的重要原因。因此,神经内分泌学的研究将更加注重将科研成果转化为临床应用,为疾病的预防、诊断和治疗提供新的思路和方法;例如,通过精细调节下丘脑-垂体-肾上腺皮质轴的功能,有望为治疗抑郁症、焦虑症等精神疾病开辟新的途径;通过干预交感神经-肾上腺素能系统,有望改善心力衰竭、高血压等心血管疾病的治疗效果;借助人工智能等先进技术,能够更加精准地分析患者的神经内分泌系统数据,制定个性化的治疗方案,为患者提供更为精准的药物治疗和生活方式干预建议。

　　此外,神经内分泌学还将聚焦于个体化医疗的发展。每个人的神经内分泌系统都独具特色,因此,未来的神经内分泌学研究将更加注重个体差异性和精准医疗。通过结合遗传学、表观遗传学、生物信息学等先进技术,可以更深入地了解个体神经内分泌系统的差异,为患者提供更为精准的诊疗方案,从而显著提高治疗效果和患者的生活质量。

同时,神经内分泌学还将深入探索神经内分泌系统对人类行为和心理的影响。神经内分泌系统不仅调控着人体的生理过程,还与人的行为和心理状态紧密相连。通过深入研究神经内分泌系统对人类情感、思维和行为的影响及其机制,有望为精神疾病的预防和治疗提供新的思路和方法。

然而,我们也应清醒地认识到,在推动神经内分泌学发展的过程中,面临着诸多挑战和限制;例如,干预交感神经–肾上腺素能系统的长期效果的评价,人工智能的应用需要解决数据隐私和安全问题以及算法的可靠性和可解释性问题。因此,我们需要保持谨慎和理性的态度,确保技术的合理应用与患者的权益保障,让科技真正为人类健康事业服务。

综上所述,神经内分泌学作为一门充满活力的学科,将在未来继续发挥重要作用。通过结合多学科交叉融合与技术创新,有望在神经内分泌调控机制、临床转化应用以及个体化医疗等方面取得新的突破和进展,同时关注并解决技术应用过程中可能出现的问题和挑战,确保神经内分泌学研究的健康、可持续发展。我们坚信,在科技的不断推动下,神经内分泌学将为人类健康事业作出更大的贡献。

参考文献

蔡益鹏，黄钦恒，赵海青，等，1992. 脑室注射 6-羟多巴胺对黄鼠冬眠入眠的影响[J]. 生理学报，44(2)：175-180.

迟素敏，2006. 内分泌生理学[M]. 西安：第四军医大学出版社.

董玉书，刘惠玲，张萍，等，2005. P 物质和降钙素基因相关肽在大鼠垂体前叶神经纤维内的共存[J]. 神经解剖学杂志，21(3)：238-240.

杜继曾，尤治秉，1992. 高原鼠兔下丘脑促肾上腺皮质激素释放因子的放射免疫测定[J]. 兽类学报，12(3)：223-229.

范少光，1984. 脑内 γ-氨基丁酸的发现史[J]. 生理科学进展，1：41.

顾勤，邢宝仁，夏金辉，等，1990. 皮质酮对大鼠下丘脑薄片室旁核神经元自发电活动的影响[J]. 生理学报，42(5)：476-482.

韩中胜，1988. 非突触信息传递方式[J]. 生理科学进展，3：222.

华少莹，1986. 促肾上腺皮质激素释放因子[J]. 生理科学进展，3：273.

康玉明，李宏宝，齐杰，等，2017. 高血压中枢发生机制的研究进展[J]. 西安交通大学学报(医学版)，38：1-6.

康玉明，李祥，李宏宝，2017. 心力衰竭中枢发生机制的研究进展[J]. 西安交通大学学报(医学版)，38(2)：157-160.

廖二元，赵楚生，2001. 内分泌学[M]. 北京：人民卫生出版社.

刘均利，1984. 组织胺参与饮水调节[J]. 生理科学进展，2：146.

刘均利，1988. 大鼠睾丸中发现促皮质素释放因子[J]. 生理科学进展，3：267.

刘以训，1998. 卵巢纤蛋白溶酶原激活因子及其抑制因子的研究[J]. 生理学报，40(5)：421-429.

马爱群，2004．心力衰竭[M]．北京：人民卫生出版社.

秦达念，1989．促性腺激素释放激素的作用机制[J]．国外医学内分泌分
  册，4：183.

汪晓飞，刘志民，彭树勋，1998．褪黑素：一个多功能的光周期信号[J]．生
  理科学进展，29(3)：281-287.

王明运，1987．激素生物化学[M]．北京：人民卫生出版社.

王志均，陈孟勤，1987．中国近代生理学 60 年[M]．长沙：湖南教育出
  版社.

吴襄，1996．近代生理学发展简史[M]．北京：高等教育出版社.

谢启文，1999．现代神经内分泌学[M]．上海：上海医科大学出版社.

谢启文，1990．神经内分泌学[M]．沈阳：辽宁科学技术出版社.

谢启文，1983．饥饿对神经内分泌功能的影响及其机理的研究——（一）饥
  饿及重饲对大鼠垂体功能影响的动态观察[J]．中国医科大学学报，12
  (1)：1-5.

谢志浩，1988．促甲状腺素释放激素促进小鸡生长成活的观察[J]．中国畜
  牧杂志，2：40.

辛洪波，1990．5-羟色胺受体的分型、分布和功能[J]．生理科学进展，
  3：235.

杨雪松，2005．神经内分泌学概论[M]．哈尔滨：黑龙江人民出版社.

姚泰，吴博威，2003．生理学[M]．北京：人民卫生出版社.

叶惟泠，1986．γ-氨基丁酸的发现史[J]．生理科学进展，2：187.

叶惟泠，1987．谷氨酸是哺乳动物中枢的一种神经递质[J]．生理科学进
  展，1：27.

张殿明，徐隆绍，1991．神经内分泌学[M]．北京：中国医药科技出版社.

张家驹，1990．临床内分泌生理学[M]．北京：中国医药科技出版社.

张建，华琦，2006．心力衰竭的诊断与临床[M]．北京：人民卫生出版社.

张健，陈兰英，2011．心力衰竭[M]．北京：人民卫生出版社.

张开滋，田野，2014．临床心力衰竭学[M]．长沙：湖南科学技术出版社.

张云芳,张莉,杜金荣,等,2000. 几种实验动物心肌内肾上腺素能纤维分布[J]. 解剖科学进展,2:155-157.

赵伟,1991. 神经肽和神经递质对下丘脑正中隆起促性腺激素释放激素神经元末梢的调节[J]. 生理科学进展,22(3):5.

曾春雨,2019. 高血压病学[M]. 北京:科学出版社.

郑月慧,1988. 下丘脑促性腺激素释放激素及其类似物对卵巢的作用[J]. 生理科学进展,1:22.

中国生理学会七十周年纪念学术论文集编辑委员会,1996. 中国生理学会七十周年纪念学术论文集[M]. 北京:生理通讯编辑部.

朱妙章,袁文俊,吴博威,等,2004. 心血管生理学与临床[M]. 北京:高等教育出版社.

祝善俊,徐成斌,2001. 心力衰竭基础与临床[M]. 北京:人民军医出版社.

Ambach G,Palkovits M,1979. The blood supply of the hypothalamus in the rat[C]//Morgane PJ,Panksepp J,eds. Handbook of the Hypothalamus. Vol. 1. Anatomy of the Hypothalamus. New York,NY:Marcel Dekker,267-378.

Anrather J,Racchumi G,Iadecola C,2006. NF-kappa B regulates phagocytic NADPH oxidase by inducing the expression of gp91phox. J Biol Chem,281(9):5657-5667.

Azzam O,Matthews VB,Schlaich MP,2022. Interaction between sodium-glucose co-transporter 2 and the sympathetic nervous system[J]. Current Opinion in Nephrology and Hypertension,31(2):135-141.

Barry J,Dubois MP,1973. Immunofluorescence study of the gonadotropic structures of the hypothalamus [J]. Annales D'Endocrinol,34(6):735-742.

Benarroch EE,2020. Physiology and pathophysiology of the autonomic nervous system[J]. Continuum (Minneapolis Minn),26(1):12-24.

Berelowitz M,Maeda K,Harris S,et al. ,1980. The effect of alterations in the pituitary-thyroid axis on hypothalamic content and in vitro release of somatostatin-like immunoreactivity [J]. Endocrinology, 107 (1): 24-29.

Blunt JW, Tanaka Y, Deluca HF, 1968. The biological activity of 25-hydroxy-cholecalciferol, a metabolite of vitamin D3[J]. Proceedings of the National Academy of Sciences, 61(2): 717-718.

Brodde OE, 1991. β-1 and β-2 adrenoceptor population inhuman heart: properties, function, and alterations in chronic heart failure [J]. Pharmacological Reviews, 43(2): 203-242.

Bundgaard H, Liu CC, Garcia A, et al., 2010. β3 adrenergic stimulation of the cardiac Na^+-K^+ pump by reversal of an inhibitory oxidative modification[J]. Circulation, 122(25): 2699-2708.

Burgus R, Dunn TF, Desiderio D, et al., 1969. Molecular structure of the hypothalamic hypophysiotropic TRF factor of ovine origin: mass spectrometry demonstration of the PCA-His-Pro-NH_2 sequence [J]. Comptes Rendus Hebdomadaires Des Séances De lAcadémie Des Sciences, 269: 1870-1873.

Burgus R, Dunn TF, Desiderio D, et al., 1969. Synthetic polypeptide derivatives with TRF hypophysiotropic activity. New data[J]. Comptes Rendus Hebdomadaires Des Séances De I'Academie Des Sciences. Serie D: Sciences Naturelles, 269(2): 226-228.

Burgus R, Ling N, Butcher M, et al., 1973. Primary structure of somatostatin, a hypothalamic peptide that inhibits the secretion of pituitary growth hormone[J]. Proceedings of the National Academy of Sciences, 70(3): 684-688.

Carnagarin R, Lambert GW, Kiuchi MG, et al., 2019. Effects of sympathetic modulation in metabolic disease[J]. Annals of the New York Academy of Sciences, 1454(1): 80-89.

ChangHC, Chia KF, Hsu CH, et al., 1937. Humoral transmission of nerve impulse at central synapse Ⅰ. Sinus and vagus afferent nerves

[J]. Chinese Journal of Physiology, 12: 1-36.

Chen AD, Zhang SJ, Yuan N, et al., 2011. Angiotensin AT1 receptors in paraventricular nucleus contribute to sympathetic activation and enhanced cardiac sympathetic afferent reflex in renovascular hypertensive rats[J]. Experimental Physiology, 96(2): 94-103.

Chen WW, Sun HJ, Zhang F, et al., 2013. Salusin-β in paraventricular nucleus increases blood pressure and sympathetic outflow via vasopressin in hypertensive rats[J]. Cardiovascular Research, 98: 344-351.

Chen WW, Xiong XQ, Chen Q, et al., 2015. Cardiac sympathetic afferent reflex and its implications for sympathetic activation in chronic heart failure and hypertension[J]. Acta Physiologica, 213(4): 778-794.

Childs GV, 1997. Cytochemical studies of multifunctional gonadotropes [J]. Microscopy Research and Technique, 39: 114-130.

Cronin MJ, Rogol AD, Dabney LG, et al., 1982. Selective growth hormone and cyclic AMP stimulating activity is present in human pancreatic islet cell tumor [J]. J Clin Endocrinol Metab, 55 (2): 381-383.

Da Silva AQ, Fontes MA, Kanagy NL, 2011. Chronic infusion of angiotensin receptor antagonists in the hypothalamic paraventricular nucleus prevents hypertension in a rat model of sleep apnea[J]. Brain Research, 1368: 231-238.

Dalmasso C, Leachman JR, Osborn JL, et al., 2020. Sensory signals mediating high blood pressure via sympathetic activation: role of adipose afferent reflex [J]. American Journal of Physiology-Regulatory, Integrative and Comparative Physiology, 318(2): R379-R389.

Deschepper CF, Flaxman M, 1990. Glucocorticoid regulation of rat diencephalon angiotensinogen production[J]. Endocrinology, 126(2): 963-970.

Emorine LJ, Marullo S, Briend-Sutren MM, et al., 1989. Molecular characterization of the human β 3-adrenergic receptor[J]. Science, 245 (4922): 1118-1121.

Everett JW, 1989. Neurobiology of reproduction in the female rat. A fifty-year perspective[J]. Monographs on Endocrinology, 32: 1-133.

Felder RB, Francis J, Weiss RM, et al. , 2001. Neurohumoral regulation in ischemia-induced heart failure. Role of the forebrain[J]. Ann N Y Acad Sci. 940:444-53.

Francis J, Zhang ZH, Weiss RM, et al. , 2004. Neural regulation of the proinflammatory cytokine response to acute myocardial infarction[J]. Am J Physiol Heart Circ Physiol. 287(2):H791-7.

Furlanetto TW, Nguyen LQ, Jameson JL, 1999. Estradiol increases proliferation and down-regulates the sodium/iodide symporter gene in FRTL-5 cells[J]. Endocrinology, 140(12): 5705-5711.

Gabor A, Leenen FH, 2011. Mechanisms mediating sodium-induced pressor responses in the PVN of Dahl rats[J]. American Journal of Physiology. Regulatory, Integrative and Comparative Physiology, 301 (5): R1338-1349.

Gabor A, Leenen FH, 2012. Central neuromodulatory pathways regulating sympathetic activity in hypertension[J]. Journal of Applied Physiology, 113(8): 1294-1303.

Gauthier C, Leblais V, Kobzik L, et al. , 1998. The negative inotropic effect of β₃-adrenoceptor stimulation is mediated by activation of a nitricoxide synthase pathway in human ventricle[J]. Journal of Clinical Investigation, 102: 1377-1384.

Ghorashi B, Holmes JH, 1976. Gray scale sonographic appearance of an adrenal mass: a case report[J]. J Clin Ultrasound, 4(2):121-123.

Goldstein A, GhazarossianVE, 1980. Immunoreactive dynorphin in pituitary and brain[J]. Proceedings of the National Academy of Sciences of the United States of America,77 (10): 6207-6210.

Goodman RH，Jacobs JW，Chin WW，et al.，1980. Nucleotide sequence of a cloned structural gene coding for a precursor of pancreatic somatostatin[J]. Proceedings of the National Academy of Sciences of the United States of America，77(10)：5869-5873.

Grassi G，Quarti-Trevano F，Esler MD，2021. Sympathetic activation in congestive heart failure：an updated overview［J］. Heart Failure Reviews，26：173-182.

Grosvenor CE，Mccann SM，Nallar R，1965. Inhibition of nursing-induced and stress-induced fall in pituitary prolactin concentration in lactating rats by injection of acid extracts of bovine hypothalamus[J]. Endocrinology，76：883-889.

Guillemin R，Zeytin F，Ling N，et al.，1984. Growth hormone-releasing factor：chemistry and physiology［J］. Proceeding of the Society for Experimental Biology and Medicine. Society for Experimental Biology and Medicine，New York，NY，175(4)：407-413.

Hadaya J，Ardell JL，2020. Autonomic modulation for cardiovascular disease[J]. Frontiers in Physiology，11：617459.

Harper AA，Raper HS，1943. Pancreozymin，a stimulant of the secretion of pancreatic enzymes in extracts of the small intestine[J]. The Journal of Physiology，102：115-125.

Harris GW，1955. Neural control of pituitary Galand［M］. London：Edward Arnold.

Hillarp NA，Hokfelt B，1955. Histochemical demonstration of noradrenaline and adrenaline in the adrenal medulla［J］. The Journal of Histochemistry and Cytochemistry：Official Journal of the Histochemistry Society，3(1)：1-5.

Hirooka Y，2020. Sympathetic activation in hypertension：importance of the central nervous system[J]. American Journal of Hypertension，33(10)：914-926.

Hobart P，Crawford R，Shen L，et al.，1980. Cloning and sequence analysis of cDNAs encoding two distinct somatostatin precursors found in the endocrine pancreas of anglerfish [J]. Nature，288（5787）：137-141.

Hughes J，Smith TW，Kosterlitz HW，et al.，1975. Identification of two related pentapeptides from the brain with potent opiate agonist activity [J]. Nature，258(5536)：577-580.

Huxley JS，1935. Chemical regulation and the hormone concept [J]. Biological Reviews，10(4)：427-441.

Ilonen J，Lempainen J，Veijola RL，2019. The heterogeneous pathogenesis of type 1 diabetes mellitus[J]. Nature Reviews. Endocrinology，15 (11)：635-650.

Ivy AC，Oldberg E，1928. A hormone mechanism for gallbladder contraction and evacuation[J]. American Journal of Physiology Legacy Content，86：599-613.

Jones LM，Michell RH，1975. The relationship of calcium to receptor-controlled stimulation of phosphatidylinositol turnover. Effects of acetylcholine，adrenaline，calcium ions，cinchocaine and a bivalent cation ionophore on rat parotid-gland fragments[J]. Biochem J，148(3)：479-85.

Ju G，1997. Innervation of the mammalian anterior pituitary：a mini review[J]. Microscopy Research & Technique，39：131-137.

Kang YM，Gao F，Li HH，et al.，2011. NF-κB in the paraventricular nucleus modulates neurotransmitters and contributes to sympathoexcitation in heart failure[J]. Basic Research in Cardiology，106：1087-1097.

Kang YM，He RL，Yang LM，et al.，2009. Brain transmitters in hypothalamic paraventricular nucleus in heart failure[J]. Cardiovascular Research，83(4)：737-746.

Kang YM，Ma Y，Zheng JP，et al.，2009. Brain nuclear factor-kappa B activation contributes to neurohumoral excitation in angiotensin II-induced hypertension[J]. Cardiovascular Research，82(3)：503-512.

Kang YM，Wang Y，Yang LM，et al.，2010. TNF-α in hypothalamic paraventricular nucleus contributes to sympathoexcitation in heart failure by modulating at1 receptor and neurotransmitters［J］. The Tohoku Journal of Experimental Medicine，222（4）：251-263.

Kang YM，Zhang AQ，Zhao XF，et al.，2011. Paraventricular nucleus corticotrophin releasing hormone contributes to sympathoexcitation via interaction with neurotransmitters in heart failure［J］. Basic Research in Cardiology，106（3）：473-483.

Kang YM，Zhang DM，Yu XJ，et al.，2014. Chronic infusion of enalaprilat into hypothalamic paraventricular nucleus attenuates angiotensin II-induced hypertension and cardiac hypertrophy by restoring neurotransmitters and cytokines［J］. Toxicology and Applied Pharmacology，274：436-444.

Kang YM，Zhang ZH，Johnson RF，et al.，2006. Novel effect of mineralocorticoid receptor antagonism to reduce proinflammatory cytokines and hypothalamic activation in rats with ischemia-induced heart failure［J］. Circ Res，99（7）：758-766.

Kang YM，Zhang ZH，Xue B，et al.，2008. Inhibition of brain pro-inflammatory cytokine synthesis reduces hypothalamic excitation in rats with ischemia-induced heart failure［J］. American Journal of Physiology. Heart and Circulatory Physiology，295：H227-H236.

Karim S，Chahal A，Khanji MY，et al.，2023. Autonomic cardiovascular control in health and disease［J］. Comprehensive Physiology，13（2）：4493-4511.

Katsurada K，Shinohara K，Aoki J，et al.，2022. Renal denervation：basic and clinical evidence［J］. Hypertension Research，45：198-209.

Khan SG，Geer A，Fok HW，et al.，2015. Impaired neuronal nitric oxide synthase-mediated vasodilator responses to mental stress in essential hypertension［J］. Hypertension，65（4）：903-909.

Krulich L, Fawcett CP, 1977. The hypothalamic hypophysiotropic hormones[J]. International Review of Physiology, 16: 35-92.

Kurosumi K, Inoue I, 1986. Ultrastructure of anterior pituitary cells [M]// Gaten A, Plaff D, eds. Morphology of Hypothalamus and Its Connections. Berlin, Springer: 99-134.

Li HB, Huo CJ, Su Q, et al., 2018. Exercise training attenuates proinflammatory cytokines, oxidative stress and modulates neurotransmitters in the rostral ventrolateral medulla of salt-induced hypertensive rats[J]. Cellular Physiology and Biochemistry, 48 (3): 1369-1381.

Li HB, Qin DN, Ma L, et al., 2014. Chronic infusion of lisinopril into hypothalamic paraventricular nucleus modulates cytokines and attenuates oxidative stress in rostral ventrolateral medulla in hypertension[J]. Toxicology & Applied Pharmacology, 279 (2): 141-149.

Li HL, Kang YM, Yu L, et al., 2009. Melatonin reduces blood pressure in rats with stress-induced hypertension via GABAA receptors[J]. Clinical & Experimental Pharmacology & Physiology, 36(4): 436-440.

Ling N, Burgus R, Rivier J, et al., 1973. The use of mass spectrometry in deducing the sequence of somatostatin-ahypothalamic polypeptide that inhibits the secretion of growth hormone [J]. Biochemical and Biophysical Research Communications, 50(1): 127-133.

Ling N, Esch F, Böhlen P, et al., 1984. Isolation, primary structure, and synthesis of human hypothalamic somatocrinin: growth hormone-releasing factor [J]. American Journal of Physiology. Heart and Circulatory Physiology, 81(14): 4302-4306.

Liu YY, Morris JF, Ju G., 1996. Synaptic relationship of substance P-like immunoreactive nerve fibers with gland cells of the anterior pituitary in the rat[J]. Cell and Tissue Research, 285: 227-234.

Li Y，Yu XJ，Xiao T，et al. ，2021. Nrf1 Knock-down in the hypothalamic paraventricular nucleus alleviates hypertension through intervention of superoxide production-removal balance and mitochondrial function[J]. Cardiovascular Toxicology，21(6)：472-489.

Lorens-cortes C，Mendelsphn FAO，2002. Organisation and functional role of the brain angiotensin system[J]. Journal of Renin-angiotensin-aldosterone System：JRAAS，3：S39-S48.

Martin KAC，Somogyi P，Whitteridge D，1983. Physiological and morphological properties of identified basket cells in the cat's visual cortex[J]. Experimental Brain Research，50：193-200.

Matzaris M，Jackson S P，Laxminarayan K M，et al. ，1994. Identification and characterization of the phosphatidylinositol-(4，5)-bisphosphate5-phosphatase in human platelets［J］. The Journal of Biological Chemistry，269：3397-3402.

Mehlum MH，Liestøl K，Kjeldsen SE，et al. ，2018. Blood pressure variability and risk of cardiovascular events and death in patients with hypertension and different baseline risks. European Heart Journal，39 (24)：2243-2251.

Meites J，1977. Evaluation of research on control of prolactin secretion ［J］. Advances in Experimental Medicine And Biology，80：135-152.

Meites J，Donovan BT，McCann SM，1975. Pioneers in Neuroendocrinology［M］. Vol I & Ⅱ. New York，NY：Plenum Press.

Mutt V，Jorpes JE，1968. Structure of porcine cholecystokinin-pancreozymin. 1. Cleavage with thrombin and with trypsin［J］. Advances in Experimental Medicine and Biology，6(1)：156-162.

Neher E，Sakmann B，1976. Single-channel currents recorded from membrane of denervated frog muscle fibres[J]. Nature，260(5554)：799-802.

Nguyen TT，Lazure C，BabinskiK，et al. ，1989. Purification and primary structure of pro-aldosterone secretion inhibitory factor from bovine adrenal chromaffin cells［J］. Molecular Endocrinology，3（11）：1823-1829.

Page RB，1986. The pituitary portal system［C］//Gaten A，Pfaff D，eds. Morphology of Hypothalamus and Its Connections，Berlin：Springer：1-48.

Paxinos G，1995. The Rat Nervous System［M］. San Diego：Academic Press.

Pert CB，1999. Molecules Of Emotion：Why You Feel the Way You Feel ［M］. London UK：Simon and Schuster.

Pociot F，Lernmark A，2016. Genetic risk factors for type 1 diabetes［J］. Lancet，387(10035)：2331-2339.

Qi J，Li RJ，Fu LY，et al.，2022. Exercise Training Attenuates Hypertension via Suppressing ROS/MAPK/NF-κB/AT-1R Pathway in the Hypothalamic Paraventricular Nucleus［J］. Nutrients. 14(19)：3968.

Redding TW，Schally AV，1969. Studies on the inactivation of thyrotropin- releasing hormone（TRH）［J］. Advances in Experimental Medicine And Biology，131(2)：415-420.

Roche F，Pichot V，Mouhli-Gasmi L，et al.，2024. Anatomy and physiology of the autonomic nervous system：implication on the choice of diagnostic/monitoring tools in 2023［J］. Revue Neurologique，180：42-52.

Saeedi P，Petersohn I，Salpea P，et al.，2019. Global and regional diabetes prevalence estimates for 2019 and projections for 2030 and 2045：results from the International diabetes federation diabetes atlas，9 (th) edition［J］. Diabetes Research and Clinical Practice，157：107843.

Schally AV，Sawano S，Arimura A，et al.，1969. Isolation of growth hormone-releasinghormone（GRH）from porcine hypothalami［J］. Endocrinology，84(6)：1493-1506.

Scott-Solomon E，Boehm E，Kuruvilla R，2021. The sympathetic nervous system in development and disease[J]. Nature Reviews Neuroscience, 22(11): 685-702.

Sowers JR，1980. Hypothalamic Hormones[M]. Straudsberg: Dowden, Hutchinson & Ross Inc.

Speidel CC，1922. Further comparative studies in other fishes of cells that are homologous to the large irregular glandular cells in the spinal cord of the skates[J]. Journal of Comparative Neurology, 34(3), 303-317.

Springer J，Tschirner A，Haghikia A，et al.，2014. Prevention of liver cancer cachexia-induced cardiac wasting and heart failure[J]. Eur Heart J. 35(14):932-941.

Su Q，Qin DN，Wang FX，et al.，2014. Inhibition of reactive oxygen species in hypothalamic paraventricular nucleus attenuates the renin-angiotensin system and proin-flammatory cytokines in hypertension[J]. Toxicology & Applied Pharmacology, 276(2): 115-120.

Su Q，Yu XJ，Wang XM，et al.，2022. Na$^+$/K$^+$-ATPase α_2 isoform elicits rac1-dependent oxidative stress and TLR4-induced inflammation in the hypothalamic paraventricular nucleus in high salt-induced hypertension[J]. Antioxidants (Basel), 11(2): 288.

Sutherland EW，Rall TW，1958. Fractionation and characterization of a cyclic adenine ribonucleotide formed by tissue particles[J]. Journal of Biological Chemustry, 232(2): 1077-1091.

Suzuki K，Lavaroni S，Mori A，et al.，1998. Autoregulation of thyroid-specific gene transcription by thyroglobulin[J]. Proceedings of the National Academy of Sciences, 95(14): 8251-8256.

Swanson LW，1987. The Hypothala[M]// Bjorklund A, Hokfelt T,eds. Handbook of Chemical Neuroanatomy. Vol 5. Integrative System of the CNS, Part Ⅰ, Hypothalamus, Hippocampus, Amygdala, Retina. Amsterdam: Elsevier, 1-124.

Tan X，Jiao PL，Wang YK，et al.，2017. The phosphoinositide-3 kinase signaling is involved in neuroinflammation in hypertensive rats[J]. CNS Neuroscience & Therapeutics，23(4)：350-359.

V Euler US，Gaddum JH，1931. An unidentified depressor substance in certain tissue extracts[J]. The Journal of Physiology，72(1)：74-87.

Vale W，Spiess J，Rivier C，et al.，1981. Characterization of a 41-residue ovine hypothalamic peptide that stimulates secretion of corticotropin and beta-endorphin[J]. Science，213(4514)：1394-1397.

Vanderhaeghen JJ，Lotstra F，Vandesande F，et al.，1981. Coexistence of cholecystokinin and oxytocin-neurophysin in some magnocellular hypothalamo-hypophyseal neurons[J]. Cell & Tissue Research，221 (1)：227-231.

Wang FF，Ba J，Yu XJ，et al.，2021. Central blockade of e-prostanoid 3 receptor ameliorated hypertension partially by attenuating oxidative stress and inflammation in the hypothalamic paraventricular nucleus of spontaneously hypertensive rats[J]. Cardiovascular Toxicology，21(4)：286-300.

Wang H，Huang BS，Ganten D，et al.，2004. Prevention of sympathetic and cardiac dysfunction after myocardial infarction in transgenic rats deficient in brain angiotensinogen[J]. Circ Res Apr，94(6)：843. doi：10.1161/01.res.0000120864.21172.5a. PMID：15061159.

Wang ML，Yu XJ，Li XG，et al.，2008. Blockade of TLR4 within the paraventricular nucleus attenuates blood pressure by regulating ROS and inflammatory cytokines in prehypertensive rats[J]. American Journal of Hypertension，31(9)：1013-1023.

Wehrenberg WB，Ling N，Bohlen P，et al.，1982. Physiological roles of somatocrinin and somatostatin in the regulation of growth hormone secretion[J]. Biochemical and Biophysical Research Communications，109：562-567.

Wei SG, Felder RB, 2002. Forebrain renin-angiotensin system has a tonic excitatory influence on renal sympathetic nerve activity[J]. AJP Heart and Circulatory Physiology, 282: H890-H895.

Weisman A, Fazli G S, Johns A, et al., 2018. Evolving trends in the epidemiology, risk factors, and prevention of type 2 diabetes: a review [J]. Canadian Journal of Cardiology, 34(5): 552-564.

Xiong XQ, Chen WW, Zhu GQ, 2014. Adipose afferent reflex: sympathetic activation and obesity hypertension[J]. Acta Physiologica (Oxford,England), 210(3): 468-478.

Ye C, Qiu Y, Zhang F, et al., 2020. Chemical stimulation of renal tissue induces sympathetic activation and pressor response via hypothalamic paraventricular nucleus[J]. Neuroscience Bulletin, 36(2): 143-152.

Ye C, Zheng F, Wang JX, et al., 2021. Dysregulation of the excitatory renal reflex in the sympathetic activation of spontaneously hypertensive rat[J]. Frontiers in Physiology, 12: 673950.

Yu Y, Kang YM, Zhang ZH, et al., 2007. Increased cyclooxygenase-2 expression in hypothalamic paraventricular nucleus in rats with heart failure: role of nuclear factor κB[J]. Hypertension, 49(3): 511-518.

Zhang Q, Yao F, O'Rourke ST, et al., 2006. Angiotensin II enhances GABA (B) receptor-mediated responses and expression in nucleus tractus solitarii of rats[J]. AJP: Heart and Circulatory Physiology, 297 (5): H1837-H1844.

Zheng H, Patel KP, 2017. Integration of renal sensory afferents at the level of the paraventricular nucleus dictating sympathetic outflow[J]. Autonomic Neuroscience: Basic & Clinical, 204: 57-64.

Zhang ZH, Kang YM, Yu Y, et al., 2006. 11beta-hydroxysteroid dehydrogenase type 2 activity in hypothalamic paraventricular nucleus modulates sympathetic excitation[J]. Hypertension, 48(1):127-133.